標準作業療法学　[専門分野]

基礎作業学

第4版

■ 編集
濱口豊太　埼玉県立大学大学院保健医療福祉学研究科・教授

■ 編集協力
澤田辰徳　東京工科大学医療保健学部リハビリテーション学科作業療法学専攻・教授

医学書院

標準作業療法学　専門分野
基礎作業学

発　　　行	2007 年 6 月 15 日　第 1 版第 1 刷
	2010 年 10 月 15 日　第 1 版第 4 刷
	2012 年 3 月 1 日　第 2 版第 1 刷
	2016 年 11 月 1 日　第 2 版第 7 刷
	2017 年 10 月 15 日　第 3 版第 1 刷
	2024 年 2 月 1 日　第 3 版第 6 刷
	2024 年 12 月 1 日　第 4 版第 1 刷Ⓒ

編　　　集　　濱口豊太
　　　　　　　はまぐちとよひろ

編集協力　　澤田辰徳
　　　　　　　さわだたつのり

発 行 者　　株式会社　医学書院
　　　　　　　代表取締役　金原　　俊
　　　　　　　〒113-8719　東京都文京区本郷 1-28-23
　　　　　　　電話　03-3817-5600(社内案内)

組　　　版　　ビーコム
印刷・製本　　三報社印刷

本書の複製権・翻訳権・上映権・譲渡権・貸与権・公衆送信権(送信可能化権を含む)は株式会社医学書院が保有します.

ISBN978-4-260-05748-6

本書を無断で複製する行為(複写,スキャン,デジタルデータ化など)は,「私的使用のための複製」など著作権法上の限られた例外を除き禁じられています.大学,病院,診療所,企業などにおいて,業務上使用する目的(診療,研究活動を含む)で上記の行為を行うことは,その使用範囲が内部的であっても,私的使用には該当せず,違法です.また私的使用に該当する場合であっても,代行業者等の第三者に依頼して上記の行為を行うことは違法となります.

[JCOPY] 〈出版者著作権管理機構　委託出版物〉
本書の無断複製は著作権法上での例外を除き禁じられています.複製される場合は,そのつど事前に,出版者著作権管理機構(電話 03-5244-5088,FAX 03-5244-5089,info@jcopy.or.jp)の許諾を得てください.

＊「標準作業療法学」は株式会社医学書院の登録商標です.

執筆者一覧 〈執筆順〉

濱口豊太	埼玉県立大学大学院保健医療福祉学研究科・教授
齋藤佑樹	仙台青葉学院大学リハビリテーション学部リハビリテーション学科・教授
籔脇健司	東北福祉大学健康科学部リハビリテーション学科作業療法学専攻・教授
澤田辰徳	東京工科大学医療保健学部リハビリテーション学科作業療法学専攻・教授
鈴木　誠	東京家政大学健康科学部リハビリテーション学科・教授
藤田さより	聖隷クリストファー大学リハビリテーション学部作業療法学科・准教授
間宮靖幸	新潟医療福祉大学リハビリテーション学部作業療法学科・講師
瀬川　大	大和大学保健医療学部総合リハビリテーション学科作業療法学専攻・教授
松田大輝	福岡国際医療福祉大学医療学部作業療法学科
小池祐士	埼玉県立大学大学院保健医療福祉学研究科・准教授
井川大樹	東京保健医療専門職大学リハビリテーション学部作業療法学科・講師
佐野哲也	聖隷クリストファー大学リハビリテーション学部作業療法学科
久保勝幸	北海道千歳リハビリテーション大学健康科学部リハビリテーション学科作業療法学専攻・専攻長/教授
山田隆人	関西医療大学保健医療学部作業療法学科・准教授
中村充雄	札幌医科大学保健医療学部作業療法学科・准教授
吉村　学	川崎医療福祉大学リハビリテーション学部作業療法学科・講師
小川泰弘	森ノ宮医療大学作業療法学科・准教授
渡辺慎介	専門学校 YIC リハビリテーション大学校作業療法学科
増山英理子	昭和大学保健医療学部リハビリテーション学科作業療法学専攻・准教授
髙村直裕	国際医療福祉大学保健医療学部作業療法学科
岩上さやか	国際医療福祉大学小田原保健医療学部作業療法学科・講師
関森英伸	国際医療福祉大学保健医療学部作業療法学科・教授
桐本　光	広島大学大学院医系科学研究科感覚運動神経科学教室・教授
藤目智博	新潟医療福祉大学リハビリテーション学部作業療法学科・講師

刊行のことば

　21世紀に持ち越された高等教育の課題を表す重要キーワードとして，"教育改革"という4文字がある．このことは初等・中等教育においても同様と考えられるが，きわめて重要な取り組みとして受け止められている．また，大学入学定員と志願者数が同じになるという"全入時代"を数年後に控えた日本の教育界において，"変わる教育"，"変わる教員"が求められる現在，"変わる学生"が求められるのもまた必然の理となる．教育の改革も変革もまだまだこれからであり，むしろそれは常に"今日"の課題であることはいうまでもない．ただし，改革や変革を安易に日常化してしまうのではなく，それら1つひとつを真摯に受け止め，その結果を厳しく評価することで，教員も学生も一体となって教育の成果を体得することこそ重要になる．

　このような状況下にあって，このたび「標準作業療法学　専門分野」全12巻が刊行の運びとなった．これは「標準理学療法学・作業療法学　専門基礎分野」全12巻，および「標準理学療法学　専門分野」全10巻の両シリーズに並び企画されたものである．

　本シリーズの構成は，巻頭見開きの「標準作業療法学シリーズの特長と構成」の項に示したように，「作業療法教育課程の基本構成領域」(指定規則，平成11年度改定)に基づき，『作業療法学概論』以下，各巻の教科タイトルを選定している．加えて，各領域の実際の臨床現場を多様な事例を通して学習する巻として『臨床実習とケーススタディ』を設け，作業療法教育に関連して必要かつ参考になる資料および全巻にわたる重要キーワードの解説をまとめた巻として『作業療法関連資料・用語解説』を設けた[注1]．

　また，シリーズ全12巻の刊行にあたり心がけたいくつかの編集方針がある．まず注意したことは，当然のことながら"教科書"という性格を重要視し，その性格をふまえたうえで企画を具体化させたことである．さらに，前述した教育改革の"改革"を"学生主体の教育"としてとらえ，これを全巻に流れる基本姿勢とした．教員は学生に対し，いわゆる"生徒"から"学生"になってほしいという期待を込めて，学習のしかたに主体性を求める．しかし，それは観念の世界ではなく，具体的な学習への誘導，刺激があって，学生は主体的に学習に取り組めるのである．いわば，教科書はそのような教育環境づくりの一翼を担うべきものであると考えた．願わくば，本シリーズを通して，学生が学習に際して楽しさや喜びを感じられるようになれば幸いである．

　編集方針の具体化として試みたことは，学習内容の到達目標を明確化し，そのチェックシステムを構築した点である．各巻の各章ごとに，教育目標として「一

般教育目標」（General Instructional Objective; GIO）をおき，「一般教育目標」を具体化した項目として「行動目標」（Specific Behavioral Objectives; SBO）をおいた．さらに，自己学習のための項目として「修得チェックリスト」を配した．ちなみに SBO は，「～できる」のように明確に何ができるようになるかを示す動詞によって表現される．この方式は 1960 年代に米国において用いられ始めたものであるが，現在わが国においても教育目標達成のより有効な手段として広く用いられている．GIO は，いわゆる"授業概要"として示される授業科目の目的に相当し，SBO は"授業内容"または"授業計画"として示される授業の具体的内容・構成に通ずるものと解することができる．また，SBO の語尾に用いられる動詞は，知識・技術・態度として修得する意図を明確にしている．今回導入した「修得チェックリスト」を含んだこれらの項目は，すべて学習者を主体として表現されており，自らの行動によって確認する方式になっている．

　チェックリストの記入作業になると，学生は「疲れる」と嘆くものだが，この作業によって学習内容や修得すべき事項がより明確になり，納得し，さらには学習成果に満足するという経験を味わうことができる．このように，単に読み物で終わるのではなく，自分で考え実践につながる教科書となることを目指した．

　次に心がけたことは，学生の目線に立った内容表現に配慮したという点である．高校卒業直後の学生も本シリーズを手にすることを十分ふまえ，シリーズ全般にわたり，わかりやすい文章で解説することを重視した．

　その他，序章には見開きで「学習マップ」を設け(注2)，全体の構成・内容を一覧で紹介した．また，章ごとに「本章のキーワード」を設け，その章に出てくる重要な用語を解説した．さらに終章として，その巻の内容についての今後の展望や関連領域の学習方法について編者の考えを記載した．巻末には「さらに深く学ぶために」を配し，本文で言及しきれなかった関連する学習項目や参考文献などを紹介した．これらのシリーズの構成要素をすべてまとめた結果として，国家試験対策にも役立つ内容となっている．

　本シリーズは以上の点をふまえて構成されているが，まだまだ万全の内容と言い切ることができない．読者，利用者の皆様のご指摘をいただきながら版を重ね，より役立つ教科書としての発展につなげていきたい．シリーズ監修者と 8 名の編集者，および執筆いただいた 90 名余の著者から，ご利用いただく学生諸氏，関係諸氏の皆様に，本シリーズのいっそうの育成にご協力くださいますよう心よりお願い申し上げ，刊行のあいさつとしたい．

2004 年 5 月

シリーズ監修者
編集者 　一同

〔注1〕本シリーズの改訂にあたり，全体の構成を見直した結果，『作業療法関連資料・用語解説』についてはラインアップから外し，作業療法士が対象とする主要な対応課題である高次脳機能障害の教科書として，『高次脳機能作業療法学』の巻を新たに設けることとした．　　　　　（2009 年 8 月）
〔注2〕改訂第 3 版からは，"「標準作業療法シリーズ」の特長と構成"に集約している．　　　（2015 年 12 月）

第4版 序

　作業療法は，人間の「作業」という営みを治療に活かすものです．この「作業」とは，私たちが日常で行う活動や行動すべてを指し，それは仕事，趣味，家事，スポーツなど，さまざまな形で私たちの生活を豊かにしています．作業療法士は，その作業を使って心身の回復や生活の質の向上をサポートする専門家です．

　本書は作業療法士を目指すみなさんが，作業療法について学問的な理解を深め，実践力を磨くための第一歩となることを目指しています．

　本書の第Ⅰ章を開いて，まずは作業を体験してみましょう．
　楽しい話はそのあとで．

　第Ⅰ章「作業と治療を理解するために」では，作業の体験を通して，人間の行動や作業の成り立ちを学び，個人や集団における作業の意味を探ります．作業療法士として，作業がどのように身体や精神に影響を与えるのか，その基本的な考え方を理解することはとても重要です．

　第Ⅱ章「作業と身体機能」では，作業が人間の身体に与える影響を運動学や運動神経生理学の視点から解説します．陶芸や革細工といった具体的な作業を通して，どのように運動器が働き，体が動くのかを体験的に学びます．ここでは作業が人々の身体機能をサポートするメカニズムを深く理解できるでしょう．

　第Ⅲ章「作業と精神心理」では，作業が精神的な健康に与える影響について学びます．作業療法は，身体だけでなく，心にも働きかけるものです．陶芸やレクリエーションなどの活動が，どのように心の安定や回復に貢献するのかを理解し，実際の治療場面での応用を考えます．人間の行動学習や心理的支援のスキルも，この章で紹介されており，対人関係の技術を学ぶことができます．

　作業療法は，科学的根拠に基づいたリハビリテーション技術です．脳卒中や関節リウマチなどの疾患により生じる運動障害や日常生活動作の困難に対して，作業療法は対象者の運動能力を回復させるだけでなく，社会復帰や自立した生活を支援するために重要な役割を果たします．治療計画では，解剖学や生理学，神経科学に基づいたアプローチが必要であり，個々の対象者に合わせた作業選択や適切な介入が求められます．

　第Ⅳ章「もっと深く学ぶために」では，作業を治療とするための「科学の架け橋」を紹介します．作業が身体に及ぼす影響を神経科学的な観点から掘り下げます．筋電図を用いた筋活動の測定や，ニューロリハビリテーションにおける脳の可塑性の理解は，作業療法士が科学的根拠に基づいた治療を提供するための基礎とな

ります．これらの理解は，リハビリテーション治療の効果を高め，対象者の回復を促進することにつながるでしょう．

作業療法は心理学や行動学とも密接に関連しています．対象者が新しい行動を習得し，継続していくための意欲を引き出すためには，行動療法の理論や心理的支援のスキルが重要です．作業を通じて得られる達成感や自己効力感は，対象者の心の回復や精神的な安定をもたらし，治療への積極的な取り組みをサポートします．

作業療法士としての道を歩み始めるみなさんには，本書を通じて作業療法の基礎をしっかりと身につけ，さらに専門的な知識と技術を磨いてほしいと願っています．理論を学び，実践を通じて理解を深め，自らの手で対象者の生活に変化をもたらす喜びを感じてください．作業療法は，ただの技術ではなく，人々の生きる力を引き出し，日常生活のなかでその人らしさを取り戻すための「架け橋」となるものです．

さあ，学びの一歩を踏み出し，作業療法の専門家としての成長の道を進んでいきましょう．

2024 年 10 月

濱口　豊太

初版 序

　標準作業療法学シリーズ専門分野・基礎作業療法学の一領域である『基礎作業学』は，当然のことではあるが「教科書である」ということを意識して企画し，具体化した産物である．本シリーズは学習マップをガイドとし，各章ごとに教育目標として「一般教育目標（General Instructional Objective；GIO）」を設け，GIO を具体化した項目として「行動目標（Specific Behavioral Objectives；SIO）」をあげ，さらに自己学習のための項目として「修得チェックリスト」を設けている．学生が学ぶにあたり，主体的に学べるような構成に基づいてつくられた教科書である．具体的な学習への誘導が行われることで学ぶことに興味が注がれ，刺激を受け取り，自ら学習に取り組もうとする学生意識を考慮に入れた構成になっている．

　本巻は作業療法専門分野の『作業療法学概論』で学んだ「作業」の概要や適用を，具体的な作業・活動分析を通して，どのように対象者に適用していくのかを学べるように構成した．

　第1章では，健康な生活を営む人間と作業との関係，作業療法が対象者に適用する作業について，作業の分類，対象者・作業課題・作業療法理論からみた作業分析などについて，図表を用いてわかりやすく提示した．また，わが国での実践についても概説した．

　第2章では，身体運動技能，認知技能，心理社会的技能に分けて，技能別作業分析の理論と方法について提示した．学生時代にきちんと学んで，無意識にこの分析をふまえて実践できるようになってほしい．また，作業療法士が打ち立てた代表的な感覚統合理論と作業遂行分析の理論に基づいた分析の方法についても提示した．

　第3章は，身体機能，精神機能，発達過程，高齢期のそれぞれの分野において，実践されている作業・活動分析について事例をあげ，作業分析の臨床への応用や作業の意味する内容，適用するときのポイントなどについて解説した．

　普段の生活で何気なく行っている作業の特性を生かし，対象者に治療として適用している作業療法の面白みについて考えることを願う．

2007 年 5 月

小林　夏子

福田　恵美子

「標準作業療法学シリーズ」の特長と構成

シリーズコンセプト

毎年数多く出版される作業療法関連の書籍のなかでも，教科書のもつ意義や役割には重要な使命や責任が伴います．
本シリーズでは，①シリーズ全12巻の構成内容は「作業療法教育課程の基本構成領域（下欄参照）」を網羅していること，②教科書としてふさわしく，わかりやすい記述がなされていること，③興味・関心を触発する内容で，自己学習の示唆に富む工夫が施されていること，④学習の到達目標を明確に示すとともに，学生自身が自己学習できるよう，"修得チェックリスト"を設けること，といった点に重点をおきました．

シリーズ学習目標

本シリーズによる学習を通して，作業療法の実践に必要な知識，技術，態度を修得することを目標とします．また最終的に，作業療法を必要とする人々に，よりよい心身機能の回復，生活行為達成への支援，人生の意味を高める援助のできる作業療法士となることを目指します．

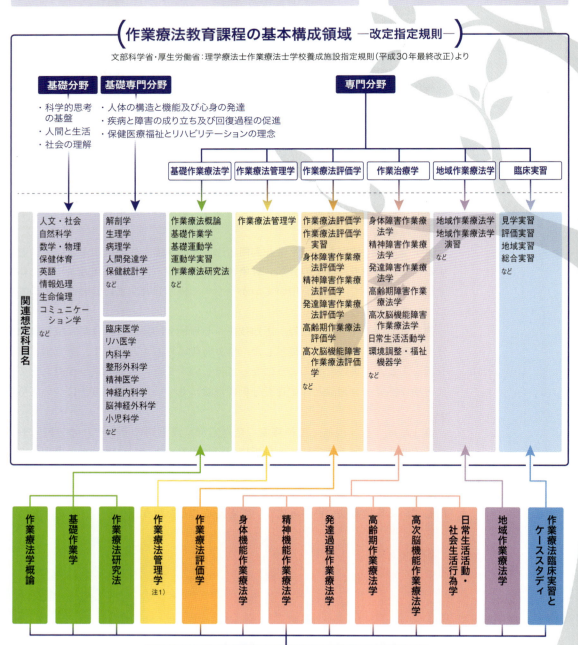

注1）標準理学療法学・作業療法学・言語聴覚障害学 別巻シリーズとして『リハビリテーション管理学』が発行されている．

作業療法臨床実習とケーススタディ

臨床実習は作業療法の全教育課程の3〜4割を占めるとされる専門分野の領域にあたります．これまで学んできた全教科のいわば総合編にあたり，多様な臨床の現場の実態を事例ごとに紹介し，実践教育として学習を深めます．

地域作業療法学

現在，作業療法が対象とする領域は，医療機関から地域へと広がっています．本巻では介護保険をはじめとする諸制度とのかかわりや地域作業療法の評価・プログラムの立案・実践過程について学習します．また，他職種との連携やさまざまな施設での実践事例を紹介します．

日常生活活動・社会生活行為学

個人の日常生活から心身の統合や社会生活の満足度を高める作業療法について，日常生活活動（ADL）の行為ごとに，作業療法士が行うべき評価，プログラム立案，訓練に至るまで事例を交えて学びます．

高次脳機能作業療法学

人の行動に深くかかわる中枢機能としての高次脳機能について，障害の基礎的な理解および評価・治療などの実践について学びます．また，関連する法律や制度などの社会的支援体制についても紹介しています．

身体機能作業療法学

身体障害に関して『基礎作業学』や『作業療法評価学』で学んだ関連事項をもとに，作業療法の特性を生かした治療・指導・援助の方法を学習します．脳卒中をはじめ，整形外科疾患，難病，内部障害など幅広い疾患に対する作業療法の実際を網羅しています．

精神機能作業療法学

精神障害に対する作業療法を，『基礎作業学』や『作業療法評価学』で学んだ関連事項をもとに学習します．主要な疾患の実践事例をもとに，必要とされる作業療法士の思考過程と技術の展開方法を学びます．

発達過程作業療法学

乳幼児から青年までを対象とした作業療法を，『基礎作業学』や『作業療法評価学』で学んだ関連事項をもとに学習します．発達途上にある対象児個人の将来の可能性を広げるために，家庭生活や教育環境などで活かせる，より適切な援助法を学びます．

高齢期作業療法学

高齢期を迎えた対象者の心身機能の変化や，それによる生活上の動作・行動・行為への援助法について学びます．障害をもつ対象者に関してはもちろん，健康である高齢者へのかかわりも含めて作業療法がどうあるべきか学習します．本書の内容は『地域作業療法学』とも深い関係があります．

作業療法評価学

作業療法の全領域で使用されている評価と評価法に関する知識および技法を，理論・演習を通して学習します．またそれらが各領域での実践において，どのような意味をもつものであるかについても学びます．これらの評価法の学習を通して，対象者個人と人物・物的・文化的環境とのかかわりまで幅広く見て，プラス面・マイナス面を同時に評価し，治療に結びつけられるような視点を養います．

基礎作業学

作業療法の最大の特徴である"作業・活動"に焦点を当てて，作業療法としての運用のしかたを学習します．また，『作業療法学概論』で述べた"作業・活動"がどのように選択され，治療に使われるのか，その理論と実際を深く学びます．

作業療法研究法

作業療法という専門職の研究・発展に必要な研究基礎知識や，実際に研究の演習法についても学習します．作業療法の効果を明示し社会的評価へとつなげる研究は，今後ますます重要になります．すでに発表された研究論文の読み方などについても学びます．

作業療法学概論

作業療法学全体を見渡すための巻です．身体機能・精神機能・発達過程・高齢期の各専門領域について導入的に説明します．また，作業療法士に求められる資質や適性，記録や報告など，作業療法を行うにあたり最低限必要とされる知識を万遍なく学びます．

本シリーズの共通要素について

■「標準作業療法学シリーズ」の特長と構成 ※前頁に掲載

本シリーズの全体像，ならびにシリーズ各巻と作業療法教育課程の基本構成領域との関係性を図示しています．また，本シリーズ全体における各巻の位置づけや役割が把握しやすくなっています．

GIO 一般教育目標（General Instructional Objective; GIO）

各章の冒頭に設け，それぞれの章において修得すべき知識・技術・態度の一般的な目標（学習終了時に期待される成果を示すもの）について把握します．通常講義などで使用されている"講義概要"や"一般目標"に相当します．

SBO 行動目標（Specific Behavioral Objectives; SBO）

一般教育目標（GIO）を遂行するために立てられた具体的な目標です（GIO を達成するためのいくつかの下位目標）．知識面，技術面，態度や情意面に分けられ，それぞれの達成目標が明確に表現されていますので，自分の学習目標がはっきりします．通常授業などで使用されている"学習目標"や"到達目標"に相当します．

☑ 修得チェックリスト

行動目標（SBO）を受けた形で，さらに学習のポイントを具体化したものです．修得度をチェック項目ごとに確認していく自己学習のためのリストです．

🔑 キーワード

学習する際に役立つキーワードを紹介し，簡潔に解説を施しています．さらに深い知識が身につき，理解力がアップします．本文中の該当語には🔑をつけています．

■さらに深く学ぶために ※本書非掲載

巻末に設けたまとめです．本文では言及しきれなかった，その巻に関連する学習項目や参考文献などを紹介し，今後の学習の道筋が広がる内容となっています．

本シリーズの呼称・表記について

■サービスの受け手の表現について

作業療法領域ではサービスの受け手を主に以下の 5 通りで表現しています．

- 「**対象者・対象児**」は，サービスの受け手を限定せずに指すときに使われます．またサービスの受益者と提供者が対等な関係であることを示しており，日本作業療法士協会が採用しています〔「作業療法臨床実習の手引き（2022）」〕．英語そのままに**クライエント（client）**の語も多く用いられます．
- 「**患者**」はもっぱら医療の対象者を指します．
- 「**当事者**」は精神障害分野において一般の人々が抱くマイナスイメージを避ける意味を込めて使われます．
- 「**利用者**」は疾患や障害に関係なく，在宅サービス（通所や訪問）を受ける人々を指して用いられます．
- 「**障害者**」は，本シリーズでは文脈上必要な場合を除き，極力用いない方針をとっています．ただし，「上肢機能障害」など障害そのものを表す場合は「障害」としています．

■「介入」という用語について

「介入」は，問題・事件・紛争などに，本来の当事者でない者が強引にかかわることという意味の用語です．本シリーズでは，作業療法が対象者とともに問題を解決するという立場から，「介入」は極力用いず，「**治療，指導，援助**」を行うという表現にしています．

目次

Ⅰ 作業と治療を理解するために

GIO，SBO，修得チェックリスト … 濱口豊太　2

1 作業療法の成り立ち　4

A　人間と作業 ……………………… 濱口豊太　4
 1　リハビリテーションと作業療法 ………… 4
 2　人間にある自然の力 …………………… 4
 3　作業療法の科学性 …………………… 5
 4　作業と治療の理解 …………………… 10
 5　作業療法の根拠 …………………… 11
 6　作業療法の計画と記録 …………… 15
B　作業の分類 ……………………… 齋藤佑樹　19
 1　作業の種類と分類 …………………… 19
 2　作業の意味・形態・機能 …………… 21
 3　作業を名義的に分けてみる ………… 23
 4　作業と道具 …………………………… 27
 5　ライフステージと社会生活の作業 ……… 29
C　個人と集団 …………………………… 32
 1　個人の成長と集団 …………………… 32
 2　社会の役割 …………………………… 32
 3　社会的相互作用の重要性 …………… 32
 4　作業療法におけるグループダイナミクス
  …………………………………………… 33

2 作業療法理論とその役割　34

A　作業療法理論の特徴と種類 …… 籔脇健司　34
 1　理論の基盤 …………………………… 34
 2　作業療法理論の種類 ………………… 35
B　人間作業モデル（MOHO）………………… 35

 1　概要 …………………………………… 35
 2　構成要素 ……………………………… 36
 3　3つのレベルと作業適応 …………… 36
 4　実践方法 ……………………………… 37
C　作業遂行と結びつきのカナダモデル
 （CMOP-E）………………………………… 37
 1　概要 …………………………………… 37
 2　現在のカナダモデル ………………… 37
 3　構成要素 ……………………………… 37
 4　実践方法 ……………………………… 39
D　作業療法介入プロセスモデル（OTIPM）… 39
 1　概要 …………………………………… 39
 2　プロセス ……………………………… 39
 3　作業遂行の評価 ……………………… 40
 4　介入方法 ……………………………… 40
E　作業科学 ……………………………………… 41
 1　概要 …………………………………… 41
 2　作業のとらえ方 ……………………… 41
 3　作業的公正と不公正 ………………… 41
 4　実践への応用 ………………………… 42
F　生活行為向上マネジメント（MTDLP）
 …………………………………… 澤田辰徳　42
 1　生活行為向上マネジメント（MTDLP）とは
  …………………………………………… 42
 2　MTDLP の背景 ……………………… 42
 3　MTDLP の理論的位置づけ ………… 43
 4　生活行為向上マネジメントの実際 …… 43
 5　まとめ ………………………………… 43
G　作業療法理論をとりまく状況 … 籔脇健司　44
 1　理論の必要性と役割 ………………… 44
 2　理論とガイドラインの関係 ………… 45
 3　理論の活用に向けて ………………… 45

xiii

3 作業の分析　鈴木　誠　48

A　作業を分析する手続き ……………… 48
　1　作業の測定 ……………………………… 48
　2　先行刺激の整備 ………………………… 49
　3　後続刺激の整備 ………………………… 52
　4　作業療法の効果判定 …………………… 54
B　作業分析の実践 ……………………… 57
　1　作業療法における行動練習 …………… 57
　2　作業と精神心理効果 …………………… 58
　3　精神機能作業療法の実践例 …………… 60

4 基礎作業の体験　62

A　作業のためのロール・プレイ … 濱口豊太　62
　1　課題解説とワークシート ……………… 62
　2　フィードバックと学習課題 …………… 64
B　陶芸 ………………………… 藤田さより　65
　1　陶芸の体験 ……………………………… 65
　2　陶芸を用いた作業療法 ………………… 66
C　木工 …………………………… 間宮靖幸　72
　1　木工と作業療法 ………………………… 72
　2　作業療法における木工の目的 ………… 72
　3　木工の工程 ……………………………… 73
　4　ワークシートによる演習 ……………… 77
　5　安全な木工作業のために ……………… 78
D　革細工 ………………………… 瀬川　大　79
　1　革細工と作業療法 ……………………… 79
　2　革細工の工程 …………………………… 79
　3　革細工の体験 …………………………… 80
　4　作業計画 ………………………………… 81
　5　作業，物づくりの演習ワークシート … 82
E　マクラメ ……………………… 松田大輝　83
　1　マクラメと作業療法 …………………… 83
　2　作業計画 ………………………………… 85
　3　マクラメの演習 ………………………… 87
F　くす玉 ………………………… 齋藤佑樹　90
　1　くす玉づくりの体験 …………………… 90
　2　くす玉づくりから作業療法を考える …… 91
　3　作業，物づくりの演習ワークシート …… 94
G　デジタルファブリケーション … 小池祐士　94
　1　コンピューティングによる設計と製造 …… 94
　2　3D プリンタで作製する ……………… 97

ワークシート ……………………………… 102

II 作業と身体機能

GIO，SBO，修得チェックリスト
　………………………………… 濱口豊太　120

1 陶芸の運動学　121

A　陶芸によるダイナミックな身体活動
　………………………………… 井川大樹　121
　1　土練りの作業 …………………………… 121
　2　土練りの感覚運動 ……………………… 121
　3　陶芸の身体負荷 ………………………… 121
B　陶芸による細かな手指活動 ………… 123
C　陶芸の手指・上肢を科学的に分析するには
　………………………………………………… 125
D　運動障害のある対象者の陶芸
　………………………………… 佐野哲也　125
　1　対象者の希望と目標 …………………… 125
　2　対象者の状態 …………………………… 126
　3　作業療法での練習 ……………………… 126
　4　治療に配慮した点 ……………………… 126
　5　作業療法の効果 ………………………… 126

2 革細工の運動学　128

A　身体機能・構造 ……………… 久保勝幸　128
　1　感覚機能と痛み ………………………… 128

2　神経筋骨格と運動に関連する機能 ……… 128

B　活動と参加の意義 ……………………… 128

C　個人因子・環境因子 …………………… 129

D　適応疾患と適応年齢, 禁忌事項 ……… 130

E　骨折した高齢者の心身機能改善のための
　革細工 …………………… 山田隆人　131

1　対象者の希望と目標 ………………… 131

2　革細工を治療的に用いる …………… 131

3　作業療法の経過 ……………………… 132

4　作業療法の効果 ……………………… 133

3　マクラメの運動神経生理学　134

A　身体機能・構造 ………… 中村充雄　134

B　活動・参加 ……………………………… 138

C　個人因子・環境因子 …………………… 139

D　上肢切断者のマクラメ作業 ……… 吉村 学　140

1　対象者の希望と目標 ………………… 140

2　マクラメ作業による治療目的 ……… 140

3　義手の操作習熟までの課題 ………… 141

4　精神的課題 …………………………… 141

5　作業手順 ……………………………… 142

6　経過と治療的配慮 …………………… 142

7　作業療法の効果 ……………………… 142

Ⅲ　作業と精神心理

GIO, SBO, 修得チェックリスト
……………………………… 濱口豊太　146

1　陶芸の精神・心理学　147

A　陶芸の心理 ……………… 小川泰弘　147

1　陶芸への没入 ………………………… 147

2　陶芸の工程と精神心理機能 ………… 147

B　陶芸を用いた活動・参加支援 ……… 148

1　集団療法としての陶芸 ……………… 148

2　陶芸を通じた社会参加支援 ………… 150

C　陶芸と個人因子・環境因子 ………… 150

1　陶芸と個人因子 ……………………… 150

2　陶芸と環境因子 ……………………… 151

D　うつ病のある対象者の陶芸 …… 渡辺慎介　152

1　対象者の希望と目標 ………………… 152

2　陶芸を治療的に用いる理由 ………… 152

3　作業手順 ……………………………… 152

4　実施の経過と治療的に配慮した点 … 153

5　経過 …………………………………… 153

6　効果判定(陶芸から1か月後) ……… 153

2　革細工の心理学　155

A　精神心理機能 …………… 増山英理子　155

B　活動・参加 ……………………………… 155

1　型紙作成 ……………………………… 155

2　牛革のカット ………………………… 155

3　図案のトレーシング ………………… 156

4　革の彫刻(カービング・スタンピング) … 156

5　染色 …………………………………… 157

6　穴あけ ………………………………… 157

7　レザーレーシング …………………… 157

8　金具(ホック)の取りつけ …………… 158

9　仕上げ作業 …………………………… 158

C　個人因子・環境因子 …………………… 159

D　統合失調症のある対象者の革細工
……………………………… 高村直裕　160

1　病状の進行と治療 …………………… 160

2　治療目標と革細工の目的 …………… 160

3　作業療法の経過 ……………………… 160

4　治療的配慮 …………………………… 161

5　効果判定 ……………………………… 161

3 レクリエーションの心理作用　162

A　レクリエーション …………… 岩上さやか　162
　1　用語の定義 …………………………… 162
　2　心身への作用 ………………………… 162
　3　治療的活用 …………………………… 162
B　人的環境因子 …………………………… 162
　1　発達期における役割 ………………… 162
　2　集団の構造因子 ……………………… 163
　3　集団形成の目的 ……………………… 163
　4　集団の開放度 ………………………… 164
　5　集団構造の種類 ……………………… 164
　6　集団内の相互作用 …………………… 164
　7　レクリエーションの発達段階と適用 … 164
C　集団活動で促せる心身機能と社会機能 … 167
　1　心身機能 ……………………………… 167
　2　活動・参加 …………………………… 167
D　自閉スペクトラム症のある男児の例
　……………………………… 関森英伸　168
　1　対象児の目標 ………………………… 168
　2　トレーニングの準備 ………………… 168
　3　トレーニングの様子 ………………… 169
　4　効果判定 ……………………………… 169

Ⅳ　もっと深く学ぶために

GIO，SBO，修得チェックリスト
　……………………………… 濱口豊太　172

1 作業と運動　175

A　作業と力 ……………………… 鈴木 誠　175
　1　一定の関節角度で発揮される力 ……… 175
　2　異なる関節角度で発揮される力 ……… 177
B　作業時の筋活動と関節運動 …… 桐本 光　180
　1　骨格筋の構造と筋出力のメカニズム … 180

　2　日常生活で必要な筋収縮様式と筋力 … 181
C　運動を作業療法に応用するには
　……………………………… 藤目智博　185
　1　姿勢を保持する方法 ………………… 185
　2　立ち上がり動作 ……………………… 189
　3　リーチ動作 …………………………… 190

2 作業と神経生理　桐本 光　191

A　作業と筋電図 …………………………… 191
　1　表面筋電図とは ……………………… 191
　2　日常生活動作における表面 EMG の記録
　　と解釈 ………………………………… 193
B　作業による脳の可塑的変化 …………… 195
　1　脳の可塑性 …………………………… 195
　2　網状説からニューロン説，そしてカハー
　　ルのドグマ（教義）…………………… 195
　3　シェリントンの反射制御説から脳の可塑
　　性の証明へ …………………………… 196
C　ニューロリハビリテーション最前線 …… 198
　1　ニューロリハビリテーションとは …… 198
　2　エビデンスレベルが高いニューロリハビ
　　リテーション・メニュー …………… 198
　3　CI 療法 ……………………………… 199
　4　ロボット ……………………………… 200
　5　BCI …………………………………… 200
　6　非侵襲的脳刺激（NIBS）…………… 202

3 作業と行動心理　鈴木 誠　208

A　行動学習の理論 ………………………… 208
　1　人の随意的行動の制御
　　―オペラント条件づけ ……………… 208
　2　人の不随意的行動の制御
　　―レスポンデント条件づけ ………… 209
　3　作業療法における行動学習 ………… 212
B　行動学習理論の応用 …………………… 213

1	行動の評価 ……………………… 213	B	対象者が処理する障害心理 ……………… 225
2	先行刺激の整備 ………………… 215	C	心理的外傷と外傷後成長 ……………… 227
3	後続刺激の整備 ………………… 216	D	心理的支援 ……………………………… 227
C	行動学習の方法 ………………… 218	E	対象者の感情を探索して共感するスキル
1	適切な行動の形成 ……………… 218		……………………………………… 228
2	ルールによる行動の制御 …………… 220	F	作業療法の方針を話し合うスキル ……… 229
3	強化スケジュール ……………… 222		

索引 ………………………………………… 233

4 コミュニケーションスキル 225
濱口豊太

A　対象者の心理を知る ……………………… 225

作業と治療を
理解するために

1. 作業療法の基本概念と理論的背景を理解し，作業を治療的に適用する基礎的な知識と技能を修得する．

1-1) 人間と作業の関係性について説明できる．
- ☐ ①人間の生活における作業の意義と役割を説明できる．
- ☐ ②作業が人間の心身に与える影響について具体例をあげて説明できる．

1-2) 作業療法の科学的根拠と治療効果の評価方法を理解できる．
- ☐ ③作業療法の科学的根拠を裏づける研究方法や評価指標を列挙できる．

1-3) 作業分析の方法と作業療法計画の立案過程を説明できる．
- ☐ ④作業分析の手順を理解し，簡単な作業について分析を行うことができる．
- ☐ ⑤作業療法の計画立案に必要な要素をあげ，その過程を説明できる．

1-4) 作業療法の法的根拠と品質保証の重要性を理解できる．
- ☐ ⑥作業療法に関する法律や規定について，主要な点を説明できる．
- ☐ ⑦作業療法の品質保証に関する取り組みを理解し，その意義を説明できる．

1-5) 作業療法の記録方法と効果判定の手順を説明できる．
- ☐ ⑧作業療法の診療記録に必要な項目を列挙し，適切な記録方法を説明できる．
- ☐ ⑨作業療法の効果判定に用いる評価方法を理解し，その実施手順を説明できる．
- ☐ ⑩リハビリテーション総合実施計画書の意義と記載内容について説明できる．

 2. 対象者の生活に焦点化して作業療法を計画できるようになるために，作業療法の理論と作業の分類について学ぶ．

 2-1) 人間の暮らしに目を向け，その行為の意味と機能とを関連づけて話し合うことができる．
- ☐ ①世界作業療法士連盟（WFOT）による作業療法の定義を述べることができる．
- ☐ ②身のまわりにある作業を階層的に図示することができる．
- ☐ ③人・環境・作業の3つをそれぞれの円で図示し，作業を行っていく過程で変化する相互の重なりについて話し合うことができる．

2-2) 作業の階層構造を作業療法の理論から3〜4つの区分に弁別することができる．
- ☐ ④包括的作業分析に用いられる項目をいくつか例をあげて述べることができる．
- ☐ ⑤作業療法に用いられている理論の代表例を示すことができる．
- ☐ ⑥人間作業モデル（MOHO）またはカナダ作業遂行モデル（CMOP-M）を参考にして，作業の構成要素を分類できる．

2-3) 対象者に必要な作業を選択するときに，ライフステージに対応した発達課題から心理社会的意義を推論することができる．
- ☐ ⑦エリクソンが示した8つの発達段階と心理・社会的危機とを照合して示すことができる．
- ☐ ⑧幼児期〜学童期にある発達課題について例をあげて記述できる．
- ☐ ⑨対象者の年齢や性別，職業などの履歴からライフステージを推定して，必要になると考えられる作業について話し合うことができる．

2-4) 作業に必要な道具について，①機能，②象徴，③嗜好，3つの価値を類別して述べることができる．
- ☐ ⑩作業に用いる道具の機能および象徴としての価値について説明することができる．
- ☐ ⑪バネ付き箸を例にして食事の作法と文化的背景について話し合うことができる．
- ☐ ⑫ユニバーサルデザインの基本的な考え方を説明できる．

3. 対象者に身体機能・心理機能・社会的活動などの目的に応じた作業を提案できるようになるために，物づくりを通して作業の意味・要素・機能を考察する．

 3-1） 作品を完成させるために配置する作業の工程と難易度，必要な用具などから，その作業の特性について推論することができる．
- □ ①作品を完成させるために必要な工程とその自由度に変化を与える工夫（例：作業の順序を入れ替える）を考案することができる．
- □ ②作品を完成させるために必要な道具とその操作について難易度を推察することができる．
- □ ③物づくりの演習中に行われた対人交流について記述することができる．

3-2） 作品を完成させるために行われる作業とその治療的応用について自らの体験をふまえて説明することができる．
- □ ④物づくりの演習で用いた自らの身体機能と技能について記述することができる．
- □ ⑤物づくりの体験を通して，作業を行ったときに自分が感じた心理について記述して報告できる．
- □ ⑥体験した作業を治療として用いるときの安全性と危険性について討議することができる．

 4. 作業を分析し，対象者の生活改善に向けた効果的な作業療法の計画を立案できるようになるために，分析手法の基本を理解して適用できる．

 4-1） 作業の潜時，所要時間，行動頻度を正確に測定し，結果を解釈できる．
- □ ①潜時の測定手法を説明できる．
- □ ②所要時間と行動頻度の違いを正確に区別できる．

4-2） 標的行動を明確に定義し，作業療法計画に反映できる．
- □ ③標的行動を設定する際に必要な情報を正確に収集できる．
- □ ④標的行動の設定が具体的かつ適切であるかを判断できる．

4-3） 対象者の行動改善のために適切なプロンプトを用い，効果的な行動練習を指導できる．
- □ ⑤言語プロンプトや視覚的プロンプトを正しく使用できる．
- □ ⑥フェイディング法を用いた練習を効果的に実施できる．

1 作業療法の成り立ち

A 人間と作業

1 リハビリテーションと作業療法

　作業療法士は病気を治し予防する「医学」に，人間の「生活」をも対象として診療するリハビリテーション医学の一端を担う専門職である。「作業療法（occupational therapy）」は人間の個体としての身体や精神の病気から生じる生活への影響を考え，生活上のさまざまな作業活動を手段として用いる治療法である。

　作業療法士は対象者の心身の両面をみながら，対象者の生活にかかわっている。作業療法が対応する人間の生活は，個人の生活から社会的な生活に至るまで幅広い。個人の存在を社会生活まで拡張して価値を見つけて支援することはリハビリテーションの理念に合致する。

　作業療法学は「リハビリテーション医学」の一部であり，作業療法士は「日常生活活動」に加え，職業生活，趣味，スポーツ，文化生活などを治療手段として用いる役割である。作業療法は他の治療法と同じように，対象者の身体または精神に作用するものであり，その作用を日常生活の応用的動作能力と社会生活の**社会的適応能力**🗝の回復を図る目的で利用する。

2 人間にある自然の力

　霊魂が身体を制御するという推論があった2世紀ごろ，ギリシャの臨床医であったガレノス（Aelius Galenus, AD129～200頃）は生命が振る舞う現象を「**自然力**🗝」と呼んだ。ガレノスは解剖と生理実験と臨床観察のうちに，身体諸器官に内在する自然力が健康と病気に直接関係すると考えた[1]。日本の作業療法の先覚者である矢谷は，ガレノスの医学思想を「人が働く（何かをする）ということは自然の最も優れた医師である。それは人間の幸福に不可欠な必要条件である」と紹介した[2]。「作業（occupation）」をすることが人を癒す自然の力となるのであれば「作業」を用いて「療法」とする作業療法は言い得て妙である。

　作業が人を癒すという論理を理解するために，作業とそれを行う人間の分解をしてみる。基底還元論のように人体を臓器，器官，細胞，分子，原子に分けてみれば，人間が作業を行うと分子に影響することで最終的には人間の構成全体が動的平衡を保っている[3]。この仕組みは，作業が人間を

> 🗝 **Keyword**
>
> **社会的適応能力**　社会生活には，就学や就労をはじめ，地域社会との関係を保ちながら活動する事柄が含まれている。この社会生活に適応する能力とは，学校や会社のような組織のなかで自らの役割を果たすことや，他者と直接または間接的にかかわりながら活動するための身体・心理機能を基盤とした諸技能を意味する。たとえば，就学児の社会生活適応能力には，通学する能力，学習する能力，同級生とのコミュニケーション能力，教育者との応対能力など，活動するときに発揮される能力がある。
>
> ⋯⋯⋯⋯⋯⋯⋯⋯⋯⋯⋯⋯⋯⋯⋯⋯⋯⋯⋯
>
> **自然力**　自然治癒力。生体が安定した恒常的状態を保とうとする生来の仕組み（ホメオスタシス）をもとに傷を自己修復し，再生する能力のこと。軽微な感染症を服薬せずに自己免疫によって克服したり，運動によって筋力が増大したりする現象も自然力の1つと考えられる。

A 人間と作業 ● 5

癒す生体内機序の1つである.

人間の材料となる原子をいくら積み上げても人間にはならない.人間が生命を維持するために自己複製をする動態,すなわち機能がある.その機能は物体とともに固定的ではなく時間とともに流動的である.さらに,人格についての理解は他者があって明瞭化する部分がある.作業と人間の関係から治療を説明するということは,遺伝子治療や分子薬理学からみると膨大な区分けが必要とされるものである.作業療法士が基礎とすべき学問は,少なくとも部分的には医学であり,それらは臓器別の構造と機能の水準で共通している.

3 作業療法の科学性

a 再現性

1人の対象者に効果のあった作業療法が他の対象者にも同様に効果があるかという検証は**再現性**の課題である.また,誰が行っても同様の効果が認められるかという検証も再現性を保つ.このような事実を取得するには厳しい条件の実証研究を積み上げること,日々の診療で記録される診療記録が検証に耐えうる情報であることが条件である.

科学とは,再現性のある事象を証拠となる記述をもって構築していく知の集合である.再現性のある事象を記述したものが真実であるか,データそのものの取得が正当な方法によって得られたかについては,信頼性または妥当性の課題である.基礎作業学は他の諸科学と同様に再現性に立脚すべきであり,対象者に適用した作業の目的と結果が合理的に接合し,その機序が推論として説明できることが望ましい.

🔑 Keyword

再現性 ある事象が再びおこる性質を備えていること.現実に生じた事象をその要因や要素に分け,同じ要因や要素を条件として整えたときにその事象が再び生じさせられること.科学的知見の根拠となるもの.同条件下で再現できない事象は科学として扱うことはできない.

人間の振る舞いは物理実験や動物実験よりも統制できない要素が多数あって,作業とその結果の解釈には細分化した要素の組み立てからは十分な説明に至らないこともある.上肢の筋力が低下した対象者が実生活で物を持ち運んでいるうちに次第に筋力が回復したという現象は,既知の筋力増強の理論および神経筋の回復メカニズムに照合して説明できても,実生活にあるさまざまな作業に含まれる運動のどれが最も効果的であったかを立証することは困難である.しかし,困難なことだとして放置しては専門家として立脚する科学の地を失う.

作業が治療法として通用するには,個人としては心身の回復機序にある既知のメカニズムを参考に,対象者が行う作業自体の効率や安全性など,行動の情報を臨床的に意味のある客観的評価が可能な項目で説明する必要がある.社会活動のように心身機能に評価項目を設けない場合も同様である.1つの作業のなかにある多くの身体運動や心理作用は分解して要素として表現するだけでなく,総体としてとらえ,作業の効能を明らかにすべきである.

身体活動をマクロな視点から見れば運動の集合であり,運動を細分化すれば細胞内の遺伝子発現調節機構の変化がある.心理には瞬目的な注意や情動に及ぶ大小の分類がある.このような心身の要素を単体,または結合させた集合あるいは機能として記述して認識することが,作業が心身にもたらす効能を理解することになる(▶図1).それらの膨大な知の集合が作業療法の科学を構築する要素である.

b 身体と心理

作業療法は精神障害や内科疾患のある対象者への治療的な効果を認められながら発展し,第一次・第二次世界大戦を契機としてその対象を身体障害へ広げ,それぞれの疾病や障害についての知識と技術を集積して専門性を築き上げてきた.作業療法士は人間の生活機能や障害の構成要素とそれら

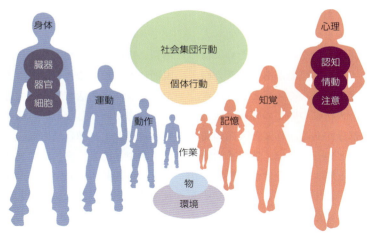

▶図1 行動の基礎となる身体と心理

の因果関係を確かめながら，生活機能障害の構成要素を理解してリハビリテーションサービスの手段を考えている．

作業を行う人間の「心身機能・身体構造」を理解しようとするときは，世界保健機関（WHO）が定めた**国際生活機能分類（ICF）**🔑に基づき，自然環境における個体としての人間と，社会環境における個人，家族，社会との関連をみておきたい（▶図2）[4]．病態には個人因子としての疾病・障害があり，疾病は個体の運動と心理の機能に影響する．個体の心身機能は生活機能へ影響をもたらし，さらに，人間が集団となって行動する活動全体へ作用する．

これらには因果関係がありながら，障害の原因が解消されれば生活上の障害が解消されるかといえばそうではない．水素原子が酸素原子と電気的に結びつくと水分子になり水素原子と酸素原子の

性質が隠れるように，病態には時期と進行などそれぞれの段階に適切な処置が必要である．

疾病や障害は個体に帰属するものでありながら，運動機能や心理機能の障害はそれを有しながら生活する人間とその家族，さらに社会のなかでさまざまな影響をもたらす．一方，作業は人間の行動特性や社会環境に影響を受けるとともに，動作習性や性格特性は日常生活に反映され，運動，食事，排泄，整容などは人体機能にも作用を及ぼす．行動が変われば，適応する脳機能や心理発現としての内分泌系や免疫系機能が連動し，遺伝子発現もまた変容するに至る．

人間の臓器や器官は行動や心理発現と相互に関連し，個体は行動によって社会生活のなかで意識化されて人間という存在となる．基礎作業学は心身に障害のある人々への支援を目的とする作業療法にあって，人間の「身体」「心理」「社会面」の相互関連を説く基盤をなすものである．

C 行動の生物学的意義

なぜ私たち人間は作業を選び，作業をするのかという問いを生物学的見地から考えてみたい．生物には遺伝子があり，炭素化合物と窒素化合物とリン酸化合物からアミノ酸と核酸が生成されるこ

> 🔑 **Keyword**
> **国際生活機能分類（ICF）** International Classification of Functioning, Disability and Health. ICFは，人間の生活機能と障害の分類法である．2001年5月にWHO総会において採択された．人間の生活機能と障害に関して「心身機能・身体構造」「活動」「参加」の3つと「環境因子」「個人因子」の構成要素などを1,500項目以上から分類する．

環境	体内	体外		集団	
構成	個体（ヒト）	個人		家族	社会
情報	遺伝子	個人情報		家庭情報	社会制度，文化
心理	知覚　記憶　認知	情動　感情　興味 性格　　人格	動機	伝統　慣習	世相　　文化
身体	細胞　器官　臓器	運動　動作　行動	行為		
行動 行為		ADL，セルフケア 食事，排泄 整容，更衣，入浴	APDL：炊事，洗濯，掃除 地域行事	遊び レジャー スポーツ 伝統芸能	学習 就業
病態	疾病 障害	心理機能障害 運動機能障害	生活機能障害	社会生活機能障害	
ICF	心身機能・構造	活動		参加	
作業療法					

▶ **図2　自然環境から社会環境への拡大**

ADL：activities of daily living，日常生活動作
APDL：activities parallel to daily living，生活関連動作
〔濱口豊太，田川義勝：社会生活行為学とは．矢谷令子（シリーズ監修），濱口豊太，田川義勝（編）：標準作業療法学 専門分野 社会生活行為学．p13，医学書院，2007 より一部改変〕

とが基礎となっている．生物のほとんどがデオキシリボ核酸（DNA）の遺伝情報をリボ核酸（RNA）に転写してこれを蛋白質に翻訳するという基本的な仕組みで生活している．これは**セントラルドグマ**🔑と呼ばれる．

進化の過程で，生物は植物と動物に分かれる．植物は光合成を行って生命エネルギーを自家産生して生きる．動物は太陽エネルギーを植物のように利用できない．動物は他の生物が蓄えた栄養を奪って生命を維持する．他を捕食するには躯体の大きいほうが有利であるから単細胞生物から多細胞生物の形態をなし，消化に効率のよい腸管を形成し，運動に適した筋骨格とそれらを制御する脳と脊髄ができた．このような生物の進化は遺伝子の配合が繰り返されて，環境に適合した個体が生存できたと考えるのが進化論の自然選択である．

🔲 行動と情動

生物の進化によって，個体は他の生物を捕食して異化する腸管をもち，捕食に有利な運動器を備えた．動物にとって食べることが生存の行動であるから，行動することが快となるように脳をもつ動物は進化してきたはずである．私たちヒトの脳

🔑 Keyword

セントラルドグマ　central dogma．DNA の二重らせん構造を発見した科学者のフランシス・クリックによって，1958 年に提唱された分子生物学の基本原則．生物の遺伝情報は，DNA →複製→ DNA →転写→ RNA →翻訳→蛋白質の順に情報が伝達されていると考えられていた．つまり，情報の流れが一方的であり，蛋白質自体が RNA や DNA を合成することができないことを示していた．しかし，1970 年にウイルスにより RNA から DNA が合成されるという逆転写酵素の工程が発見されたため，セントラルドグマは一部書き換えられた．その後，多細胞生物においては翻訳の前にスプライシング（splicing）の過程があることが証明された．その結果，セントラルドグマは 3 段階から 4 段階へ修正された概念となった．

にある扁桃体から視床下部を経由した信号は，腹側被蓋野と呼ばれる中脳領域を経由して，大脳腹側の深部に位置する神経細胞集団である側坐核において神経伝達物質の1つであるドパミンの放出を促す．この側坐核内でのドパミン放出が脳内で心地よい感情を生じさせると考えられている．扁桃体内では**グルタミン酸作動性**🔑と**GABA作動性**🔑の神経伝達が基盤となり，カテコールアミンによる神経伝達がこれらを修飾している．神経伝達物質は脳の形成過程で用いられるようになり，情動の生起に関与していると考えられる．

体内の恒常性を維持するホルモン機構は，視床下部-下垂体を軸としている．脳にストレス刺激が加わると，視床下部室傍核から副腎皮質刺激ホルモン放出ホルモン（corticotropin releasing hormone；CRH）が分泌され，下垂体より副腎皮質刺激ホルモン（adrenocorticotrophic hormone；ACTH）が放出され，また，副腎皮質からコルチゾールが分泌される．これは視床下部-下垂体-副腎皮質軸（HPA軸）と呼ばれ，不快な情動に一致してみられることからストレス調節の要とされる．

生物に危険が迫り，ストレス状態になるとアドレナリンを血液に流して体内循環を加速し，体内環境は「闘う」か「逃げる」状態になる．このCRHを媒体としたストレス応答システムは，昆虫や魚類，哺乳類なども備えており，CRHは脳をもたないヒドラなどにもあることから，動物の基本システムの1つであると考えられている．

生物は自らの欲求を満たしてくれるものには接近行動を示す．一方，生物は外敵や危険なもの，有害なものから逃げる．欲求の充足が阻止された場合には怒りが生じ，攻撃行動が生じやすい．このように，情動は人間や動物を行動に駆り立て，その性質は生物が生存するために用いた仕組みによって説明できる．

ⓒ 社会で生活するための作業選択

生物が自然に生活を維持したなら，次は同種間および異種間での利益競合がある．自然選択では，同種の個体間でも同じ食料と配偶者を得るための競争が生じる．つまり，同種が第一の競争相手である．しかし同種で競争して個体数が減ってしまっては異種との進化競争に勝てない．そこで同種は群れをつくり，種の繁栄のために生物は行動を最適化する．生物学者のドーキンス（Clinton Richard Dawkins）は，生物は遺伝子を効率よく増やすための装置であるとした**利己的遺伝子学説**🔑を唱えた[5]．遺伝子中心の視点は，ミツバチのような小動物が主である女王バチと子のために行う蜜収集行動や，敵対するスズメバチを集団で球状に包んで羽ばたき，熱を発生させて自らを犠牲にして殲滅させる利他的な行動をはじめ，動物のさまざまな社会行動は進化の過程として説明されている．

行動の規範を記憶して実行するのは脳である．その脳も，消化管が空になれば消化管から伝達を受けて情動を惹起し，個体は捕食行動に駆り立て

🔑 Keyword

グルタミン酸作動性　グルタミン酸を介した神経の興奮伝達．中枢神経系で速い興奮性伝達を担い，脳の広範囲で主に投射ニューロンとして機能する．神経終末からグルタミン酸が放出され，シナプス後膜のグルタミン酸受容体に結合すると脱分極や細胞内カルシウム上昇がおこる．このような興奮性入力がなされることで特定の神経に活動電位が誘起される．グルタミン酸作動性の神経投射には，大脳新皮質，海馬，扁桃体，嗅球，視床などがある．

GABA作動性　神経伝達物質は領域ごとに異なり，グルタミン酸やγ-アミノ酪酸（γ-amino butyric acid：GABA）が使われる．GABA作動性神経は中枢神経系で速い抑制性伝達を担う．GABA作動性の神経は主に介在神経であるが，投射神経として働くものもある．GABA作動性の投射神経には，大脳基底核の線条体や側坐核，小脳皮質へ投射するプルキンエ細胞がある．

利己的遺伝子学説　ドーキンス説．遺伝子は自己複製を繰り返すことを目的として進化するとし，遺伝子は個体よりも優先的とした学説．ミツバチは「他者の子を育む」という利他的行動をとる．これは「個体は自分の子を残すことで自分の利益になる」というダーウィン説と矛盾する．利己的遺伝子学説では，遺伝子は自己に似た遺伝子を増やすことを目的とし，そのために個体を利用する．ただし，この説では遺伝子が進化の過程で自己複製能力を向上させる方向に進むはずであるが，単細胞生物は数万の子をつくるが哺乳類は数匹の子しか産まないという矛盾もあり，進化論としては限界もある．

られる．動物は躯体を成長維持するために糧を得，外敵から身を守り，同種間の無益な争いを避ける方略として集団をつくって行動してきたといえる．

人間が個体を維持するためにおこす捕食行動が，集団生活となれば時として自己欲求を自制して利他的な行動をおこし，それが集団に承認されていく．そうして行動の規範は内的には脳に，外的には記録物や行動規範として集団の維持に用いられてきた．

人間が作業を選択して実行するときには内的または外的な欲求がある．その行動が内的には個体として快となる要件を満たせば，または外的には社会的に承認あるいは称賛されることであれば行動は継続されていく．このように人間は目的をもって行動し，繁殖して社会を持続しているという観点がある．

f 社会で生活すると得られる健康

人間が何を食べるべきか，あるいは遊びか仕事のいずれかを選択するとき，傍らにいる誰かに影響を受けることがある．社会的関係は強い影響力をもっていることが特徴で，たとえば，友人が遊びにいけば自分も行ってみたいと思い，さらに一緒に行くことになればなおさら行動に影響を受ける．健康的な活動を続けるなら，不健康な習慣のある昔からの友人に代えて新しい友人を探すことが必要であろう．健康を改善する最も有力な方法の1つが他人からの影響であり，その社会支援には5つの段階がある（▶図3）[6]．

第1段階は患者が明確な社会とのかかわり合いをもたない状態である．例えば患者が飲むべき薬は洗面所に置かれ，歯磨きする傍ら単なる習慣として服用されるとする．他人に歯磨きを見られる人間がほとんどいないように，特別に秘密にしているわけではないが自分以外は誰も服薬していることを知らない．この状態では健康関連の多くの活動は個人的な関心に依存する．歩数計がなければ自分がどれだけ歩いているかわからず，体重計

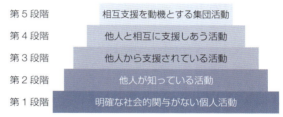

▶図3　健康に関する社会支援の段階
〔Asch DA, Rosin R：Engineering Social Incentives for Health. N Engl J Med 375：2511-2513, 2016 より〕

がなければダイエットがどの程度効果をもたらしているかわからないように，服薬していることの意味自体も意識しがたい．

第2段階は患者の活動とその目標を他人が知っている状態である．薬はたいてい食事場所に置かれ，家族など同居人がいれば飲み忘れの注意が受け入れられるようになる．第3段階以上は，他からの支援が明確化されている．すでに血糖のコントロールに成功した糖尿病の先輩患者と，現にその問題に直面している患者との間で毎週電話を通じての話し合いをもたせると，半年でヘモグロビンA1c🔑が顕著に低下するという調査結果がある[7]．このように対人関係は健康に互恵的作用をもたらすことがある．

第5段階では，たとえば企業において，表彰あるいは報奨のようなインセンティブを導入し，従業員間の相互作用を高めるような組織されたチームが存在する状態をいう．このとき，健康的な行動は社会的に最も動機づけられている．

作業療法の対象者に「あなたの病気に対してご家族は何と言っていますか？」と尋ねることは，患者が家族に支援されて治療を受けようとしてい

🔑 Keyword
ヘモグロビンA1c　高血糖状態が長期間続くと，血管内の余分なブドウ糖は体内の蛋白と結合する．この際，赤血球の蛋白であるヘモグロビン(Hb)とブドウ糖が結合したものがグリコヘモグロビンである．このグリコヘモグロビンには何種類かあり，糖尿病と密接な関係を有するものが，HbA1c(ヘモグロビン・エイワンシー)である．

るかを知る情報の１つである．また，対象者を同じ疾病の患者と一緒に作業をさせて互いの治療の情報を交換させる機会をつくることは，健康を回復させる方法の１つであろう．

4 作業と治療の理解

a 作業の治療適用

　人間の行動やそれらによって創造されるものは，人間の体内と体外の相互作用によりもたらされる．作業は，それをなす人間の身体と心理に内在するもの，人間個体と外界との作用，人間の集団がなす意思と行動のように，階層や構造として理解できる．

　人間の心理には食欲や性欲のような原始的な欲求から，自らの経験や他者からの助言をもとにした行動の目的や関心といった論理的な欲求まで，明瞭な区分けが困難なほど存在している．同様に，人間の身体はその個体の中に行動を具現化する細胞・器官・臓器からなる構造と機能とに区分できる．

　「作業は人間の活動に帰するものであるが，すべての活動が作業ではない」とされている[8]．すべての人間の活動を類型化することは多分に困難だからである．しかし，明瞭に区別して認識できる活動であれば作業療法で用いる「作業」として扱うことができるだろう．なぜなら，作業を治療として用いるには，対象者にとってなんらかの目的または理由がそこに示されるからである．

　明確な目標のない作業では，手を動かすことはできるが，特定の目標が選択されていなければ治療にならない．作業の目標が定まっているならば，その目標の達成水準や到達できる時期はなるべく具体的であったほうが対象者の行動を誘導しやすい．

　作業を対象者の目的に合わせて治療適用するときには，対象者の課題に直接または間接的に影響をもたらしうる作業を選択する．そのためには，対象者の課題にかかわる身体・心理・社会・文化・

▶ **表１　作業を治療に適用するときに要求される事項**

①目標が定まっていること
②対象者にとってなんらかの基準で意味があること
③なんらかの基準での対象者の関与（精神的または身体的）があること
④機能障害の予防および/または機能とQOLの維持または改善を整備すること
⑤対象者の生活課題（ADL，遊び，仕事）を含めて反映すること
⑥対象者の関心事と関連があること
⑦融通が利いて等級分けができること
⑧作業療法士の専門的判断を基礎とした知識を介して決定されること

〔Hopkins HL, Smith HD, Tiffany EG：Therapeutic application of activity. Hopkins HL, Smith HD（eds）：Willard and Spackman's Occupational Therapy. 6th ed, pp223-229, JB Lippincott, Philadelphia, 1983 をもとに作成〕

経済などの要素を検討しておく．対象者に適用する作業は，その活動量や練習のしかたなどが対象者にとって適切になるように調整できるものがよい．

　作業を治療として適用するとき，作業療法の特徴はおそらく，人間の行動を身体と心理の双方から鑑みてこれを効果的に治療に利用する点にある．したがって，その治療適用には作業療法士の専門的判断が関与すべきでもある（▶表１）[9]．

b 作業選択の要因

　対象者に作業を適用するときは，対象者の身体・心理・発達・社会状況などの目標からその活動が選択される．身体機能障害のある対象者では，作業が身体機能の回復または維持に役立つために，運動の調節を設定できるようにする．

　作業療法士は治療に作業を用いるとき，作業選択の目的として，人間の身体・心理・発達を作用目的とすると表２に示した要素をあげることができる．また，作業療法士は対象者に治療適用する作業を，「いつ（When），どこで（Where），だれが（Who），なにを（What），なぜ（Why），どのように（How）」という６つの要素（5W1H）を含んで説明できるようにしておきたい．

▶表2 作業選択の目的と要素

作用目的	要素
身体機能	①姿勢の維持と動き
	②運動の反復
	③運動範囲, 抵抗, 協調性の段階的調整
心理機能	①素材の特性
	②作業の工程
	③準備
	④指示の量と種類
	⑤構成と法則
	⑥結果の予測
	⑦学習体系
	⑧対象者の判断力
	⑨注意の分配と持続
	⑩対人交流
	⑪コミュニケーション
	⑫意欲
	⑬時間
発達機能	①触覚
	②運動覚
	③視覚
	④聴覚
	⑤嗅覚
	⑥言語的反応

〔Hopkins HL, Smith HD, Tiffany EG : Therapeutic application of activity. Hopkins HL, Smith HD (eds) : Willard and Spackman's Occupational Therapy. 6th ed, pp223-229, JB Lippincott, Philadelphia, 1983 をもとに作成〕

c 作業分析

　対象者に作業を適用するときには, その作業に含まれる要素を知っておく必要がある. 作業の要素は運動と心理の素因から, 社会性や文化まで多くの項目がある. それらを記述して理解することは作業分析とも呼ばれる.

　作業分析では, 目標となる行動を複数の小項目

🔑 Keyword

応用的動作能力　個体の範囲で行うセルフケア(例:食事, 排泄, 整容のようなADL)と, 家庭生活と社会生活の接合部分にある活動(例:調理, 掃除, 洗濯などの家事や買い物, 交通機関の利用など)を行いうる能力. またはそれらの活動を実現可能にするために要素となっている動作を目的に合わせて発揮する能力.

に分割した作業工程とは別に, 作業によってもたらされうる運動, 感覚, 認知, 知覚, 感情, 社会性, 文化などの要素を記述する(▶表3). このような作業分析の記述は, 対象者を評価する項目としても利用することができる.

d 対象者を支援するために

　作業を治療適用するとき, 作業療法士は対象者個人, 時には集団での関係をもとにその作業の工程を示しながら目標の行動を導いていく. 対象者を身体ならびに心理的に導くために, 言語的あるいは非言語的手がかりを用いて実際の行動を誘導する.

　作業は対象者の目標に合わせた課題を整理するために, 工程を分けて進めることもある. たとえば, 「椅子に腰掛けて箸でご飯を食す」という課題は, 食事の準備, 食事, 後片付けの3つに分解できる. このように工程を分解することで, 対象者の課題がどこにあるのかをあらかじめ見定めたり, 作業に使用する道具や材料などの準備, 指導していくときの段階を示すことができる(▶表4).

　作業療法士が対象者の作業を支援するときは, あらかじめ支援のための準備を十分に行っておく. 準備が整ったら, 作業の手順に従って指示や実演を交えて練習を行う. 基本的な流れとしては, ①対象者への説明, ②作業の例示, ③試行, ④再現確認と支援, となる.

5 作業療法の根拠

a 医事法からみた作業

　「作業」は人間のなす業であり, 行為とその所作によって形成される概念である. この作業を医療に用いるために, 理学療法士及び作業療法士法(1965年, 法律第百三十七号)では「作業療法とは, 身体又は精神に障害のある者に対し, 主としてその**応用的動作能力**🔑又は社会的適応能力の回復を図るため, 手芸, 工作その他の作業を行わせ

12 ●【第Ⅰ章：作業と治療を理解するために】1. 作業療法の成り立ち

▶ 表3　作業分析表

活動名：
平均所要時間：
平均必要回数：
概要：（合格基準を含む）

特性	スキル	程度 小 中 大	調節の可能性の有無 方法
A. 運動 　1. 位置 　　a. 活動 　　b. 患者/クライエント 　2. 運動要素 　　a. 関節 　　b. 運動 　3. 筋 　4. 抵抗の方向 　5. 動き 　6. 運動の反復 　7. リズム 　8. 維持的収縮 　9. 手先の器用さ 　10. 粗大運動 　11. 精緻運動 　12. 両側性 　13. 一側性 　14. 耐久力 　15. テンポ 　16. 調節性 　　a. 関節可動域（range of motion；ROM）検査 　　b. 抵抗 　　c. 協調性 　　d. 代償			
B. 感覚 　1. 視覚 　2. 聴覚 　3. 味覚 　4. 嗅覚 　5. 触覚 　　a. 温度覚 　　b. 生地判別 　　c. 重量判別			
C. 認知 　1. 組織的能力 　2. 問題解決能力 　　a. 計画的 　　b. 試行錯誤的 　3. 論理思考 　4. 概念化 　5. 注意力 　6. 文書/口頭/実演による指示 　　a. 複雑 　　b. 簡単 　7. 読解 　8. 連続性 　9. 信号・記号の理解 　10. 処理段階数 　11. 創造性 　12. 想像力 　13. 目標の設定と達成手段の実行 　14. 因果関係 　15. 集中性 　16. 他人の視点の察知 　17. 現実検討			

（つづく）

▶ 表3 作業分析表（つづき）

特性	スキル	程度 小 中 大	調節の可能性の有無 方法
D. 知覚			
1. 感覚統合の必要度			
2. 弁別			
a. 図-地			
b. 空間関係			
c. 対象の恒常性			
d. 運動覚			
e. 固有覚			
f. 立体覚			
g. 形態の恒常性			
h. 色知覚			
i. 聴知覚			
3. 触覚統合			
4. 運動企図			
5. 両側統合			
6. 身体図式			
7. 前庭覚			
E. 感情			
1. 受動的あるいは攻撃的動作			
2. 破壊的			
3. 満足			
a. 即時			
b. 後時			
4. 構築的			
5. 非構築的			
6. コントロール可			
7. 成功/失敗の可能性			
8. 自立			
9. 依存			
10. 象徴性			
11. 現実検討			
12. 感情操作			
13. 衝動のコントロール			
F. 社会性			
1. 必要な対人交流			
2. 孤立作業			
3. グループ作業			
4. 競争			
5. 責任性			
6. 必要なコミュニケーション			
7. 小グループ作業			
8. 大グループ作業			
9. 2人作業			
10. 現実検討			
11. 統率-率先			
12. 従属-協力			
G. 文化			
1. 個人との関連性			
a. 価値観			
b. 生活状況			
H. 一般事項			
1. 年齢適性			
2. 安全上の注意			
3. 性的同一化			
4. 必要空間			
5. 必要備品			
6. 職業的応用性			
7. 費用			
8. 変更・修正			

〔Hopkins HL, Smith HD（編），鎌倉矩子，他（訳）：作業療法 上巻．改訂第6版，協同医書出版社，1989 より〕

▶ 表4 作業の分解例

工程順序	作業内容
食事の準備	①椅子に腰かけて静止する
	②食卓の箸を持つ
	③ご飯の器を持って構える
食事	①ご飯を箸でつまみ口に運ぶ
	②ご飯を咀嚼する
	③ご飯を飲み込む
後片付け	①食器を持って下膳する
	②食卓を拭く
	③食卓を離れる

ることをいう」(第二条第2項)とされている. また,「この法律で『作業療法士』とは,厚生労働大臣の免許を受けて,作業療法士の名称を用いて,医師の指示の下に,作業療法を行うことを業とする者をいう」(第2条第4項)と記されている.

医療において作業療法士は理学療法士と同じくリハビリテーション医学の中心的な専門職の1つとして位置づけられている. リハビリテーション医学における理学療法の対象は「**基本的動作能力🔑の障害**」である. 基本的動作能力には,運動するために使う筋肉や関節,運動を学習する能力などがある. これに対して作業療法は家庭生活や社会生活,学業生活や職業生活などを目標とした「応用動作能力,社会的適応能力の障害」を対象としている. それらの能力の改善を図ることが作業療法士の主な役割といえる.

作業療法は「各種疾病による応用動作能力の障害および精神疾患による社会的適応能力の障害を

🔑 **Keyword**

基本的動作能力 セルフケアや家庭生活,社会生活を営むうえでそれらの活動を動作に要素分解したときの動作それぞれを行いうる能力. 立ち上がり,寝返り,起き上がりなど,上肢や下肢,体幹の運動要素によって1つのかたまりになった動作を行う能力.

インフォームドコンセント informed consent. 医療者側から検査や治療について十分な説明が行われ,患者側も納得したうえで同意する,または拒否する意思決定の過程. 医療において患者の知る権利を保障した自己決定権の実施の一形態.

もつ人々」を対象者とする. 翻って,作業を治療として用いる場合には,医療行為として国に承認された方法で行われなければならない. 承認された作業は「手芸,工作その他の作業」であるから,作業の解釈によって多様な活動が許容されていると考えてよいだろう. ただし,人のなす作業を治療と称するには要件がある.

b 作業療法の要件

医療を行うには説明と同意(**インフォームドコンセント🔑**)の法理に基づき,患者本人の承諾を得ることが求められる. 作業を治療や支援の手段として用いた場合でも同じである. 対象者に作業の目的を説明し,同意を得て進めることになる.

作業が作業療法となるのは,人間が身体を動かし思考することが,医療を必要とする対象者にとって内科や外科などの治療と同じように病態を改善または健康を維持することが期待されるからである. 作業のために身体を動かせば骨格筋と骨関節が連動してスポーツの練習のように運動器を鍛えたり運動エネルギーの消費につながる. 作業に必要な技巧を凝らした業は学習されて修得される. 対象者に必要な作業を選定して提案し,作業療法士が対象者と一緒に活動することは医学的利益に共通する.

医事法に記された「作業療法」は,日本の医療のなかで行われる「治療法」としての定義であり,医療保険を使うことができる. 医療保険を使うことのできる治療法の定義は,治療の標的(病気),その治療方法,効能,治療期間,治療頻度などを要件としてある一定の幅をもって示されている.

この観点から,作業療法に用いられる作業には,①治療標的,②治療可能性,③治療強度,④治療期間,⑤効果判定の5つの要件がある(▶**表5**).

c 作業療法の品質

医療の品質について,米国の医学会は1951年に病院機能認証評価組織(Joint Commission on

▶表5　作業療法の要件

要件項目	作業を治療に用いる条件
①治療標的	治療の標的となる病状や病態が明確であること
②治療可能性	治療が奏効すると見込まれる手段があること
③治療強度	治療手段には強度設定が可能であること
④治療期間	治療手段を行使する期間と頻度が設定されていること
⑤効果判定	治療の効果判定ができること

Accreditation of Hospitals；JCAH）と呼ばれる独立した組織を創設した．JCAH の評議員会は認証評価組織の目的設定を行い，翌年に経営部門と臨床部門の経験をもつクロスビー（Edwin L Crosby）医師を最高経営責任者に任命した．その後，いくつかの評価基準に従って医療提供者は自助的に医療の水準を保つために peer review manual（査読の手引）やモニタリングの方策によって医療サービスの改善や医療機関における運営管理の向上に寄与している．

　日本では 1982 年より日本医師会の病院委員会で「病院機能の評価手法についての検討」や日本病院会病院制度委員会での「病院機能評価の調査基準表作成」「病院管理の手引―病院経営管理の基準の作成」などが公表された．現在では医療を含む各種のサービスはさまざまな規制や第三者による評価が奨励されている．

　作業療法では 1990 年に開催された第 10 回世界作業療法士連盟オーストラリア大会で初めて「品質保証（quality assurance）」に焦点が当てられた．日本の作業療法の品質保証は，厚生労働省の管理下において，個々の作業療法士の実践に依っている．作業療法を実践する能力は臨床実習を含む教育課程および卒後の臨床現場，自己研修，生涯教育研修などを経て育成されている．

　個々の作業療法士の技能を証明する 1 つの手段として認定作業療法士ならびに専門作業療法士資格がある．これらの資格は，国家資格である作業療法士免許取得後に日本作業療法士協会が定める所定の学修を経て取得できる．職能を維持向上させるための個人の努力は評価されるべきであり，

その評価を与える第三者機関もまた健全な運営管理が求められる．

d 作業療法の診療記録

　医師は医業として患者の診断過程と治療過程とを記した診療記録（カルテ；chart）を残す．その記載内容はのちに患者の経過とそのときの医師の判断を確認して治療の妥当性を検証する際に役立つ．同様に，作業療法士も対象者の症状とそれに合わせて対象者に行わせた作業の内容とを診療記録に残す義務がある．

　医療業界にあっては専門職が担当する業務の記録方式，記録内容とその正確性，記録保存管理などの一連の作業に高い関心が払われ，その責任が問われる．業務の信頼は「記録」によって得られるからである．

　患者の症状，検査・評価結果，行った治療の内容などは，計画（Plan），実行（Do），評価（Check），改善（Act）の 4 段階（PDCA サイクル）のように，対象者の課題に対して行われた作業療法が対象者にとって真に価値があり，サービスと対価のトレードに足るかを他者から判断できるようにする意図がある．したがって，診療記録の誤記や虚偽記載は許容されない．

　今日行われている臨床試験（治験）は，病気に対する新たな治療方法の有効性と安全性を調べ，国民に提供できるサービスとするための仕組みの 1 つである．この治験が正しく記録され，解析されなければ，真に治療効果があったかを判断できず，開発された治療法や薬物を使用することはできない．治験が計画どおりに実施されていることや，各種法令などを遵守して科学的・倫理的に行われていることが第三者により厳密に確認されるのは人の命にかかわるためである．

6 作業療法の計画と記録

a 作業療法の順序（▶図4）

　作業療法を行うには，①治療の標的となる病

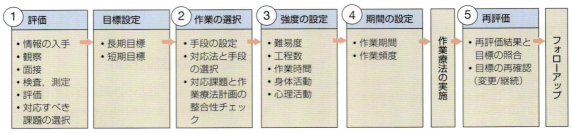
▶図4　作業療法の順序

状や病態を明確にするために対象者を評価する．評価に基づいて到達すべき目標を定める．次に，②治療が奏効すると見込まれる手段を選択する．この作業は対象者の目標に寄与するものである．③選択した作業には強度設定を行う．強度設定は，作業の難易度，工程の複雑さ，作業にかかる時間，作業に必要とされる体力などで調整できる．そして，④治療手段を行使する期間と頻度を設定する．⑤作業療法を実施したあとはその効果の有無を判定するために再度評価が行われる．

■ 作業療法の効果判定のために

作業療法の効果判定には，作業療法士が立案した作業療法計画に基づいて実施した作業療法内容とその経過を記録したものが根拠となる．作業療法の効果判定に用いられる情報には，初期評価時の記録と，作業療法を実施して一定の期間をおいて行われる中間評価時の記録，さらに作業療法計画終了時の記録が対象となる．しかし，作業療法対象者の急激な病態の変化や即効性のある治療法または装具や自助具など機器を使用することにより生じた変化については，そのつど記録される作業療法経過記録（診療記録）をもとに時系列的な変化を理解し，好転・不変あるいは悪化した事象を知ることができる．

作業療法では「何を実施して作業療法対象者は何がどう変化したのか」について日々の診療のなかで定量的あるいは定性的に評価された情報を明記しておくことが，作業療法のサービスを受ける人たちと作業療法士そしてリハビリテーションチームにとって不可欠である．このことは医師法における診療記録の義務（第24条第1項）によるだけではなく，作業療法士の存在意義にかかわる．また，作業療法経過記録が集積され，作業療法士が行うさまざまな活動の根拠として利用され，作業療法を利用する人々に役立つと予想される．

作業療法効果判定を行う資料となるのは日々の診療記録と一定期間の総和として記録される初期評価，中間評価，最終評価，退院時評価などである．これらは理学療法，作業療法，言語聴覚療法などを統合して進めるリハビリテーション総合実施計画書（▶表6）[10]に定期的に記録される情報でもある．

リハビリテーション総合実施計画書は，患者やその家族に説明され，書面による同意を得ることになっている．これは作業療法で行った評価内容とそれらに対して行われる治療や支援計画について，対象者への報告・確認と計画続行・変更を定期的に行わなければならないことを意味する．この記録は対象者にとって，リハビリテーションにかかわる作業療法士以外の職種と作業療法のサービス内容が明確になるという利点もある．

■ 作業療法の記録

作業療法を行ったときには診療記録として実施日時と記録者を記し，のちの検証に資するよう必要な項目を示す（▶表7）．評価を行った場合は用いた検査や評価尺度を記録する．急性期の管理や低体力の対象者に対する活動中の耐久性，集中力などの観点から，生理指標となる心拍数，血圧，

A　人間と作業 ● 17

▶ **表6　リハビリテーション総合実施計画書**(別紙様式23)

計画評価実施日　　　年　　月　　　日

| 患者氏名 | | | 男・女 | 生年月日(明・大・昭・平)　　年　　月　　日(　　歳) | 利き手　右・右(矯正)・左 |

| 主治医 | | リハ担当医 | | PT | | OT | | ST | | 看護 | | SW等 | |

| 原因疾患(発症・受傷日) | 合併疾患・コントロール状態 (高血圧, 心疾患, 糖尿病等) | 廃用症候群　□軽度 □中等度 □重度 □起立性低血圧 □静脈血栓 | リハビリテーション歴 |

日常生活自立度:J1, J2, A1, A2, B1, B2, C1, C2　認知症高齢者の日常生活自立度判定基準:Ⅰ, Ⅱa, Ⅱb, Ⅲa, Ⅲb, Ⅳ, M

評価項目・内容(コロン(:)のあとに具体的内容を記入)

心身機能・構造

□意識障害:(3-3-9:　　　　　　　　　　　　　　　)
□認知症:
□知的障害:
□精神障害:
□中枢性麻痺
(ステージ・グレード)右上肢:　　右手指:　　右下肢:
　　　　　　　　　左上肢:　　左手指:　　左下肢:
□筋力低下(部位, MMT):
□不随意運動・協調運動障害:

□知覚障害(□視覚, □表在覚, □深部覚, □その他:　　　)
□音声・発話障害(□構音障害, □失語症)(種類:　　　)
□失行・失認:
□摂食機能障害:
□排泄機能障害:
□呼吸・循環機能障害:
□拘縮:
□褥瘡:
□疼痛:

基本動作

立位保持(装具:　　　　)□手放し, □つかまり, □不可
平行棒内歩行(装具:　　　)□独立, □一部介助, □全介助
訓練室内歩行(装具:　　　)□独立, □一部介助, □全介助

活動

	自立度	日常生活(病棟)実行状況:「している"活動"」						訓練時能力:「できる"活動"」					
ADL・ASL等		自立	監視	一部介助	全介助	非実施	使用用具 姿勢・実行場所 杖・装具 介助内容 等	独立	監視	一部介助	全介助	非実施	使用用具 姿勢・実行場所 杖・装具 介助内容 等
屋外歩行 階段昇降 廊下歩行 病棟トイレへの歩行							杖・装具: 杖・装具: 杖・装具: 杖・装具:						杖・装具: 杖・装具: 杖・装具: 杖・装具:
病棟トイレへの車椅子駆動(昼) 車椅子・ベッド間移乗 椅子座位保持 ベッド起き上がり							装具: 装具: 装具:						装具: 装具: 装具:
食事 排尿(昼) 排尿(夜)							用具: 便器: 便器:						用具: 便器: 便器:
整容 更衣 装具・靴の着脱 入浴							移動方法・姿勢: 姿勢: 姿勢: 浴槽:						移動方法・姿勢: 姿勢: 姿勢: 浴槽:
コミュニケーション													

活動度　日中臥床:□無, □有(時間帯:　　　　　　　　　　理由　　　　　　　　　　　　　　)
　　　　日中座位:□椅子(背もたれなし), □椅子(背もたれあり), □椅子(背もたれ, 肘うけあり), □車椅子,
　　　　　　　　□ベッド上, □ギャッチアップ

栄養※

身長 #1:(　　　　　)cm, 体重:(　　　　)kg, BMI #1:(　　　　　)kg/m² #1 身長測定が困難な場合は省略可
栄養補給方法(複数選択可):□経口(□食事, □補助食品), □経管栄養, □静脈栄養(□末梢, □中心)
嚥下調整食の必要性:□無, □有(学会分類コード:　　　　　　)
栄養状態:□問題なし, □低栄養, □低栄養リスク, □過栄養, □その他(　　　　　)
【「問題なし」以外に該当した場合, 以下も記入】
必要栄養量:(　　　　　　)kcal, たんぱく質(　　　　)g
総摂取栄養量 #2(経口・経管・静脈すべて含む):(　　　　　)kcal, たんぱく質(　　　　)g
　　#2 入院直後等で不明の場合は総提供栄養量でも可

参加

職業　(□無職, □病欠中, □休職中, □発症後退職, □退職予定)
　　　(職種・業種・仕事内容:
経済状況(

社会参加(内容・頻度等)
余暇活動(内容・頻度等)

心理

障害の受容(□ショック期, □否認期, □怒り・恨み期,
　□悲観・抑うつ期, □解決への努力期, □受容期)
機能障害改善への固執(□強い, □中程度, □普通, □弱い)

依存欲求(□強い, □中程度, □普通, □弱い)
独立欲求(□強い, □中程度, □普通, □弱い)

環境

同居家族

親族関係

家屋
家屋周囲:
交通手段:

第三者の不利

発病による家族の変化
　□社会生活:
　□健康上の問題の発生:
　□心理的問題の発生:

※回復期リハビリテーション病棟入院料1を算定する場合は必ず記入のこと(本シート上段に管理栄養士の氏名も記入)

(つづく)

18 ●【第Ⅰ章：作業と治療を理解するために】1. 作業療法の成り立ち

▶ 表6　リハビリテーション総合実施計画書（別紙様式23）　つづき

基本方針	本人の希望
リスク・疾病管理(含：過用・誤用)	家族の希望
リハビリテーション終了の目安・時期	外泊訓練の計画

		目標(到達時期)	具体的アプローチ
参加	【主目標】	退院先　□自宅　□親族宅　□医療機関　□その他： 復職　　□現職復帰　□転職　　□不可　□その他： (仕事内容：　　　　　　　　　　　　　　　　　　　) 通勤方法の変更　□無　□有： 家庭内役割： 社会活動： 趣味：	
活動	(すべて実行状況)	自宅内歩行　□不可　□自立　□介助： (装具・杖等：　　　　　　　　　　　　　　　　　　) 屋外歩行　　□不可　□自立　□介助： (装具・杖等：　　　　　　　　　　　　　　　　　　) 交通機関利用　□不可　□自立　□介助： (種類：　　　　　　　　　　　　　　　　　　　　　) 車椅子　□不要　□電動　□手動　(使用場所：　　　　) (駆動　□自立　□介助)(移乗　□自立　□介助：　　　) 排泄　□自立：形態　□洋式　□和式　□立ち便器　□その他 　　　□介助： 食事　□箸自立　□フォーク等自立　□介助： 整容　□自立　□介助： 更衣　□自立　□介助： 入浴　□自宅浴槽自立　□介助： 家事　□全部実施　□非実施　□一部実施： 書字　□自立　□利き手交換後自立　□その他： コミュニケーション　□問題なし　□問題あり：	
心身機能・構造		基本動作(訓練室歩行等) 要素的機能(拘縮・麻痺等)	
心理		機能障害改善への固執からの脱却：	
環境		自宅改造　□不要　□要： 福祉機器　□不要　□要： 社会保障サービス　□不要　□身障手帳　□障害年金　□その他： 介護保険サービス　□不要　□要：	
第三者の不利		退院後の主介護者　　□不要　□要： 家族構成の変化　　　□不要　□要： 家族内役割の変化　　□不要　□要： 家族の社会活動変化　□不要　□要：	

退院後または終了後のリハビリテーション計画(種類・頻度・期間)	備考

本人・家族への説明　　　年　　月　　日	本人サイン	家族サイン	説明者サイン

(リハビリテーション実施計画書及びリハビリテーション総合実施計画書記入上の注意)
1. 日常生活自立度の欄については,「「障害老人の日常生活自立度(寝たきり度)判定基準」の活用について」(平成3年11月18日　老健第102-2号)厚生省大臣官房老人保健福祉部長通知によるランクJ1, J2, A1, A2, B1, B2, C1又はC2に該当するものであること.
2. 認知症高齢者の日常生活自立度判定基準の欄については,「「認知症高齢者の日常生活自立度判定基準」の活用について」(平成5年10月26日　老健第135号)厚生省老人保健福祉局長通知によるランクⅠ, Ⅱa, Ⅱb, Ⅲa, Ⅲb, Ⅳ又はMに該当するものであること.
3. 日常生活(病棟)実行状況:「している“活動”」の欄については,自宅又は病棟等における実生活で実行している状況についてであること.
4. 訓練時能力:「できる“活動”」の欄については,機能訓練室又は病棟等における訓練・評価時に行なうことができる能力についてであること.

〔医科診療報酬点数表(令和4年4月版). p860, 社会保険研究所, 2022より〕

▶ 表7 作業療法の診療記録に必要な項目例

分類	項目	記述内容
作業種目	種目名	作業療法で行う作業種目を示す.
	作業種目の目的(目標)	長期・短期目標とともに作業療法として選択した作業の重要度について,客観的な情報とともに対象者の主観的な情報についても記録する.
作業強度	移動方法	移動する方法について,歩容や使用する移動補助具,補装具,車椅子,シルバーカーなどを記録する.
	姿勢と肢位	立位,座位,臥位,体位変換など上下肢の肢位の具体的表現を記録する. 上肢の使用状況(回数・頻度)を記録する.
	自立度・介護度	作業療法として行う活動における対象者の独立性を示す.
	作業工程	作業療法として行う作業活動の工程の数や手順を示す.
	作業療法士の役割	訓練,口頭指示,介助,介助指導,教育など作業療法士の役割を記録する.
期間と頻度	時間帯・所要時間	目標を達成するまでにかかる期間を予想して記録する. 作業療法を実施する時間帯とその活動の所要時間を記録する.
作業環境	作業環境	場所,椅子,机などの環境について,その設定を記録する.
	道具	使用する道具や自助具などを記録する.

呼吸数,体温などの基礎情報の記録は欠かせない. 作業療法中の休憩やその時間と回数なども示しておくと対象者の回復状態を識別しやすい.

　これらの記録は「根拠ある医療(evidence-based medicine；EBM)」として最善の外的根拠を個々の患者に適用するためにある. EBMでは多くの事例を外的根拠として,共通する根拠がある特定の対象者に適用可能と判断され,同様の効果を期待する. そのためには治療の経験から生まれる事実を根拠として多くの事例で証明する事実記録を集積することが必要である.

　医療の事例報告は世界中から収集され,EBMとしての活用が可能である. 作業療法では,日本作業療法士協会が事例報告集を作成している. ある一定の質に支持された作業療法実践を正確に記録したものが参照され,作業療法の知見として利用されている.

●引用文献

1) 二宮陸雄：ガレノス・自然生命力. p507,平河出版社,1998
2) 矢谷令子,福田恵美子(編)：作業療法実践の仕組み. 改訂第2版,pp17-32,協同医書出版社,2014
3) 福岡伸一：動的平衡 生命はなぜそこに宿るのか. p256,木楽舎,2009
4) 濱口豊太,田川義勝：社会生活行為学とは. 矢谷令子(シリーズ監修),濱口豊太,田川義勝(編)：標準作業療法学 専門分野 社会生活行為学. p13,医学書院,2007
5) Dawkins CR：The Selfish Gene. Oxford University Press, New York, 1976
6) Asch DA, Rosin R：Engineering Social Incentives for Health. N Engl J Med 375：2511-2513, 2016
7) Long JA, Jahnle EC, Richardson DM, et al：Peer mentoring and financial incentives to improve glucose control in African American veterans：A randomized trial. Ann Intern Med 156：416-424, 2012
8) Hopkins HL, Smith HD (編),鎌倉矩子,他(訳)：作業療法 上巻. 改訂第6版,協同医書出版社,1989
9) Hopkins HL, Smith HD, Tiffany HD：Therapeutic application of activity. Helen HL, Helen HD (eds)：Willard and Spackman's Occupational Therapy, 6th ed, pp223-229, JB Lippincott, Philadelphia, 1983
10) 医科診療報酬点数表(令和4年4月版). p860,社会保険研究所,2022
https://www.mhlw.go.jp/file/06-Seisakujouhou-12400000-Hokenkyoku/0000196441.pdf(最終閲覧日：2024/10/1)

B　作業の分類

1　作業の種類と分類

a　生活の視点

　人は毎日のくらしのなかで,季節の移り変わり

のなかで，さらには生涯を通して作業を行っている．「着替えをする」「勉強をする」「テレビを観る」など，作業にはそれを行う個人特有の意味や目的がある．自らが意味や目的を自覚しないままに何気なく行動していたとしても，他覚してもらうか自らが振り返ってみることでその意図を認めることもある．

作業は学業や仕事のような社会生産的なものから，趣味のような個人的に解釈されるものまで，あらゆる意味のある活動を含む．人の日常は作業で埋め尽くされており，その構成は1人ひとり異なる．

ⓑ 職能団体による分類

対象者の支援に作業を用いる作業療法士は，作業をどのようにとらえればよいのだろうか．

世界作業療法士連盟（World Federation of Occupational Therapists；WFOT）は2006年に作業の定義を公表した[1]．そこでは，人々にとって作業とは，①する必要があること，②したいこと，③することを期待されていることを含むとされている（▶表8）．カナダ作業療法士協会（Canadian Association of Occupational Therapists；CAOT）は，作業を「セルフケア」「レジャー」「生産活動」の3領域に分けている[2]．米国作業療法協会（American Occupational Therapy Association；AOTA）は，**日常生活活動（ADL）** 🔑，**手段的日常生活活動（IADL）** 🔑，教育，仕事，遊び，レジャー，社会参加の7領域としている[2]．

これら作業の分類は，人間が遂行する特定の活動が必ずいずれか1つの類型に当てはまり，ほかに属することを排しているわけではない．たとえば，WFOTの定義をもとに「更衣」について考えてみよう（▶図5）．

衣服に関心がない人にとって，更衣は「する必要がある作業」に分類されるだろう．一方，衣服が大好きな人にとって，更衣は「したい作業」「する必要がある作業」の両方に該当するだろう．もしも衣服が大好きな人が洋服店の店員であれば，

▶ **表8　作業の定義**

作業療法における作業とは，人々が個人として行う日常の活動を指し，家庭や地域のなかで行われ，時間を占領し，人生に意味と目的をもたらす．作業には，する必要があること，したいこと，することを期待されることを含む．

〔WFOT Webページより作成〕

更衣は「したい作業」「する必要がある作業」「することを期待されている作業」というすべての分類に該当するかもしれない．このように，作業は個人の認識と社会との関係性によって，1つのまたは複数の類型に分類できる．

その他に，「義務作業」「願望作業」「義務願望作業」「無意味作業」という分類もある[3]．「義務作業」はしなければならない作業，「願望作業」はしたい作業，「義務願望作業」は双方の要素を併せもつ作業，「無意味作業」は義務・願望どちらも内包しない活動を意味し，作業バランスを評価する際などにしばしば用いられる．

仕事にやりがいを感じている人は，日々の多くの時間を仕事に費やしても生活に満足できるかもしれないが，趣味を楽しむ時間がたくさんなければ満足できない人もいる．価値を感じる作業を複数有していても，どれか1つの作業を優先することでほかの作業が制約されるなど，ジレンマを抱えながら生活している人もいる．

作業療法士は，対象者の作業に対する思い，作業の量，質，作業の関係性に着目しながら支援することが求められる．

🔑 **Keyword**

日常生活活動（ADL） activities of daily living．日々の生活を営むうえで欠かすことのできない活動のこと．起居移動（寝返り，起き上がり，移乗，歩行，階段昇降など）や身辺動作（食事・整容・排泄・更衣・入浴など）などの活動がこれにあたる．一般に，脳血管障害では食事，整容，移乗，更衣，歩行，階段昇降の順に難易度が高くなるとされている．

手段的日常生活活動（IADL） instrumental activities of daily living．社会生活を営むうえで必要な活動のこと．ADLよりも幅広い活動を含む概念であり，一般にはADLは含まれない．調理・買い物・洗濯・掃除・服薬管理・金銭管理・外出・交通機関の利用・趣味活動などの活動がこれにあたる．

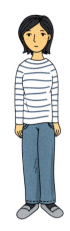 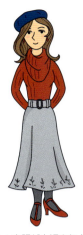 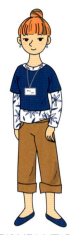

a：衣服に関心がない人
- する必要がある作業

b：衣服が大好きな人
- する必要がある作業
- したい作業

c：衣服が大好きなアパレル店員
- する必要がある作業
- したい作業
- することを期待される作業

▶図5　作業の種類（更衣の一例）
「更衣」という同じ名前の作業でも，人それぞれ役割や嗜好により作業の種類は異なり，複数の種類が当てはまる場合もある．

2 作業の意味・形態・機能

a 作業の意味

　作業には行為者が意図する目的や思い入れなどがある．料理を例に考えてみると，ある人にとっては家族に栄養バランスのよい食事を提供することが料理の目的かもしれないし，またある人にとっては外食を控えて食費を節約することが優先順位の高い目的かもしれない．料理が趣味の人にとっては純粋に楽しむことや心理的なストレスの解消が目的の場合もあるだろう．同じ名称の作業であってもその作業を遂行する人によって意味は異なるため，作業療法士には，単にその作業を行うために必要な諸機能や動きの改善を図るだけでなく，対象者個人の作業に込められた意味や目的を達成できるような支援が求められる．

　行動観察では作業の意味をとらえられないため，作業療法士が対象者の作業の意味をとらえる際には，対象者の主観的意見を聴取・共有する必要がある．対象者が自ら発言することが困難な場合は，「家族など近しい人から聴取する」「生活歴から推察する」などの工夫が必要である．作業は非常に個人的な活動も含まれるため，その作業を扱う作業療法士は，対象者と良好な関係性を築く人間性やコミュニケーション能力が求められる．

b 作業の形態

　人が遂行する作業には，作業を特徴づける方法，手順，道具，材料などがある．それらは対象者個人のこだわりや，所属する社会文化のなかで作業をどのように遂行することが求められるかという，個人的または社会的価値観が関与する．作業療法士は対象者の作業を支援するとき，これら作業の形態に配慮して支援方法を考えるべきである．

　作業には，どこからどこまでがその範疇であるかという"区分"の要素がある．たとえば「買い物」を例に考えてみると，商品の選択，支払い，商品の運搬を「買い物」と呼ぶ人がいる．一方で，外出のために人目を意識して着飾り，お茶や食事を楽しみ，品物をあれこれと見定めたり，必要なもの

を購入したりという工程すべてを含めて「買い物」と呼ぶ人もいる。作業にどのような工程を含むのかは各対象者によって異なる。作業療法士は対象者の作業を支援するときに、対象者特有の、または対象者の暮らす地域のなかで認められる作業の形態をふまえた支援が求められる。

c 作業の機能

作業には、人間を発達させたり、健康を増進したり、心理に作用して満足感や幸福感をもたらしたりといった機能がある。たとえば、幼児は多くの遊びを通して運動機能や認知機能、社会性を獲得する。また、散歩をして汗を流すことは心理ストレスを解消させる。社会貢献度が高いとされる仕事に従事すると、社会に利益をもたらすと同時に職業人に向上心やアイデンティティ🔑が付与される。

他方、過度な喫煙や薬物乱用を代表とする危険な作業は心身に害を及ぼす。健康によいとされるスポーツも重度の心疾患を有する人にとっては大きな負担であり有害になりうる。作業はそれ自体が人間や社会に対して影響を及ぼすため、作業の選択や、選択した作業の用量と用法を間違えれば治療や支援とは逆の作用に働く。作業療法士は扱う作業が対象者に及ぼす影響に注意を払いながら支援を行う必要がある。

d 作業の階層

作業をピラミッドのように下層から上層へと積み重なる階層になぞらえてみたい。ここでは「友人との外食」を例に考えてみよう。友人と食事をするためには、メールで連絡をとる、予定を立て

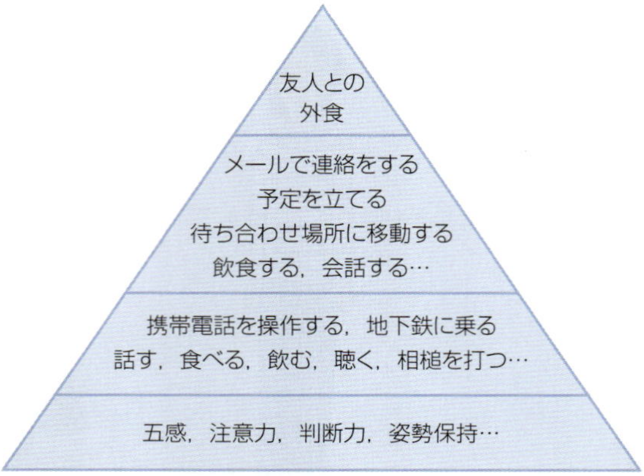

▶ 図6 作業の階層（友人との外食の例）
〔吉川ひろみ：作業とは何で、何の役に立ち、どのような意味があるのか。作業科学研究 4：25-28，2010 より一部改変〕

る、約束の時間までに待ち合わせ場所に到着する、飲食をする、会話を楽しむなどの作業がある。これらの作業を遂行するために、携帯電話を操作する、地下鉄に乗る、話す、食べるなどの作業が発生する。さらにこれらの作業を行うためには、視覚や聴覚などの五感、注意力や判断力などの認知機能、運動機能が要素として位置づけられる（▶ 図6）[2]。

作業の階層構造には複数の定義があり、作業を要素に分解して、そこから全体が説明されている（▶ 表9）[2]。作業を階層的にみると、作業を構成している要素を識別できる。これらによって対象者がどの工程でつまずくのか、あるいは遂行を妨げている原因は何かといった点を探るのに役立ち、作業療法の組み立ての参考となる。

e 人間と環境の間にある作業

対象者が作業を遂行できないとき、作業療法士はその原因を機能障害に求める傾向がある。作業の階層で例えるならば、より下層で生じた問題を解決することが上層の作業を可能にするという思考である。しかし作業療法士は対象者の障害自体を対象にしているのではなく、対象者の「作業遂行」を対象としている[3]。脳卒中片麻痺を呈した対象者を担当する場合で例えるならば、作業療

> 🔑 **Keyword**
> **アイデンティティ** identity。個性、自我の同一性、国や地域などある特定集団への帰属意識、特定の人・ものであること。人は時や場面によらず1つの人格として存在し、自己を自己として確信すること。精神医学では米国の発達心理学者エリクソン（➡29ページ）が唱えた概念。プログラミング用語では「一致」「識別」の意味がある。

▶表9 作業の階層構造

AMPS(Fisher)	作業機能モデル(Trombly)	作業遂行の分類コード(Polatajko)
Task 課題 (社会文化的に規定された基準をもつ)	Life roles 生活役割	Occupation 作業 (個人と文化によって価値と意味が与えられる活動の集合)
	Tasks 課題 (役割を果たすための課題)	
Step 工程 (課題を構成する)	Activities 活動	Activity 活動 (特定の終了や成果を得る課題の集合)
	Abilities and habits 能力と習慣 (活動を行う能力と習慣)	Task 課題 (より小さな成果を得る行為の集合)
Actions 行為 (目標指向的行為で工程を構成し，課題を構成する)		Action 行為 (意識的な目的をもった運動や思考のパターン)
	Developed capacities 発達した能力	Voluntary movement or mental processes 随意運動と精神活動
	Cognitive-neuromuscular substrate 認知-神経筋構造	

AMPS: assessment of motor and process skills
〔吉川ひろみ：作業とは何で，何の役に立ち，どのような意味があるのか．作業科学研究 4：25-28, 2010 より〕

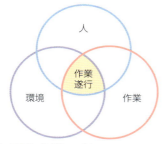

▶図7 人-環境-作業モデル
〔Strong S, Rigby P, Stewart D, et al : Application of the Person-Environment-Occupation Model : A practice tool. Can J Occup Ther 66 : 122-133, 1999 より〕

士が関心をもつべき対象は，脳卒中片麻痺自体ではなく，脳卒中片麻痺によって問題を抱えた対象者の作業遂行である．

　Mary Law(マリー・ロー)は，人・環境・作業をそれぞれ同じ大きさの円で描き，3つの円が重なり合う部分を「作業遂行」とし，作業療法の対象として位置づけた(▶図7)[4]．これは，対象者自身に加えて，作業に関する情報や環境に関する情報の重要性を意味していると同時に，人・環境・作業という3つの情報を別々にとらえるのではなく，作業の文脈のなかで絶え間なく続く対象者の経験(作業遂行)の構成要素としてとらえる重要性

を示しているといえる．

3 作業を名義的に分けてみる

　作業自体と，人と作業の関連性を名義的に分類する方法の1つに包括的作業分析がある(▶表10, 11)[5]．

a 基礎項目

　「基礎項目」は特定の作業について，名称，使用する道具と素材，作業に要する時間，対象年齢，必要な費用や作業環境，作業の工程などに分けるための名義例である．折り紙や革細工のような作業を基礎項目の名義分類に分けて記述すると，作業の内容が具体的になる(▶表11)[5]．

b 道具・素材

　作業に用いる「道具と素材」は，道具の扱いやすさ，安全性，素材の特性などを記述する．道具や素材は作品をつくるために必要なもので，使い慣れた道具や素材によっては作業する人の記憶や感情を誘発しうる．同じ道具でも異なる用途のもの，同じ用途でも異なる道具を使用する場合があるため，道具の選択には理由を記述するとその作

▶ **表10 包括的作業分析の主要項目**

項目	内容
基本情報	• 作業名(一般的な名称や分類) • 使用する道具や素材 • 完成までに要する時間や回数 • 対象年齢・性別 • 必要な費用(設備や器具などは含まない) • 作業環境(物理的環境,社会的環境,文化的環境) • 作業の工程(工程の分類と各工程の内容)
道具・素材	• 道具の種類とそれに象徴されるもの • 道具の扱いやすさ • 素材に象徴されるもの • 素材の特性(可塑性,抵抗,統制度など)
運動機能・技能	• 運動の粗大度・巧緻度 • 運動部位,作業時の肢位の変化と大きさ • 運動の速度 • 運動に伴う抵抗 • リズムの有無と内容 • 繰り返し動作の量と内容 • 運動の対称性 • 主動関節と可動範囲 • 主動筋群,筋の作用,筋力
感覚・知覚機能,処理技能	• 主に入力される感覚,必要な感覚 • どのような知覚・認知機能が必要か • 注意,集中,持続がどの程度必要か • 理解,判断,新たな学習がどの程度必要か • 計画性がどの程度必要か
遂行における作業・作品の特性	• 表現の自由度,独創性 • 誘発されやすい感情 • 自己愛充足の機会 • 難易度 • 結果の予測性 • 結果の種類と再生産性 • 作業過程,作業結果,作品の社会的・文化的な価値・意味
他者との交流・コミュニケーション	• 対人交流の特性 • 必要なコミュニケーションと形態
リスク	• 身体的リスクの可能性と内容 • 心理的リスクの可能性と内容

〔山根寛：ひとと作業・作業活動─作業の知をとき技を育む,新版.pp145-159,三輪書店,2015より一部改変〕

業の意味を裏づけることに役立つ.

C 運動機能・技能

ここでは作業を行うときの身体の用い方について動作の特徴と運動機能を示す.作業の細かさに応じた動作,片手や両手,姿勢の特徴,使用する関節や筋に分けて記述すると,対象者の身体障害とその程度,現在獲得している,あるいは今後獲得すべき技能などがわかる.これらの記述は対象者の運動機能に適合させる作業を選択するときや,運動機能に照らし合わせて作業の難易度を調整する際の参考となる情報である.

d 感覚・知覚機能と処理技能

作業をするには身体が受容する感覚情報から,それらを知覚・認知して注意する処理技能が必要となる.安全に作業を継続するには,身体感覚を理解しながら次の行動を判断すべきである.また,新たな学習を計画する際には高次脳機能がかかわってくる.

これらの項目を記述することで,対象者の知覚・処理技能における障害の程度や,現在獲得している,あるいは今後獲得しなければならない技能などを想定できる.また,作業する対象者が有益な感覚入力の機会を得ることにつながる.

e 遂行における作業・作品の特性

作業をすること自体と,作品の特性についての記述から,それが作業する人にどのような影響を与えるかを類推できる.作業の自由度や独創性,誘発されやすい感情や自己愛充足の機会,難易度,結果の予測性,再生産性,作業過程や結果・作品の価値や意味に分けて記述する.

表現の自由度と独創性は,対象者に提供する作業の特性を反映する.自由度や独創性の高さは,対象者に行動選択の余地を与える一方で,自己決定することにストレスを感じる対象者には心理的負担を強いる危険性もある.作業や作品のもつ特性を理解することは対象者に有益な経験を提供することにつながる.誘発されやすい感情や自己愛充足の機会,難易度などに分けられた情報は,対象者の心理状態に合わせた作業を提供するために用いる.

B 作業の分類 ● 25

▶ 表11 包括的作業分析（革細工を分析した一例）

項目		内容
基礎項目	作業名	革細工：絵柄をデザインし，直径100 mm程度のコースターをつくる．
	使用する道具や素材	道具：カッターナイフ，スーベルカッター，モデラ，筆記具，刻印，木槌，ゴム板，染料，仕上げ剤，硬化剤など 材料：革，トレーシングペーパーなど
	完成までに要する時間や回数	数時間程度．大きさや絵柄の複雑さによって作業時間や回数に段階づけが可能．
	対象年齢・性別	カッターナイフや木槌を扱うことができれば，年齢は問わない．性別についても差はない．
	必要な費用	道具はキットで1～数万円．材料は牛皮革で数百円/デシ*，トレーシングペーパーは数十円/枚から．
	作業環境	室内で行う作業．事務机程度の広さがあれば作業可能．刻印を打つ際には大きな音が出るため周囲に対する配慮が必要．
	作業の工程 （工程数：6）	①下絵作成：絵柄を決めトレーシングペーパーに写す ②革を切る：コースターの形に革を切り出す ③絵柄を写す：切り出した革にトレーシングペーパーを乗せ写す ④カービング：カッティングやスタンピングによって絵柄を刻む ⑤塗装：好みの色に染色を行う ⑥仕上げ：仕上げ剤，硬化剤などを用いて仕上げを行う
道具・素材	道具の種類とそれに象徴されるもの	カッターナイフやスーベルカッターは「物を切る」，木槌は「物を叩く」ことを象徴するため注意する．
	道具の扱いやすさ	カッターナイフやスーベルカッターは力の入れ具合や方向など巧緻的なコントロールが必要．また，打刻の際は，刻印を固定しながら木槌で打つ協調性が必要．
	素材に象徴されるもの	靴や鞄，ベルトなど頻繁に手に触れるものを象徴とする．
	素材の特性	長い時間経過のなかで固くなるが，加工時の抵抗は一定で扱いやすい．一度切るともとに戻らない．
運動機能・技能	運動の粗大度・巧緻度	卓上作業．求められる巧緻度は書字と同程度だが，書字よりも力は必要．絵柄のデザインによって巧緻度に変化をつけることが可能．
	運動部位，作業時の肢位の変化と大きさ	書字時の姿勢を基本姿勢とし，肢位の変化は少ないが，上肢・手指の可動範囲は書字よりも大きい．
	運動の速度	絵柄のトレーシングやカービング時は書字よりもゆっくりとした上肢・手指の動き．速さの段階づけはあまりできない．
	運動に伴う抵抗	革を裁断する際は大きな力が必要．スーベルカッター使用時は，書字よりもやや大きな力が必要．
	リズムの有無と内容	トレーシングやカッティング時はゆっくりとした上肢・手指の小さな動き，スタンピング時は一定のリズムで上肢の動きの繰り返しがある．
	繰り返し動作の量と内容	トレーシングやカッティング時は，上肢・手指の前方から手前に引くゆっくりとした小さな動きの繰り返し，スタンピング時は，木槌を振り下ろす上肢の小さな動きの繰り返しがある．
	運動の対称性	一側手で革を固定し，もう一側手で革を加工する両側手の使用が通常であるが，革の固定を工夫すれば片手での作業も可能．
	主動関節と可動範囲	座位書字姿勢を基本として，トレーシングやカッティング時は肩・肘・手関節のわずかな屈伸．スタンピング時は，肩関節を固定して肘・手関節の屈伸が主．作品の大きさによって多少の段階づけは可能だがほとんど期待できない．
	主動筋群，筋作用，筋力	座位保持：脊柱起立筋群が固定筋として働く． トレーシング・カッティング：上肢・手指の屈筋群が動筋，伸筋群が拮抗筋，回旋筋群が固定筋として働く． 革の固定：上肢・手指の筋群はすべて固定筋として働く．

＊1 デシ（ds）= 10 cm²

（つづく）

▶ 表11 包括的作業分析（革細工を分析した一例）　つづき

項目		内容
感覚・知覚機能，処理技能	主な入力される感覚，必要な感覚	作業全般において，主に視覚，触覚，圧覚，深部感覚が受容される．
	どのような知覚・認知機能が必要か	カッターや刻印に加える力や動きの調整に，視覚と，刃先や刻印，木槌から伝わる感覚のフィードバックが必要．
	注意，集中，持続がどの程度必要か	作業全般において巧緻的な動作であり，かなりの注意・集中が必要であるが，中断は自由なため，持続力は調整が可能．
	理解，判断，新たな学習がどの程度必要か	理解・判断力は普通だが，道具や素材は使い慣れないものが多いため，新たに多少の技能を学ぶ必要がある．
	計画性がどの程度必要か	絵柄の難しさやカービングの作業手順などに関して計画性が必要となる．
遂行における作業・作品の特性	表現の自由度，独創性	絵柄の決定やカービングの手法に独創性が表現されるが，自由度は低い．
	誘発されやすい感情	切る，叩くという行為は，昇華された攻撃衝動としての機能をもつ．
	自己愛充足の機会	作品ができるという満足感が得られる．また，芸術的作品として適応的な自己表現の機会となる．
	難易度	手順の理解は難しくはないが，日常的に使い慣れない道具の効果的な使用に関してはやや難しい．絵柄の複雑さによって段階づけが可能である．
	結果の予測性	作業が終わった部分と残っている部分がはっきりしており，結果に関する予測性は高い．
	結果の種類と再生産性	革を素材とした作品が残り，再生産性は高い．
	作業過程，作業結果，作品の社会的・文化的な価値・意味	老若男女を問わず楽しむことができる．芸術作品に入り，絵柄によって絵画と同等の芸術性をもつ．
他者との交流・コミュニケーション	対人交流の特性	個人的な活動であり並行な場を共有できる．他者との物理的距離は自由．
	必要なコミュニケーションと形態	言語的なコミュニケーションは不要で，適度な雑談をしながらでも可能．
リスク	身体的リスクの可能性と内容	刃先が鋭利なカッター類や，打刻に使用する木槌の使用に注意が必要．
	心理的リスクの可能性と内容	絵柄の難易度が高いと失敗体験になりやすい．

〔山根寛：ひとと作業・作業活動—作業の知をとき技を育む．新版，p158，159，三輪書店，2015より一部改変〕

f 他者との交流・コミュニケーション

　作業には単独で行うものもあれば，集団または他者とかかわりながら行うものもある．対象者はかかえている障害や性格などから，他者とのかかわり方に心理的な配慮を要する場合がある．作業を通して交わされる他者との情報交換や協力関係は対人関係の練習になるが，支援策の1つとしてあえてそれらを避けることもある．作業をともにする他者との位置関係とその自由度の設定は，作業を治療的に用いる要素の1つといえる．

g リスク🔑

　作業は対象者の身体面と心理面に好影響を与える反面，用い方によっては悪影響を及ぼす危険性もある．作業に用いる道具や材料（素材）を誤って使用すると，外傷を被ることや他人に害を与える危険性がある．作業を計画するときや実行するときには，あらかじめ危険性を排除し被害を未然に防ぐ配慮が必要である．

　作業経験は対象者の記憶に残るものである．完成した作品は手元に残る場合もある．治療的または支援的な目的に合った作業を提供するために，作業の経験自体や作品が対象者に与える心理的影響にも配慮を要する．

🔑 **Keyword**

リスク　risk．医療の場合，健康や生命に被害や悪影響を与える可能性のこと．危険または危険度．経済の場合，投資などで報酬や損失を受けることを予測できる度合い．また，予想どおりにいかない可能性，結果のばらつき，不確実性を表す．

4 作業と道具

a 人と道具の文化

道具とは,「物をつくり,また事を行うのに用いる器具の総称」である(『広辞苑 第7版』岩波書店,2018より).200万年前にヒトは打製石器をつくり,狩りで獲物を捕まえ,素手では難しい木や石の加工を行っていた.50万年前になると,乾燥した木でつくった道具を使用した.またそのころには,落雷や山火事など偶発的な自然現象の中でしか恩恵を受けることができなかった"火"を計画的におこせるようになった.

火をおこせることになったことで,ヒトは頑丈な土器をつくり,食材の保存や煮炊きができるようになった.また,食材の加熱は蛋白質や炭水化物の摂取を容易にした.道具を手にしたヒトは獣などの外敵から身を守り,火で暖をとり,夜間の行動や寒冷地への居住によって生活範囲は拡大した.道具と火の利用によってヒトの脳は発達し,言語を駆使した複雑な思考,他者との意思疎通と情報伝達の手段を得ていったとされる.

現代では,携帯情報端末を用いて他者とのやりとりをするだけでなく,計算,天気の確認,音楽鑑賞,動画閲覧,目的地までのナビゲーション,スケジュール管理,買い物などを指の操作のみで行うことが可能になった.ヒトは道具をつくり,道具を用いて環境を加工し,環境に対する優位性を獲得することで生活を便利にしてきたといえる.

b 道具に囲まれた日常

私たちはおびただしい量の道具を使って現代社会を営んでいる.1人暮らしの社会人男性(Aさん)の朝の行動を例に見てみよう(▶表12).Aさんは起床してから職場に到着するまでに20個以上の道具に触れている(▶表13).もし仮にこれらの道具がなかったら,Aさんが同様の作業を完遂するためには数倍の時間と労力を要するだろう.現代社会は多くの道具を活用することで時間

と労力を効率化した.つまり,私たちは道具を適宜使用することで日常をコントロールし,維持しているといえる.

c ユニバーサルデザイン

ユニバーサルデザイン🔑は「すべての人のためのデザイン」を意味している.ユニバーサルデザ

▶ 表12　社会人男性(Aさん)のある日の朝

寝過ごさないよう前日の夜にセットした時計のアラームを解除するところからAさんの1日が始まる.今日は大事な会議があり,1時間早くアラームをセットしたため,まだ少し眠い.布団の中でスマートフォンの電源を入れ,話題のニュースを確認したり,友人からのメールに返信してから布団を出た.

カーテンを開けると普段ならば部屋の中に明るい朝日が差し込むのだが,いつもより早く起床したため,まだ外が薄暗い.Aさんは照明を点け,部屋の中を明るくしてから身支度を開始した.

洗面所では,蛇口をひねって水を出し,洗顔フォームを手のひらで泡立ててから顔を洗う.水が冷たすぎると感じたAさんは,給湯器のスイッチを入れ,設定温度を変更した.洗顔のあとは,コンタクトレンズを装着し,シェービングクリームとT字カミソリを使用して髭を剃り,洗い流したあとでタオルに手をのばし顔を拭いた.

一通り整容を終えると,スマートフォンで今日の最高気温を調べたあと,洋服を選び着替えをした.着替えが終わると,コーヒーメーカーに豆と水をセットし,スイッチを入れた.コーヒーができあがる間に,昨日の夕飯の残り物を電子レンジで温めた.コーヒーができあがると,半分はこれから飲むためにカップへ注ぎ,もう半分は,タンブラーに注ぎ入れた.温かいコーヒーを職場にもっていくためである.

朝食を食べ終えると,歯磨き粉をつけた歯ブラシで歯を磨いた.歯磨きが終わったら,そろそろ出発の時間である.靴を履き,施錠をすると,使い慣れた自転車で会社へと出発した.コンビニエンスストアの前で腕時計を見た.普段であれば,コンビニエンスストアに寄り道し,昼食を購入するのだが,今日は会議に遅れてはマズイと思い,まっすぐ職場へと向かった.

▶ 表13　Aさんが起床から職場到着までに使用した道具

作業名	使用した道具
起床	布団,時計,スマートフォン,カーテン,照明
整容	水道(蛇口),洗顔フォーム,給湯器,鏡,コンタクトレンズ,シェービングクリーム,T字カミソリ,タオル,歯ブラシ,歯磨き粉
更衣	衣類(上衣,下衣,下着,靴,靴下など)
朝食	コーヒーメーカー,電子レンジ,皿,箸,カップ,タンブラー(職場用)
通勤	鍵,鞄,自転車,ヘルメット,腕時計

▶表14 ユニバーサルデザインの7原則

①公平な利用：どんな人でも公平に使えること
②利用における柔軟性：使ううえで柔軟性があること
③単純で直感的な利用：使い方が簡単で自明であること
④認知できる情報：必要な情報がすぐにわかること
⑤失敗に対する寛大さ：うっかりミスを許容できること
⑥少ない身体的な努力：身体への過度な負担を必要としないこと
⑦接近や利用のためのサイズと空間：アクセスや利用のための十分な大きさと空間が確保されていること

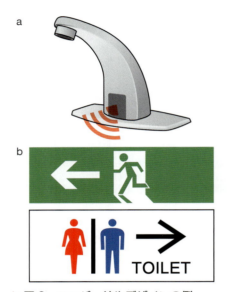

▶図8 ユニバーサルデザインの例
a：センサー式蛇口．手の力が弱い人でも使用できる．
b：ピクトグラムを用いた表示．誰が見てもわかる非常口・トイレの男女分けなど．

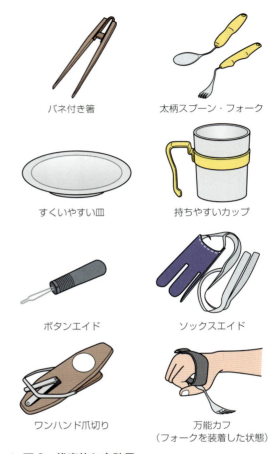

▶図9 代表的な自助具

インの施設や製品，情報は，文化や言語，老若男女，障害，能力にかかわらず，人が効率的かつ自然に使えるように，7つの原則[6]に則って設計されている（▶表14，図8）．このアイデアは，コンセントのプラグやスプーン，携帯電話，シャンプーのボトルなどのように，私たちが手に触れる

🔑 **Keyword**
ユニバーサルデザイン universal design．障害のある人もない人も使いやすいように配慮された道具や環境，情報の形．ノースカロライナ州立大学教授ロナルド・メイスにより提唱された．年齢，性別，国籍，人種にかかわらず，多くの人にとって使いやすい製品・建物・環境の様式．

道具のほか，案内表示の看板など，暮らしやすい街づくりにも活かされている．

d 自助具

　自助具とは，種々の障害により特定の作業の遂行が困難になった場合，その作業をできるだけ対象者自らが遂行できるように工夫された道具の総称である（▶図9）．

　従来は対象者の障害に合わせて作業療法士が自助具を作製することが主流であった．現在でも適宜使いやすい自助具を作製・提供する能力が作業療法士には必要であろう．ただし，自助具が故障・紛失したときに，対象者が自ら手に入れられることを考えると，同等の機能をもつ既製品を使

用するほうが望ましい場合もある．よって作業療法士は，対象者の能力に加え，フォローアップのしやすさなど，さまざまな状況をふまえたうえで最適な自助具を提供する必要がある．

e 道具の意義

私たちの生活は道具なしでは成り立たない．ここでは道具の意義について，①機能，②象徴，③嗜好，の側面から説いてみたい．

（1）道具の機能的意義

はさみは人が紙などを手でちぎるよりも正確に切断できる．クリップは切断した紙を重ねて接合できる．手袋を装着すれば，皮膚と接する物との間に緩衝し，皮膚に損傷のおそれのある鋭利な物や熱い物を物理的に遮蔽できる．また，手袋に滑り止めが付いていれば素手で物を持つよりも安全に把持できる．このように道具は人と環境の間に介在し，人の能力を補助して拡張する機能的意義がある．

（2）道具の象徴的意義

自動車や腕時計のような工業製品は，移動を安楽にし，時間を正確に掲示するだけでなく，所有している人の社会的地位を想像させる．衣類は気温の変化に対して体温を保持することや皮膚の清潔を保つだけでなく所属する集団や文化を反映する．このように，道具は，使用する人の属性を示す象徴的意義がある．

（3）道具の嗜好的意義

万年筆が好きな人は書きやすさという機能によらず，製造している会社やデザインにこだわりをもっていることがある．車が好きな人は単なる移動の道具としての機能に加え，製造している会社の理念あるいは歴史に所有する意味を見出すことがある．このように，道具が有する機能，象徴，価格などはその使用者に満足感や心理的高揚感を与えるといった嗜好的意義がある．

f 道具の意義を考慮した支援

自助具の1つであるバネ付き箸（図9）は，対象者の手指機能を補助し，箸による摂食を可能にする道具であるが，作法が重視される席では，対象者はバネ付き箸の使用に心理的な抵抗を感じるかもしれない．また，福祉車両は車椅子利用者にとって活動範囲を広げることができる道具である．しかしデザインを重視する対象者にとっては，質実で機能が優先された無骨な福祉車両には満足できないかもしれない．

日常生活にさまざまな支障のある対象者に対して道具を用いて支援を行う場合，作業療法士をはじめとする支援者は，道具の機能的な側面ばかりを重視する傾向がある．しかし道具は，機能に加え，象徴，嗜好など複数の理由から使用者に選択されていることを理解しておきたい．作業療法士は対象者がその道具を使用する場所，好みやこだわりなどを勘案し，使用する道具の選択にあたるべきである．

5 ライフステージと社会生活の作業

a ライフステージと発達課題

人の発達理論において，エリクソン🔑は心理・社会的な視点から発達をとらえ，8つの発達段階からなる図式を示した（▶図10）．人格を形成し，社会に順応するうえで各段階で達成しておくべき課題を発達課題と呼ぶ．これに対し，フロイト🔑は発達には発達課題（各段階で達成すべきプラスの要素）と心理・社会的危機（発達課題が達成され

🔑 **Keyword**

エリクソン　Erik Homburger Erikson（1902〜1994年）．米国の発達心理学者．ドイツのフランクフルトで医師の家庭に生まれる．大学を中退し画家として各地を遍歴したのち，A. フロイトに指導されウィーン精神分析協会で学ぶ．1933年にナチスの迫害を逃れて渡米．精神分析医としての臨床体験に基づいてアイデンティティ論を提唱した．

フロイト　Sigmund Freud（1856〜1939年）．オーストリアの精神科医．精神分析の先駆者として知られる．人格の発達を過程別に分け，精神発達ならびに神経症の発生における自我の役割を考えた．人格形成に必要な発達課題を定め，課題の成否に対して自我の振る舞いを追究した．

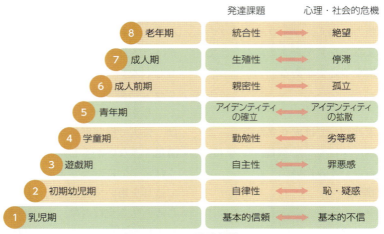
▶ 図10　エリクソンの示した8つの発達段階

なかったときに生じるマイナスの要素）があると考え，プラスの要素がマイナスの要素を上回ったときに発達課題が達成され，成長がもたらされるとした．

いずれの説でもライフステージは個人が社会の信条または規範に則り，生活時期に行われる活動をもとに区分けされている．生から死までの個人活動が社会とのかかわりをもつなかで心理的な葛藤が生じ，これらに対応して発達する過程がライフステージとして表現されている．

b ライフステージと作業

人は人生で幾多の作業に勤しみながら発達課題に対応している．作業療法士は対象者がライフステージで果たす発達課題とその作業に関心をもち，対象者が課題を達成し，身体的，心理的，社会的に充実した生活を営むことができるように支援する．人間の生活史を乳児期〜幼児期，学童期，青年期，成人期，老年期に分けた際のおのおののステージにおける作業例を表15に示す．

(1) 乳児期〜幼児期

乳児期〜幼児期では，親または保護者による安全な環境のもとに心身を形成し，自分が他者から愛され，大切にされているという感覚（基本的信頼感）を育む．筋・骨格・神経を代表とする諸臓器

▶ 表15　ライフステージと主要な作業の一例

ステージ	主要な作業の一例
乳児期〜幼児期	遊び，食事，整容，更衣などのセルフケア
学童期	学業，手伝いとしての家事，同年代・他年代との遊び，教師・親とのかかわり全般
青年期	学業，芸術やスポーツ，同性・異性との交流
成人期	就労，育児，家族との交流，余暇
老年期	セルフケア全般，余暇，親しい人との交流，孫守りなど新しい役割につながる作業

は著しく発達し，活動性は増してさらなる発達が促進される．この時期の人は楽しい・心地よいという感覚を伴う遊びのなかで，自己の身体を活用し，走る・跳ぶなどの運動能力を身につける．

幼児期になると，自分の行動に反応する他者，あるいは変化する周囲の状況など，自他の因果関係を学んでいく．また，排泄をがまんするなどの体験を通して自律性を身につける．うまく排泄ができれば親に褒められ，失敗すると恥を感じるようになり，自分で判断して行動する態度が培われる．

幼児期は目に映るものすべてに興味をもち，果敢に自己を主張して目的を達成しようとする．このような自主性と，時に失敗を体験し，自主的な行動に罪悪感を伴うことが発達課題の1つである．基本的な生活習慣（食事，整容，更衣，睡眠など）を身につけていく時期でもある．心理的に

はこの自主性の萌芽期に自らの行動の正しさと誤りを理解して，社会のなかで積極的に取り組める存在であることを認識していく．また，この時期は遊びの経験から少しずつ学習して自己と社会との関係を成立させるための基盤がつくられていくことから遊戯期とも呼ばれる．

(2) 学童期

学童期は学校や近所の人たちと触れ合い，個人の活動が対人的に干渉し合うことを体験し，安全に家族以外の社会で活動するためのルールを学びながら成長する．歴史的にみると，平安時代後期～江戸時代前期までは，口減らしのために子どもが売られ，家庭の雑事や子守りなどの労働を強制されていた．明治～昭和時代の義務教育体制以前は，子どもの労働は当然のことで，子どもが働くことは家庭や社会で一人前になるための過程でもあった．現在では義務教育を受けるべき子どもが成人と同様の労働をすることは労働基準法で禁止されている．

学童期は家庭や学校という社会のなかで知識や技術を習得しながら，仲間との集団関係が育まれる．物事に取り組んで成功する喜びを経験し，他者からの称賛を受けて有能感や自尊心を高めていく．他者からの承認による行動の価値観が育まれると勤勉性が養われる．一方で，失敗体験や自己と他者との比較から劣等感を覚え，心理的に萎縮して行動が不活発になることもある．

(3) 青年期

青年期は社会のなかで自分とは何かというアイデンティティ（自我同一性）を見つめる時期である．将来，生産的な活動を担うため，学業のほか，興味・関心や各種の表現を身につけ，混沌としていた自己の将来像が自己実現に向けた目標へと鮮明になっていく．この時期に，バイクなど，自分の能力を広げてくれる道具に興味を示したり，芸術やスポーツなどの表現行動に熱中したりすることが多い．

青年期は，理想と現実，身につけた社会規範と規範に背こうとする衝動的に揺れ動く心理に直面する．アイデンティティの確立を目指して試行錯誤を繰り返し，自分の生き方，価値観，人生観を見つめ，自分を社会のなかに位置づけていく．

(4) 成人期

成人期はライフサイクルのなかで最も長い期間で，社会における自己の安定を確立する．この時期は他者と親密な相互関係を築く．その背景には生殖という課題もある．成人期に醸成される異性を含む他者との親密さは，生物として最も重要な遺伝子情報の交換をするほどの関係を許容する．結婚や育児による家庭形成をはじめ，社会的な業績や知的・芸術的な創作などはこの時期に多く行われる．

また，この時期の生産的作業は経済的基盤となる仕事であり，多くの生活時間が仕事に費やされる．仕事を通して社会に貢献することや，家庭の経済的安定，子どもの成長などといった生きがいや利他的な目標が生じてくる．成人期にある生産的作業に失敗すると孤独になりやすく，以後の心理的成長は抑制されやすい．

(5) 老年期

老年期は身体機能が衰退する一方で，それまでの人生経験が統合され，心理的には成熟する．老いた身体を経験知から最適なところまでもっていって生活する老年期のモデルにバルテス🔑が提唱した「幸福な老いモデル（サクセスフル・エイジング）」がある[6]．自己のもつ社会資源を活用する「補償」と，老化や障害があっても継続できる活動を「選択」し，目的を達成するために活動への取り組み方を「最適化」する．これは「補償を伴う選択的最適化」と呼ばれる．老年期は老いとともに可

> 🔑 **Keyword**
>
> **バルテス** Paul Baltes（1939～2006 年）．ドイツの心理学者．人間が一生を通して発達する生涯発達心理学（生涯学習の心理学）を開拓した．幸福に年齢を重ねていくという老年期の社会的適応性を研究した．人間の発達に影響する要因として，生物学的成熟，歴史的世代，個人の生活史がある．バルテスは 1987 年に環境への適応能力（adaptive capacity）の獲得と喪失に関する理論「獲得・喪失モデル」を提唱し，環境への適応は加齢による影響を受けるとした．

C 個人と集団

1 個人の成長と集団

作業や活動に取り組むことで，私たちは自分自身を見つめ直すことがある．他人との作業を通じて，友人やコミュニティとつながる感覚を抱く．好きなことや大切にしていることに積極的にかかわることは，私たちを幸せにし，健康を保ち，人とのよい関係を築くのに役立つ．

心理学者のアルバート・バンデューラ（Bandura）は，人が見ることを通じて学び，模倣する「社会的学習理論」を提唱した[7]．この理論によると，他者とのかかわり合いは，新しいスキルを学ぶだけでなく，社会的な規範や行動の模範も提供していることになる．

また，ヴィゴツキー（Vygotsky）の「社会的構成主義理論」は，学びや発達が社会的な相互作用から生まれると説明した[8]．これは，友達や家族，教師とのかかわりによって，人が世界をどう理解するかに大きな影響を与える理由でもある．

これらの視点から，個人が活動に参加し，社会に貢献することは，自己発展と社会的なつながりの両方を促進する重要な手段であるといえる．

2 社会の役割

個人は，作業を通じて自我を形成し，集団や社会とのつながりを通じて心理的な健康や幸福感を得る．その1つに，集団や社会は個人に対する支援や保護を提供する役割がある．有益な情報の共有やリソース（資源・資産）の配分，役割の分担などがこれにあたる．

地域や特定の集団のなかで助け合うことを共助

と呼ぶ．また，社会においては，医療や教育，社会保障などの公的なサービス・制度が提供され，これらを公助と呼ぶ．共助は人が仲間との協力を通して豊かな社会を築くため，公助は社会的な公正や平等を促進し，社会全体の福祉を向上させるために重要な要素となる．これらを平等に利用するために，集団の行動規範とルールが設けられている．

3 社会的相互作用の重要性

集団や社会に所属することで，個人は知識やスキル，相互交流の機会を得る．共助や公助のシステムは，個人が社会的なサポートを受ける基盤を提供し，**グループダイナミクス🔑**は集団内での協力や問題解決を促進する[9, 10]．

集団や社会において活動するには規範（ルール）を守ることが求められる．規範は，活動のなかで自然に身につくものや，罰則が設けられるような厳格化されたものまである．規範を学ぶために「顕在化されたカリキュラム」と「潜在的なカリキュラム〔ヒドゥン（hidden）・隠れたカリキュラム〕」がある．

ヒドゥン・カリキュラムは，規定やルールでは示されていない知識や行動様式，意識，価値観，メンタリティなどを，意図しないままに学びとる事柄すべてを指す概念である．たとえば子どもは，学校の運動会などの行事を通して，チームワークやリーダーシップ，協調性などのスキルを学びとる．また，政治家には男性が多いなど，男性が優先された社会の構造は，ジェンダーによる社会的な役割演技や役割意識に影響を与えている．

> **🔑 Keyword**
>
> **グループダイナミクス**　集団内の人々が互いに影響を与えながら形成する力関係や行動パターンのこと．リーダーシップの形成や役割分担，意思決定，対立や協力の過程が含まれ，これらはグループ全体のパフォーマンスや雰囲気に影響する．

4 作業療法におけるグループダイナミクス

　作業療法士は，対象者の作業へのかかわりが社会との結びつきにどのように影響するかを評価し，サポートすることで，対象者の自立度と社会的結びつきを強化する．これには，集団や社会の力を理解し，活用する能力が求められる[11]．

　グループダイナミクスは，集団の相互作用や関係性に焦点を当てた概念である．

　集団がうまく機能すると，集団を構成するメンバーの信頼感や協力関係が生まれ，結束が高まり，協力するために必要な大きな力を生み出す．また，互いの意見や感情を共有することで，効果的な問題解決や意思決定の効率化，ミスの早期発見などにつながる．グループダイナミクスは，集団を構成するメンバー個人の成長や満足度，モチベーションの向上につながる．

●引用文献

1) WFOT：About Occupation, About Occupational Therapy
https://wfot.org/about/about-occupational-therapy
（最終閲覧日：2024/10/1）
2) 吉川ひろみ：作業とは何で，何の役に立ち，どのような意味があるのか．作業科学研究 4：25-28，2010
3) 吉川ひろみ：「作業」って何だろう—作業科学入門．pp37-38，医歯薬出版，2008
4) Strong S, Rigby P, Stewart D, et al：Application of the Person-Environment-Occupation Model；A practice tool. Can J Occup Ther 66：122-133, 1999

5) 山根　寛：ひとと作業・作業活動—作業の知をとき技を育む．新版，pp145-159，三輪書店，2015
6) 下山晴彦：面白いほどよくわかる！　臨床心理学．p98，西東社，2012
7) Bandura A：Social Learning Theory. pp39-53, Prentice Hall, 1973
8) Vygotsky L：Mind in Society：The Development of Higher Psychological Processes. pp52-57, Harvard University Press, 1978
9) Tuckman BW：Developmental sequence in small groups. Psychological Bulletin 63：384-399, 1965
10) Yalom ID, Leszcz M：The Theory and Practice of Group Psychotherapy, 5th edition. pp53-74, Basic Books, 2005
11) Kielhofner G：Model of Human Occupation：Theory and Application. 4th edition, pp25-34, Lippincott Williams & Wilkins, 2008

●参考文献

12) 齋藤佑樹（編）：作業で語る事例報告—作業療法レジメの書きかた・考えかた．医学書院，2014
13) Zemke R, Clark F（編），佐藤　剛（監訳）：作業科学—作業的存在としての人間の研究．三輪書店，1999
14) Townsend E, Polatajko H（編著），吉川ひろみ，吉野英子（監訳）：続・作業療法の視点 作業を通しての健康と公正．大学教育出版，2011
15) 石川斉，古川宏（編集主幹）：図解 作業療法技術ガイド—根拠と臨床経験に基づいた効果的な実践のすべて．第3版，文光堂，2011
16) 日本作業療法士協会（編）：作業療法士が選ぶ 自助具・生活機器．保健同人社，1995
17) 児玉祥一（監修）：日本の歴史の道具事典．岩崎書店，2013
18) Erikson EH（著），西平直，中島由恵（訳）：アイデンティティとライフサイクル．誠信書房，2011
19) Erikson EJ, Erikson JM（著），村瀬孝雄，近藤邦夫（訳）：ライフサイクル，その完結．増補版，みすず書房，2001

2 作業療法理論とその役割

A 作業療法理論の特徴と種類

1 理論の基盤

　理論とは，「科学において個々の事実や認識を統一的に説明し，予測することのできる普遍性をもつ体系的知識」である（『広辞苑 第7版』岩波書店，2018 より）．これに基づけば，作業療法理論とは，人，環境，作業に対して必要な支援を行うための方法論を提供するものである．また，理論とは，目の前でおこっている，あるいはおこるであろう事象をとらえ，その理解を共有するための方略を一定の法則にまとめたものである．つまり，解決すべき諸課題に対し，事象の変化を予測し解決するための行動を選択して実行する専門的な理論を用いることができるのが専門職であるといえる．

　作業療法学は，社会科学（arts）と自然科学（sciences）の手法を用いる専門職であるため，その理論的基盤は多岐にわたる．宮前[1]は，英国のシステム工学研究者であるチェックランド🔑が提唱した学問の序列に準拠し，作業療法学と近接する関連職種がどのような学問を基盤としているかを比較した（▶図1）．それによると，作業療法学は社会科学，心理学，生物学を基盤としており，生物学は医学，薬学，理学療法学，看護学の基盤ともなっていた．また，作業療法学は看護学と共通した学問領域を基盤にもっていた．

　作業療法学は社会科学，心理学，生物学を基礎として備え，人の健康に寄与する専門分野である

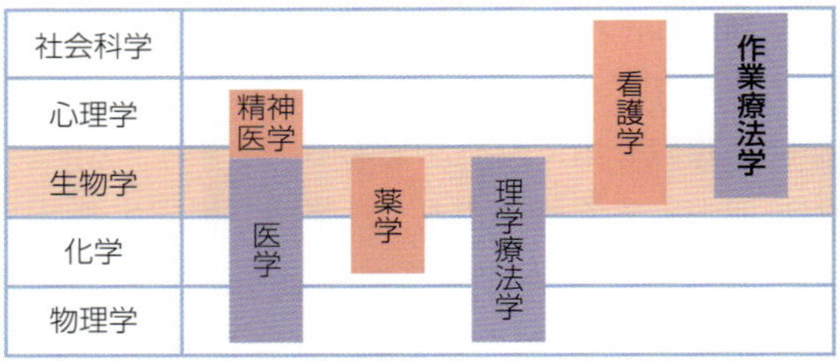

▶ 図1　関連職種が基盤とする学問

共有部分：生物学（解剖学・生理学・病理学など）
「精神医学」は筆者による追加.
〔宮前珠子：作業療法の学問的位置づけと21世紀の展望. 広島大学保健学ジャーナル1：11-15，2001 より一部改変〕

といえる．作業療法学と近接する理学療法学は生物学，化学，物理学を基礎とした専門職である．それぞれの専門が生物学という共通したプラットフォームをもっていても，課題解決の方略が異なるためにそれらを有効に用いるための習得の深度は異なっていると考えられる．作業療法学のバックグラウンドにある考え方や知識について整理してみると，科学的な方法と対象を要素に分解しない全体論的な見方があり，専門的になるほど基礎的な学問では説明しきれない複雑性がある．

🔑 Keyword

チェックランド　Peter Checkland（1930〜）．英国の経営科学者．関係者間でお互いの認識の違いを明確にし，目的を共有しつつ合意形成をはかる柔軟なシステム思考の方法論を提唱した．これは，①状況を絵にする，②状況を文字にする，③目的と手段，環境と世界観を明らかにする，④活動を具体化する，⑤現実と比較する，⑥改革案を作成する，⑦改革案の実行と見直し，によって探索・学習して業務の本質に迫り，状況の核心を追求する．また，実験科学の観点から，物理学，化学，生物学，心理学，社会科学という序列に階層を示し，個別科学の階層間にギャップがあることを指摘した．

2 作業療法理論の種類

理論には取り扱う現象のサイズと数に応じたレベルがある．リード(Reed)は理論のレベルをメタ理論，大理論，中範囲理論，実践理論に分けた[2]．

「メタ」には超える，超越という意味があり，メタ理論はその専門職の全体像をとらえ，専門職としての妥当性を裏づけるものである．大理論は専門職がかかわる現象のすべてについて，その主要な目標や概念を示す理論であるが，抽象的あるいは普遍的に示される理論であり，概念間の関係を実証することは難しい．一方，中範囲理論が扱う現象も比較的広範ではあるが，直接的に実証可能な概念で構成された理論である．ただし，専門職がかかわる現象のすべてを含む理論ではない．最後に，実践理論とは，ある疾患や障害に関する治療目標と治療方法を示す理論であり，実践のための方法が詳細に記述されたものである．

わが国の作業療法において，用いられている理論には，主に以下の9つの理論があることが調査によって明らかになっている[3]．

①生活行為向上マネジメント(Management Tool for Daily Life Performance；MTDLP)
②人間作業モデル(Model of Human Occupation；MOHO)
③カナダ作業遂行モデル(Canadian Model of Occupational Performance；CMOP)
④作業療法介入プロセスモデル(Occupational Therapy Intervention Process Model；OTIPM)
⑤認知行動療法
⑥Constraint Induced Movement Therapy(CI療法)
⑦認知神経リハビリテーション(または認知運動療法)
⑧促通反復療法(または川平法)
⑨ボバース(Bobath)概念

これらの作業療法実践で用いられる9つの理論は，2005〜2015年の日本作業療法学会抄録集に掲載されている身体障害領域および高齢者領域の発表演題から，事例報告または事例研究で中範囲理論以上を適用し，報告数が5件以上ある理論として抽出されている．この調査では，発達障害と精神障害の領域に用いられている理論は含まれていない．

MTDLP，MOHO，CMOP，OTIPM は作業療法士がかかわる現象全体の目標や概念を表す理論であり，概ね大理論に分類される．認知行動療法，CI療法，認知神経リハビリテーション，促通反復療法，ボバース概念は中範囲理論に分類され，大理論より限定された範囲の現象を取り扱いながら，他の専門領域にも共通する理論である．

本項では，MOHO，CMOP，OTIPM，作業科学，MTDLP の詳細を紹介するが，CMOP は2007年に改訂された作業遂行と結びつきのカナダモデル(Canadian Model of Occupational Performance and Engagement；CMOP-E)として説明する．

B 人間作業モデル(MOHO)

1 概要

人間作業モデル(MOHO)は作業療法で用いられる概念的実践モデルであり，キールホフナー(Kielhofner)によって1980年に American Journal of Occupational Therapy(AJOT)の4部作の論文として発表された．MOHO は，世界の作業療法実践において，作業に焦点を当てたモデルとして最も広く用いられている．

また，MOHO は人を全体と設定するクライエント中心のモデルである．主に海外で実施された相当数の研究結果があり，それらに基づく根拠のある実践が可能である．

▶ 表1 MOHOの構成要素

要素	概要
意志	・意志とは，人が自分の行うことを予想し，選択し，経験し，解釈する際に生じる考えと感情のパターンのことである． ・意志の考えと感情とは，人が何を重要と考え（価値），自分の能力と有効性を認識し（能力の自己認識），楽しみを見出す（興味）ことである． ・意志には人がなぜその作業を行うのかという作業への動機が含まれている．
習慣化	・習慣化とは，日常生活において，慣れ親しんだ作業を半ば自動的に行えるようになることである． ・習慣化には，習慣と役割という2つの側面があり，どちらも物理的・時間的・社会的な環境に合わせて首尾一貫とした行動パターンを示すために必要なものである． ・習慣化は環境の影響を強く受ける．
遂行能力	・遂行能力には，基本となる客観的な身体的・精神的能力と，主観的な経験によってもたらされる能力という2つの側面がある．
環境	・作業に影響を与える環境には，物理的な空間や対象物，家族や友人，近所の人などの社会的集団，そこで要求される作業形態や課題などがある． ・環境にはその人をとりまく経済的・文化的・政治的状況も含まれる．

〔Kielhofner G（著），石井良和（訳）：人間作業モデル．山田孝（監訳）：作業療法実践の理論．第4版，pp165-189，医学書院，2014をもとに作成〕

▶ 表2 行為のレベル

レベル	概要	例
作業参加	その人の健康や幸福にとって望ましい，あるいは必要な仕事，遊び，日常生活活動に取り組むこと	・常勤の仕事に就くこと ・友人と趣味を楽しむこと ・身支度をすること　　など
作業遂行	さまざまな活動が含まれる作業参加の，その行為の1つひとつを指す	「身支度すること」の例 ・顔を洗う ・歯を磨く ・着替える　　など
作業技能	作業遂行に必要な動作のこと（例：運動技能，処理技能，コミュニケーションと交流技能）	・対象物を運ぶ ・道具を選択する ・自分の考えを伝える　　など

〔Kielhofner G（著），小林隆司（訳）：行為の諸次元．Kielhofner G（編），山田孝（監訳）：人間作業モデル―理論と応用．第4版，pp112-121，協同医書出版社，2012をもとに作成〕

MOHOは人の作業に関して，以下のことを説明するモデルである．

- 作業に対する動機づけ
- 生活上の役割や日課への前向きなかかわりを保つこと
- 必要な生活課題のための熟達した遂行能力
- 物理的・社会的環境の影響[4]

MOHOは，人が作業を行うことに対して，どのように動機づけられ，パターン化され，遂行されるのか，どのような特徴をもつ環境の影響を受けるのかということを論理的に示すことができる．

2 構成要素

MOHOでは，作業はその人の内部特性（意志，習慣化，遂行能力）と環境の相互作用によって生じるものととらえられている（▶表1）[5]．

3 3つのレベルと作業適応

人の行為には作業参加，作業遂行，作業技能という3つのレベル（▶表2）がある[6]．MOHOにおいて，人は作業を行うことで自分の意志，習慣化，遂行能力を形成するものと考えられている．これらは，人が物理的・社会的な環境と絶え間な

く交流することでさらに発達し，自身の作業参加に影響を及ぼす．このモデルでは，時間経過のなかで，作業参加によって作業的存在としての理想的な状態である作業適応に到達することを説明する．作業適応とは，その人がおかれた環境のなかで，自分らしい，あるいは大切と考える作業参加の多くを実現することである．

4 実践方法

MOHOに基づいた実践は，クライエントが作業適応の状態に到達することを目標とする．MOHOの情報収集手段として，作業に関する自己評価や人間作業モデルスクリーニングツールなど，面接式または観察式評価法が用いられる．また，住居環境影響尺度など，複数の情報収集法を結びつけた評価法もある．MOHOによる実践の基本的なプロセスは，収集した情報を用いて作業療法目標を設定し，治療戦略(▶ **表3**)[7]を通してその人の大切な作業を支援することである．

C 作業遂行と結びつきのカナダモデル(CMOP-E)

1 概要

作業遂行と結びつきのカナダモデル(CMOP-E)は，1997年にカナダ作業療法士協会によって開発されたカナダ作業遂行モデル(CMOP)に基づいている．CMOPは，人と環境と作業のダイナミックな関係を作業療法の視点でとらえて図解したモデル(▶ **図2a**)で，クライエント中心の実践の考え方と人の作業遂行をとらえる視点を提供するものである．CMOPでは，作業ができるようになること，すなわち作業の可能化(enabling occupation)を通して，健康の促進に貢献するものと考えられている．

▶ **表3 治療戦略**

- 妥当にする(クライエントの経験を認める)
- (必要な環境要因や選択肢を)明らかにする
- フィードバックを与える
- 助言する
- 交渉する
- 組み立てる(選択肢や限度，規則を示す)
- 指導する
- 励ます
- 身体的支援を提供する

〔De las Heras CG, Parkinson S, Pépin G, et al（著），村田和香（訳）：介入の過程―作業的変化を可能にする．Taylor RR（編），山田孝（監訳）：キールホフナーの人間作業モデル―理論と応用．改訂第5版，pp243-268，協同医書出版社，2019より一部改変〕

2 現在のカナダモデル

カナダ作業療法士協会のガイドライン(2007年)において，CMOPはCMOP-Eに改訂された[8]．CMOP-Eでは，CMOPの図解したモデルに断面図(▶ **図2b**)が加えられ，作業療法士の関心の中核領域は作業であり，作業と関連のない人や環境の側面は作業療法士の関心外であることが示されている．

CMOP-Eは作業遂行のみではなく，作業との結びつきにも焦点を当てている．遂行は，始めから終わりまでやり遂げることを意味するが，結びつきは，その作業にかかわるために行うことすべてという広い視点になる．すなわちCMOP-Eは，作業遂行に限定することなく，作業との結びつきにも焦点を当てることで，作業療法による支援の可能性を高めるものである．

3 構成要素

CMOP-Eでは，人は環境と結びついており，作業は人と環境の間の交流を通して生じることが示されている[9]．CMOP(-E)における理論的枠組みの構成要素には，①人，②環境，③作業，④作業遂行がある．

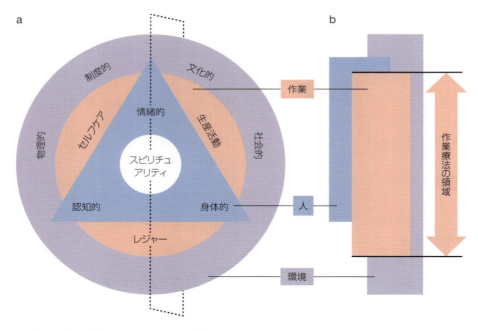

▶図2　CMOP(a)とCMOP-E(b)のモデル図
〔Polatajko HJ, Davis J, Stewart D, et al（著），吉川ひろみ（訳）：関心領域の特定―核としての作業．Townsend EA, Polatajko HJ（編），吉川ひろみ，吉野英子（監訳）：続・作業療法の視点―作業を通しての健康と公正，pp34-60，大学教育出版，2011より一部改変〕

a 人

　このモデルでは，クライエント中心の考え方を強調するために，人が中心に置かれている．そして，人の中核には，「広い生活の力，高度な自己の表明，意志と自己決定の源泉，自らの環境の文脈における経験の意味と目的とつながりの感覚」ととらえられるスピリチュアリティがある．人は，スピリチュアリティと社会的で文化的な経験，そして観察できる作業遂行のための情緒的，認知的，身体的要素で構成される．

b 環境

　一般に，環境は物理的側面と社会的側面から構成されるものと考えられるが，CMOP-Eでは，物理的，制度的，文化的，社会的要素に分類されている．カナダのような多民族国家においては，環境の文化的要素による影響は大きい．環境は，個人の外部で生じ，個人からの反応を引き出す文脈および状況とみなされるが，この環境は常に変化するものであり，作業遂行を可能にすることを阻害することもある．

c 作業

　作業とは，日常生活で行われる一群の活動や課題のことで，個人と文化によりその価値と意味が形成され，付与されたものと考えられている．ここでは，自分の身の回りのことを自分で行うセルフケア，生活を楽しむレジャー，社会的・経済的活動に貢献する生産活動など，人が行うすべての営みのことを作業という．

d 作業遂行

　作業遂行とは，人と環境と作業の間で生涯続くダイナミックな関係の結果として生じるもので，CMOP-Eでは，作業遂行と結びつきがこれらの

相互作用の結果として生じる．作業遂行は意味の
ある作業を選択し，構成し，納得のいくように行
う能力のことでもある．また，意味のある作業と
は，その人がしたいと思う，する必要がある，す
ることを期待されている活動を示し，文化的かつ
年齢的にその人相応と認められるものである．
CMOP(-E)と MOHO とは作業遂行の考え方が異
なるので注意が必要である．

4 実践方法

CMOP-E に基づく実践では，カナダ実践プロ
セス枠組み(Canadian Practice Process Frame-
work；CPPF)という作業の可能化を実現する枠組
みを用いる[10]．CPPF では，作業療法のプロセス
を「開始」「設定」「評価」「目的と計画の合意」「計
画の実行」「経過観察・修正」「成果の評価」「終了」
の8つの行動に分けている．これらは状況に応じ
て行動を先に進めたり，目的や計画を見直すため
に戻ったりできる柔軟さがある．

この枠組みで使用されるカナダ作業遂行測定
(Canadian Occupational Performance Measure；
COPM)は，作業遂行に対する対象者のとらえ方
を測定することが可能であり，第5版開発までに
40以上の言語に翻訳され，40か国以上で使用され
ている広く普及した評価法である．

D 作業療法介入プロセスモデル(OTIPM)

1 概要

作業療法介入プロセスモデル(OTIPM)はフィッ
シャー(Fisher)が1998年に概要を発表した．
OTIPM は ADL の遂行の質を測定するために開
発された assessment of motor and process skills
(AMPS)を作業療法プロセスのなかで有効に活用

することを目的としている．OTIPM は，クライ
エント中心でトップダウンかつ作業を基盤とした
アプローチを強調するプロセスモデルである[11]．

ここでいうトップダウンとは，クライエントが
望む作業を明らかにしたあとに，その作業がうま
くできない原因や理由を考える方法である．また，
OTIPM の「作業を基盤」とすることは，作業がで
きることを作業療法の成果(目的)とするだけでは
なく，評価や介入，記録の焦点もその作業に当て
ることである．フィッシャーはこのモデルを真の
トップダウンアプローチとして説明している．

2 プロセス

OTIPM は，作業療法の全過程において，段階
的な作業中心の推論プロセスを用いるためのモデ
ルである[12]．このモデルには，評価と目標設定の
段階，介入段階，再評価段階という3段階(▶表
4)があり，再評価段階を経て，作業療法サービ
スを継続するか，終了するかを決定する．すべて
の段階において，作業療法士は治療的信頼関係を
築き，クライエントと協業して取り組むことを前
提としている．

また，OTIPM では，作業の複雑性をとらえる
ために作業のトランザクショナルモデル(Trans-
actional Model of Occupation)が近年開発され
た．このモデルの作業的要素は，作業遂行，作業
経験，参加が織り込まれたものとされ，作業的要
素から切り離せない状況的要素として，地理政治
的要素，社会文化的要素，時間的要素，クライエ
ント要素，課題的要素，環境的要素(物理的・社会
的)があるとされる．

作業療法士は，どのような作業的・状況的要素
の変化も他の要素の変化と相互に影響し合ってい
ることを意識すべきであり，その重要性をこのモ
デルは示している．

▶ 表4 OTIPM の各段階

段階		プロセス
評価と目標設定	初期情報の収集をする	クライエントの作業と状況的文脈との間の複雑な関係を理解する
	遂行分析を実施する	クライエントの作業遂行の質を観察する
		クライエントの作業遂行における視点を収集する
		クライエントの作業遂行の質を評定する
		作業遂行における観察された視点と報告された視点の一致度を判定する
	評価を完了させる	遂行分析の結果を統合する
		クライエントの作業に焦点を当てた目標を確定する
		クライエントの作業的挑戦の理由について推測する
介入	実践モデルを選択し，計画し，介入を実施する	・代償モデル ・教育と教示モデル ・作業技能練習のための習得モデル ・心身機能と他のクライエント要素を高めるための回復モデル
再評価	再評価を実施し，結果を確かめる	変化がおこったかどうかを判定する
		クライエントの目標は達成されたか，あるいは新しい目標が特定されたかを確かめる

〔Fisher AG, Marterella A：Powerful practice：A model for authentic occupational therapy. Center for Innovative OT Solutions, Fort Collins, 2019 をもとに作成〕

3 作業遂行の評価

　OTIPM では，作業遂行上の問題を特定するために COPM などを用いる．そこで明らかになった課題の遂行観察と遂行分析には，AMPS や社会交流技能評価（Evaluation of Social Interaction；ESI などを使用する．作業療法において焦点を当てる作業遂行の観察評価を実施することがこのモデルの大きな特徴である．

　AMPS は，課題に関係する ADL の遂行の質を自然な環境で測定する観察型の評価法である．AMPS は，難易度の異なる 125 課題（第8版）のなかから2つ以上の課題を選択し，それらの観察から運動技能 16 項目とプロセス技能 20 項目を評定する．その結果をソフトウェアに入力することで，客観的な能力値を算出することができる．

　ESI は，作業に焦点を当てた社会交流の質を測定する観察に基づく評価法である．ESI は，7種類（第4版）の課題のなかから異なる2場面以上の実際の交流を行い，それらの観察から社会交流技能 27 項目を評定する．

　ESI も AMPS と同様にソフトウェアを用いて能力値を算出することができる．これらの評価法を使用するためには，一定期間の講習会を受講し，評価データを提出して認定評価者になる必要がある．

4 介入方法

　介入段階では，代償，教育と教示，習得，回復モデルから1つ以上を選択し，実際の作業を用いた計画を実行する．物理療法やマッサージなどの準備活動，筋力増強（強化）運動などの反復練習（エクササイズ）は，クライエントの作業遂行文脈とは直接の関係がないため，作業療法士以外の専門職に委ねるか，模擬的ではなく自然な環境のなかで，クライエント自身にとって目的や意味のある日常生活課題の遂行に近づけることが求められる．

E 作業科学

1 概要

　作業科学は，1989年に作業科学の博士課程が南カリフォルニア大学(University of Southern California；USC)に初めて開設されたのと同時に社会科学の一分野として誕生した．ヤークサ(Yerxa)らによって提唱された作業科学は，作業的存在としての人間を研究する基礎科学であると定義された[13]．作業的存在とは，MOHOの作業適応を説明する用語としても用いられているが，その意味は「人が生産的でしかも自己に十分に価値があるという感覚を感じるような活動(仕事，遊び，余暇)の世界に十分に携わる人」[14]というものである．

　作業科学はその後，「治療場面も含むすべての状況において，人の作業の形(form)，機能(function)，意味(meaning)に焦点を当てる科学である」と再定義され，基礎科学の範囲を超えて，実践と結びつく知識を提供する応用科学としての側面もあると考えられている．

2 作業のとらえ方

　作業科学では，人の作業を形，機能，意味の観点からとらえる．「作業の形」とは，作業がどのように観察されるのか，作業はどのようなまとまりとして存在するのかということである[15]．言い換えれば，その作業を「いつ」「どこで」「誰が」「どのようにして」行うのか，その作業の始まりと終わりはどこなのかなどを考えることである．

　作業科学でいう「作業の機能」とは，作業をすることがどのように役に立つのかということである．つまり，作業を行うことによって，身体的，精神的，社会的にどのような効果がもたらされるのかを考えることである．

　また，「作業の意味」とは，作業を行う人にとっての意味，作業が行われる文化のなかでの意味，作業の結果が残す歴史的な意味などのことをいう．作業の価値や重要性は，その作業が行われる状況によって異なるものであり，作業の形や機能だけではなく，その意味をとらえようとするところに作業科学の本質があるといえる．

　健康に関連する作業の意味を考えるために，作業を行うこと(doing)によって，存在すること(being)，なること(becoming)，所属すること(belonging)が可能になるととらえることも重要である[16]．これは，作業をすることで，自分がどのような人なのか，今後どのような人になっていくのかが決まり，どのような集団に所属するのかも決まるということを示している．

3 作業的公正と不公正

　作業療法の焦点が作業にあることから，人が健康に影響を与える作業に参加するための機会や資源が十分にあるかを考えることは重要である．タウンゼント(Townsend)とウィルコック(Wilcock)は，すべての人が，自分とその社会にとって意味がある作業を行えるような状態を作業的公正と呼び，人々には以下の4つの作業的権利があることを示した[17]．

　①意味があり豊かな作業を経験すること
　②健康と社会の一員となるための作業への参加を通して成長すること
　③作業の選択を通して個人や住民が自己決定すること
　④作業への多様な参加のための公平な権利をもつこと

　これらの権利が阻害されている状態を作業的不公正と呼び，不公正の種類には，作業不均衡，作業剥奪，作業周縁化，作業疎外などがある(▶表5)[18]．作業科学では，作業的公正の実現が，作業療法にとっての理想的な社会であると考えられている．

▶ 表5 作業的不公正の種類

種類	概要
作業不均衡	行う作業に多寡がある，または特定の作業に偏る状態
作業剥奪	行うべき作業がない状態
作業周縁化	作業の選択が制限され，周辺的な作業しか行えない状態
作業疎外	自分が本来の大切な作業から遠ざけられているような状態

〔Durocher E, Gibson BE, Rappolt S：Occupational justice—A conceptual review. J Occup Sci 21：418-430, 2014 をもとに作成〕

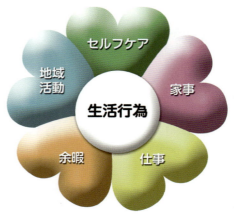

▶ 図3　MTDLPのシンボルマーク

4 実践への応用

　作業科学は，作業療法の焦点である作業を理解するためのメタ理論であり，本項で説明した他の大理論のように具体的な実践方法を示すものではない．しかし，作業科学の目的の1つに，作業と健康や幸福（well-being）との関係を明らかにすることがあるため，それらの研究成果は実践に応用できる．前項のOTIPMにおける作業のトランザクショナルモデルも作業科学の研究成果を活用したものである．トランザクションの概念は哲学者のデューイ（Dewey）によって提唱されたが，作業や人と環境の関係を理解するための視点として，作業科学において概念化されている[19]．

　また，作業科学の知見を生かした実践に大きな効果があることを示した研究として，Well elderly study[20]がある．これは，高齢者が満足して意味のある生活を送るための適応戦略に関する知見に基づいて作成したライフスタイル再構築プログラムを実施した結果，生活満足度や健康関連QOLなどが改善しただけではなく，他のグループより費用対効果が最も高いことを明らかにした研究である．このように作業科学は，医学的レンズではなく，作業療法学的レンズを通して人や社会をとらえる方法を示すことで，作業療法の専門性向上に影響を与えるものである．

F 生活行為向上マネジメント（MTDLP）

1 生活行為向上マネジメント（MTDLP）とは

　生活行為向上マネジメント（MTDLP）は，日本作業療法士協会により研究事業を通して開発された．MTDLPは，作業療法実践のためのプロセスを示しており，わが国のすべての作業療法士が使用できるものを目指している．

　生活行為とは，いわゆる「作業」を示すが，一般市民や他職種にも伝わりやすいよう「生活行為」という言葉を用いており，作業療法の認知度向上のねらいも有している（▶図3）．

2 MTDLPの背景

　作業療法士数が増加してきたわが国において，日本作業療法士協会では，作業療法士の技術を一定にする（標準化）ことを模索していた．そして，これまでの介入事例を分析し，活動と参加に焦点を当てた作業療法の実践に関するワークシートを作成した．これがMTDLPのもととなった．

同時期に高齢者数の増加に伴い，地域包括ケアが推進される状況から，わが国では効果的な医療・福祉の実践が求められており，日本作業療法士協会は，2008年より老人保健事業推進費等補助金「高齢者の持てる能力を引き出す地域包括支援のあり方研究事業」に取り組んだ．本事業では，介護保険領域における自立支援として MTDLP を用いた作業療法が有用であることを明らかにし，さらに，MTDLP を通して「国民にわかる作業療法の在り方」を示すことも試みた．

これらのことから，MTDLP は，作業療法士の質の標準化，作業療法の効果の証明，そして作業療法の名を世に広めることを背景として開発されたといえる．

3 MTDLP の理論的位置づけ

MTDLP は作業療法士の臨床実践の過程を示しているものであるため，分類上は理論ではなくプロセスモデルとあるといえる．プロセスモデルとは，その手順（プロセス）を踏めば作業療法の実践が可能となることを示すモデルである．また，MTDLP のプロセスは，インテーク面接から開始しており，これは対象者の希望を聴取することから始まることを表している．このことをトップダウンアプローチと呼び，このアプローチは多くの作業療法理論で推奨されている．

MOHO や CMOP-E などがある．これらの作業療法理論は，人–環境–作業の要素から作業療法を論理的かつシステマティックにとらえる作業療法士の視点や考え方を詳細に示している．MTDLP は，プロセスモデルであり，このような細かい視点はないが，特定の理論を有しないため他の理論と併用しやすいとされている．

また，アセスメントツールに国際生活機能分類（ICF）を用いていることも特徴であり，対象者の能力を効果的に分析するだけでなく，共通言語として他職種の理解を容易にするものとなっている．

4 生活行為向上マネジメントの実際

MTDLP は 7 段階のプロセスを踏む．そのプロセスは，①インテーク，②アセスメント（評価），③解決すべき課題の抽出と設定，④プランニング，⑤実行，⑥モニタリング，⑦計画修正・生活行為の引き継ぎとなっている．これらのプロセスを円滑に進めるために，MTDLP では，独自のシートの利用を勧めており，それらは日本作業療法士協会の Web ページからダウンロード可能である（▶図4）．

MTDLP では，はじめに対象者や家族からの面接などから大切な作業を聴き取る（①）．それらを ICF の分類に基づいて評価（②）し，さらに問題を特定して優先順位をつける（③）．そして，その結果をもとに適切な介入計画を立案し（④），対象者の合意のもとで介入を行う（⑤）．その後，定期的にチェックをして（⑥），状況により修正あるいは達成による終了と他機関への引き継ぎを行う（⑦）．⑦で必要であれば，またアセスメントへと戻る．

このプロセスは計画（Plan），実行（Do），評価（Check），改善（Action）の PDCA サイクルを参考にしている．この MTDLP は，日本作業療法士協会の教育制度や養成校教育など，さまざまなシステムに組み込まれている．

5 まとめ

MTDLP は日本作業療法士協会が発表した公式の作業療法実践のためのツールである．これは作業を大切にするトップダウンアプローチであり，諸外国の理論と同様にクライエント中心の実践の大切さを示している．

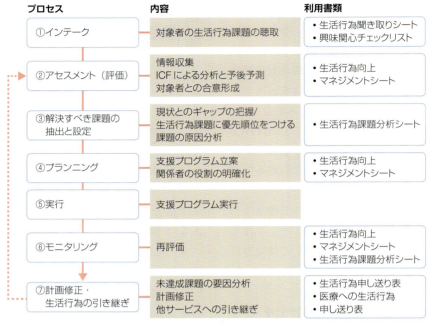

▶図4　MTDLPのプロセス

G 作業療法理論をとりまく状況

1 理論の必要性と役割

　作業療法士は，作業を取り扱う専門職であることから，作業を評価し，支援して，記録するために必要な理論を学んで活用することが求められる．ヤークスら[21]は，「作業療法学科の卒業生は，概念間の種々の法則や相互関係に詳しく，自立して批判的にものを考え，しっかりした知識をもって行動し，自分がしていることについて理論的に説明できなければならない」と述べている．作業療法理論は，作業療法士に求められる行動や説明をするために必要不可欠なものである．作業療法理論には以下のような役割があると考えられている[22]．

①理論は実践に妥当性を与え，その手引きとなる

②理論は診療報酬を正当化する
③理論は専門化の問題を明確にする
④理論は集団の成長とその構成員の専門職意識を高める
⑤理論は有能な実践家を育てる

　MOHO，CMOP，OTIPMなどの作業療法理論は，信頼性と妥当性が確認された評価法を用いて作業療法目標を設定し，クライエントの作業を改善するための体系的な方法論を示している．また，これらの理論に基づいた実践は，海外で実施された多くの介入研究によってその効果が確認されており，わが国でも脳卒中患者を対象としたMOHOに基づく実践の有用性が明らかになってきている[23]．作業療法理論を用いることは，作業療法実践の妥当性を高め，サービスを提供することによって得られる報酬の正当性を示すことができる．

　理論は専門化の問題を明確にするとあるが，これは身体障害や精神障害，子どもや高齢者など，各領域に専門化している作業療法士の共通点はど

▶ 表6　作業療法の領域

作業	文脈	遂行パターン	遂行技能	クライエント要因
ADL	環境要因	習慣（habits）	運動技能	価値・信念・スピリチュアリティ
IADL	人的要因	日課（routines）	プロセス技能	
健康管理		役割（roles）	社会交流技能	心身機能
休息と睡眠		慣例（rituals）		身体構造
教育				
仕事				
遊び				
余暇				
社会参加				

作業療法領域のすべての側面は，結びつくこと，参加，健康を支援するために取り扱う．
この表は階層構造を意味するものではない．
〔American Occupational Therapy Association：Occupational Therapy Practice Framework—Domain and Process（4th ed）．Am J Occup Ther 74：7412410010p1-7412410010p87, 2020 をもとに作成〕

こにあるのかという問題である．この問題への対処と専門職意識の向上は密接に関連する．なぜなら，クライエントの作業を支援するのが作業療法士であるという職業的アイデンティティの確立がどちらも必要になるからである．作業療法理論は職業的アイデンティティの構築に役立つものである．

2 理論とガイドラインの関係

多くの作業療法理論は，ライリー（Reilly）の「人は精神と意志によって活力を与えられる両手の使用を通して，自らの健康状態に影響を及ぼすことができる」という有名な仮説[24]に基づいた作業行動理論の影響を受けている．MOHO はライリーの教育を受けたキールホフナーが作業行動理論を発展させて開発したものであるし，作業科学はライリーが所属していた南カリフォルニア大学から誕生したものである．作業療法理論には人が作業的存在であるという信念や価値のもとに開発されているという共通点があるといえる．

同様の信念や価値をもつカナダ作業療法士協会のガイドラインの一部として CMOP や CMOP-E があるが，米国作業療法協会も作業療法実践枠組み（Occupational Therapy Practice Framework：Domain and Process：OTPF）を開発し，2020 年には第 4 版が発表された[25]．OTPF では，作業療法実践の領域（▶ 表6）とプロセスの特徴が示されている．

わが国でも，日本作業療法士協会が「人は作業をすることで元気になれる」というライリーの理念に基づき，生活行為向上マネジメント（MTDLP）を 2008 年に開発した．前項で示した通り MTDLP は，作業療法士の包括的な思考過程をわかりやすく表したもので，本人のしたい生活行為に支援計画の焦点が当たるように設計されている．そのために，COPM を応用した生活行為聞き取りシートなどが用いられている．

3 理論の活用に向けて

海外で開発された作業療法理論は，文化の違いや翻訳の問題などによって使用する難しさがある．また，類似した用語であっても，理論によって解釈が異なるなどの問題によって混乱をきたすこともある．そこで，従来の理論を日本の文化や環境で使いやすくするための研究を行い，その効果を検証することが望まれる．ただし，単一の作業療法理論による実践には限界があることから，作業療法士は各理論の特徴を理解し，適切な理論

を柔軟に選択できる能力を身につける必要がある．

●引用文献

E　作業科学

1) 宮前珠子：作業療法の学問的位置づけと21世紀の展望．広島大学保健ジャーナル1：11-15，2001
2) Reed KL：Theory and frame of reference. Neistadt ME, Crepeau EB(eds)：Willard and Spackman's Occupational Therapy. 9th ed, pp521-524, Lippincott Williams & Wilkins, Philadelphia, 1998
3) 鈴木渉，籔脇健司：作業療法で用いられる理論や実践手法に関する教育とそれらの実践経験が卒後の職業的アイデンティティに及ぼす影響．作業療法42：604-613，2023
4) Kielhofner G, Burke JP：A Model of Human Occupation, Part 1. Conceptual framework and content. Am J Occup Ther 34：572-581, 1980
5) Kielhofner G(著)，石井良和(訳)：人間作業モデル．山田孝(監訳)：作業療法実践の理論．第4版，pp165-189，医学書院，2014
6) Kielhofner G(著)，小林隆司(訳)：行為の諸次元．Kielhofner G(編)，山田孝(監訳)：人間作業モデル—理論と応用．第4版，pp112-121，協同医書出版社，2012
7) De las Heras CG, Parkinson S, Pépin G, et al(著)，村田和香(訳)：介入の過程—作業的変化を可能にする．Taylor RR(編)，山田孝(監訳)：キールホフナーの人間作業モデル—理論と応用．第5版，pp.243-268，協同医書出版社，2019
8) Polatajko HJ, Davis J, Stewart D, et al(著)，吉川ひろみ(訳)：関心領域の特定—核としての作業．Townsend EA, Polatajko HJ(編)，吉川ひろみ，吉野英子(監訳)：続・作業療法の視点—作業を通しての健康と公正，pp34-60，大学教育出版，2011
9) Law M, Polatajko H, Baptiste S, et al(著)，石橋陽子，山﨑せつ子，宮前珠子(訳)：作業療法の中心概念．Canadian Association of Occupational Therapists(編)，吉川ひろみ(監訳)：作業療法の視点—作業ができるということ，pp34-66，大学教育出版，2000
10) Craik J, Davis J, Polatajko HJ, et al(著)，古山千佳子(訳)：カナダ実践プロセス枠組み(CPPF)の紹介—脈絡の展開．Townsend EA, Polatajko HJ(編)，吉川ひろみ，吉野英子(監訳)：続・作業療法の視点—作業を通しての健康と公正，pp287-306，大学教育出版，2011
11) Fisher AG：Occupational Therapy Intervention Process Model；A model for planning and implementing top-down, client-centered, and occupation-based interventions. Three Star Press, Fort Collins, 2009
12) Fisher AG, Marterella A：Powerful practice：A model for authentic occupational therapy. Center for Innovative OT Solutions, Fort Collins, 2019
13) Yerxa EJ：Occupational Science—A source of power for participants in occupational therapy. J Occup Sci Aust 1：3-10, 1993
14) Clark F, Ennevor BL, Richardson PL(著)，村井真由美(訳)：作業的ストーリーテリングと作業的ストーリーメーキングのためのテクニックのグラウンデッドセオリー．Zemke R, Clark F(編)，佐藤剛(監訳)：作業科学—作業的存在としての人間の研究，pp407-430，三輪書店，1999
15) 吉川ひろみ：作業の広がりと深さ．「作業」って何だろう—作業科学入門，pp1-17，医歯薬出版，2008
16) Wilcock AA, Hocking C：Defining occupation in relation to health. An Occupational Perspective of Health, 3rd ed, pp116-145, Slack Inc., Thorofare, 2015
17) Townsend EA, Wilcock AA：Occupational justice. Christiansen CH, Townsend EA (eds)：Introduction to Occupation—The art and science of living, pp243-273, Pearson Education, Upper Saddle River, 2004
18) Durocher E, Gibson BE, Rappolt S：Occupational justice—A conceptual review. J Occup Sci 21：418-430, 2014
19) Dickie V, Cutchin MP, Humphry R：Occupation as transactional experience—A critique of individualism in occupational science. J Occup Sci 13：83-93, 2006
20) Clark F, Azen SP, Zemke R, et al：Occupational therapy for independent-living older adults—A randomized controlled trial. JAMA 278：1321-1326, 1997

G　作業療法理論をとりまく状況

21) Yerxa EJ, Sharrott G：Liberal arts—The foundation for occupational therapy education. Am J Occup Ther 40：153-159, 1986
22) Miller RJ(著)，岩﨑テル子(訳)：理論とは？　その成り立ちと役割．Miller RJ, Sieg KW, Ludwig FM, et al(著)，岩﨑テル子(監訳)：作業療法実践のための6つの理論—理論の形成と発展．pp1-19，協同医書出版社，1995
23) Shinohara K, Yamada T, Kobayashi N, et al：The Model of Human Occupation-based intervention for patients with stroke—A randomised trial. HKJOT 22：60-69, 2012
24) Reilly M：Occupational therapy can be one of the great ideas of 20th century medicine. Am J Occup Ther 16：1-9, 1962〔山田孝(訳)：作業療法は20世紀医療の偉大な観念の一つになり得る．作業行動研究3：53-67，1996〕
25) American Occupational Therapy Association：Occupa-

tional Therapy Practice Framework—Domain and Process（4th ed）. Am J Occup Ther 74：7412410010p1-7412410010p87, 2020

●参考文献

E 作業科学

26）山田孝（編著）：事例でわかる人間作業モデル. 協同医書出版社, 2015
27）Law M（編著）, 宮前珠子, 長谷龍太郎（監訳）：クライエント中心の作業療法—カナダ作業療法の展開. 協同医書出版社, 2000

28）吉川ひろみ：作業療法がわかる COPM・AMPS スターティングガイド. 医学書院, 2008
29）吉川ひろみ（編著）：作業療法の話をしよう—作業の力に気づくための歴史・理論・実践. 医学書院, 2019
30）籔脇健司（編）：高齢者のその人らしさを捉える作業療法—大切な作業の実現. 文光堂, 2015

F 生活行為向上マネジメント

31）一般社団法人日本作業療法士協会（編）：事例で学ぶ生活行為向上マネジメント. 第2版, 医歯薬出版, 2021

3 作業の分析

A 作業を分析する手続き

1 作業の測定

作業療法の目標を設定するためには，対象者や介護者の希望や生活環境に関する情報を収集したうえで対象者や介護者と**協働**🔑して標的行動を定め，それを測定する必要がある．標的行動の測定方法には，潜時，所要時間，行動頻度，行動要素数，行動比率の測定などがある（▶表1）．これらの測定方法を，対象者1人ひとりの日常生活における個別的な問題に応じて使い分けていくことによって，行動に関する問題点や経過を細かく把握することが可能になる．

a 潜時

潜時とは，行動開始の合図から行動を開始するまでの時間をいう．たとえば，歩行練習では，開始の合図から脚を振り出すまでの時間などがこれに相当する．また，食事練習では，開始の合図か

🔑 **Keyword**

協働 cooperation. 複数の主体が同一の目標に向かって協力して活動すること．協働するための条件として，目標の共有化（各主体が共有できる目標の設定），主体間の対等性（各主体が相互に自主的・自律的であること），補完性の確保（目標達成のために各主体の能力・資源を相互に補完すること），責任の共有（各主体が成果に対して責任を有すること），求同存異の原則（各主体の相違を相互に尊重すること）が必要であるとされている．

▶ 表1　標的行動の測定の種類

種類	内容
潜時	行動開始の合図から行動を開始するまでの時間
所要時間	行動の開始から終了までに要する時間
行動頻度	時間あたりの行動の生起回数
行動要素数	遂行可能な行動要素の数
行動比率	行動の生起機会に対する行動の生起頻度の割合

らスプーンに手をのばし始めるまでの時間などがこれに相当する．潜時を測定することによって，行動開始の障害を明確に評価することが可能になる．ただし，潜時の測定は，行動の開始を明確に定義できる行動にしか適用できない．そのため，行動練習に先立って，行動の開始をどのように定義するのかを決めておく必要がある．

b 所要時間

所要時間とは，行動の開始から終了までに要する時間をいう．たとえば，着衣練習では，衣服を把持してからボタンをとめ終わるまでの時間，歩行練習では，10 m歩くのに要する時間などがこれに相当する．所要時間を測定することによって，行動の遅延を明確に評価することが可能になる．ただし，所要時間の測定は，行動の開始と終了を明確に定義できる行動にしか適用できない．そのため，行動練習に先立って，行動の開始と終了をどのように定義するのかを決めておく必要がある．

c 行動頻度

行動頻度とは，時間あたりの行動の生起回数をいう．たとえば，1分間でとめられたボタンの数

や 30 秒間で発音できた単語の数などがこれに相当する. 自発的な行動を促すことが作業療法の目標になっている場合, 行動頻度は有用な指標となる. ただし, 頻度の測定では, 行動の生起回数を数えなければならないため, 数えることが可能な行動のみにしか適用できない. たとえば, まばたきのように著しく高頻度の行動, くしゃみのように著しく低頻度の行動, 睡眠のように持続性の行動は数えることが困難なため, 特殊な機器を使用しない限りは測定の対象とはならない.

d 行動要素数

1 つの大きな行動を一連の細かい行動要素に分割し, 分割した行動要素のいくつを自力で遂行できたのかをカウントすることによって, 行動要素数を測定することができる. たとえば, ベッドからの起き上がり, ベッドから車椅子への移乗, 排泄に関する行動を, それぞれ複数の行動要素に分割して遂行可能な行動要素数をカウントする方法などがこれに相当する(▶表2). この方法によって, 対象者の行動要素のどこに問題があるのかを的確に評価して, 具体的な作業療法計画を立案することが可能になる(➡ 213-215 ページ).

e 行動比率

行動比率とは, 行動の生起機会に対する行動生起数の割合をいう. たとえば, 10 回の要求行動のうち, 身振り, 音声, 発話で要求を行った回数をそれぞれ数えて要求行動の総数(10 回)で除す方法などがこれに相当する. 行動比率を測定することによって, 対象者の自発的行動の種類を明確に把握することができるようになる. また, 複数の条件における行動比率を比較することによって, 対象者の自発的行動を高めるためにどのような条件が適しているのかを判断することが可能になる.

▶ **表2 行動要素の例**

行動	行動要素
ベッドからの起き上がり	1. 両足をベッドからおろす 2. 背臥位から側臥位になる 3. 肘をベッドにつく 4. 体幹を起こす 5. 座位になる
ベッドから車椅子への移乗	1. 殿部を前方に移動する 2. 体幹を前傾する 3. 立ち上がる 4. 殿部の向きを変える 5. 車椅子に座る
車椅子を用いたトイレ	1. 車椅子から立ち上がる 2. 方向転換する 3. 下衣を下げる 4. 便器に座る 5. 紙を切る 6. 清拭をする 7. 立ち上がる 8. 下衣を上げる 9. 方向転換をする 10. 車椅子に座る

2 先行刺激の整備

a 行動と機能障害の関係

さまざまな疾患を有する対象者の行動が, 運動機能障害や認知機能障害によって制限される. 行動と機能障害は閾値🔑を伴う非線形🔑の関係にあり, 行動に強く影響を及ぼす機能レベルと, 行動にはあまり影響を及ぼさない機能レベルがあることが知られている. たとえば, 図1の対象者 A のように下肢筋力が破線の閾値を下回っている場合, 下肢筋力のわずかな増減によって歩行スピードが変化する. 一方, 図1の対象者 B のように下肢筋力が破線の閾値を上回っている場合, 下肢

🔑 **Keyword**

閾値 threshold. 物事を区別する水準. この場合, 行動に強く影響を及ぼす機能レベルと, 行動にあまり影響を及ぼさない機能レベルを区別する水準を指す.

非線形 non-linearity. 説明変数と目的変数の関係性が直線ではないこと. この場合, 行動と機能障害の関係性が直線ではないことを示す.

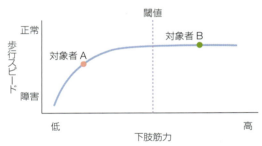

▶図1　行動と機能の関連

▶表3　先行刺激の整備例

	内容
長期的見通し	・一般的な練習効果の提示 ・長期的な目標値・練習期間の提示 ・日常生活に必要な機能レベルの提示
短期的見通し	・短期的な目標値の提示 ・効果的な練習回数・持続時間の提示 ・練習の回数・時間の提示 ・練習の中止基準の提示
プロンプト	・言語プロンプト ・身体的ガイダンス ・視覚的プロンプト

筋力の増減はあまり歩行スピードに影響を与えない．

　認知症を有した対象者では，膝伸展トルク体重比が0.6 Nm/kgを下回ると70％の対象者が歩行に介助を要し，0.8 Nm/kgを下回ると77％の対象者が下衣更衣，71％の対象者がトイレの行動に介助を要し，1.2 Nm/kgを下回ると71％の対象者が移乗に介助を要することが示唆されている[1]．

　機能レベルが行動に必要な閾値を下回っている対象者の場合，行動障害の背景に機能障害の問題があることが多く，筋力トレーニングなどの**機能訓練**🔑による機能の改善が必要になる．ただし，機能障害に対するトレーニングでは，筋肉痛，関節痛，息切れ，疲労感などの嫌悪刺激を生じる可能性がある一方で，期待される機能の改善などの効果はすぐには生じない（➡ 223ページ）．

b 目標値の提示

　このような嫌悪刺激が生じやすいトレーニング場面において対象者の動機づけを高めるためには，練習に関する短期的および長期的な目標値を示して見通しをもちやすくする必要がある．また，目標を明確に提示することは，目標に対してどのくらい近づいているのかという行動の改善状況を具体的かつ明確に対象者に示すことにつながる．目標を対象者に提示する際，目標があまりにも高いと先行刺激による制御機能が低くなるため，達成可能な目標を段階的に設定する必要がある（➡ 216ページ）．

　たとえば，筋力維持に必要な歩行量が1日4,000歩だったとしても，**離床**🔑がやっと始まった対象者に対しては目標が高すぎる．この場合，座位時間の延長などの達成可能な目標を段階的に設定し，立ち上がりや歩行の練習を経てから徐々に4,000歩へ近づけていくことが必要である．表3に先行刺激の整備例を示す．

c 認知機能障害の影響

　一方，図1の対象者Bのように，機能レベルが行動に必要な閾値を上回っている場合には，行動に介助を必要としている背景に行動スキルの問題があることが多く，行動練習が重要になる．しかし，**脳血管障害**🔑患者，**パーキンソン病**🔑患者，高齢者などの運動機能障害を有した多くの対

> 🔑 **Keyword**
>
> **機能訓練**　functional training．全体を構成している各要素の機能に焦点を当てた訓練．運動に関連する機能訓練に，レジスタンストレーニング，バランストレーニング，ストレッチング，有酸素運動トレーニングなどがある．認知に関連する機能訓練に，注意訓練，記憶訓練，視覚的探索訓練，言語訓練などがある．
>
> **離床**　getting out of bed．臥床状態から離脱して生活範囲を拡大する過程．臥床期間が延長することに伴って不活動に起因する筋の萎縮（廃用性筋萎縮），関節周囲にある軟部組織の柔軟性の低下（関節拘縮），血流うっ滞などによる静脈血栓の形成（深部静脈血栓症），圧迫による皮下組織の壊死（褥瘡）などの合併症が生じる可能性が高まるとされている．

象者が認知機能障害を有しており，新たな行動を学習することが難しい状態にある．

たとえば，脳梗塞を発症した対象者の約57％に**失語症**🔑を認め，55％に**失認症**🔑または**失行症**🔑，38％に**記憶障害**🔑，44％に**注意障害**🔑・**遂行機能障害**🔑を認めるとされている．また，パーキンソン病患者の60％に記銘力低下，40％に**精神緩慢**🔑と**認知症**🔑，30％に**失念**🔑と集中力の低下を認めるとされている[2]．加えて，加齢に伴って認知機能が低下するが，高齢者においては認知機能低下のばらつきが個人間で大きいことが指摘されている．

d プロンプトの提示

認知機能障害を有した対象者が新しい行動連鎖を学習する場合，どのような行動連鎖を，どのように学習すればよいのかがわからない状況におかれる．学習によって解決できない課題を経験した

🔑 Keyword

脳血管障害 cerebrovascular disease．虚血または出血によって脳の組織が障害された状態のこと．虚血とは，血管の狭窄や閉塞によって組織に対する血液の供給が不足した状態をいう．また，出血とは動脈硬化などによってもろくなった血管壁が破綻して血液が血管の外に流れ出た状態をいう．動脈硬化とは，動脈の内壁が肥厚して柔軟性が低下した状態をいう．

パーキンソン病 Parkinson's disease．中脳黒質の変性に伴って線条体のドパミン量が減少することにより，安静時振戦，固縮，無動，姿勢反射障害などの運動症状をおこす疾患．安静時振戦は，安静時に生じる律動的な上肢や手指などの振動運動をいう．固縮は屈筋と伸筋の緊張が絶えず亢進している状態をいい，検査者が他動的に関節を動かすと屈伸の両方向に抵抗を感じる．無動は自発運動が減少あるいは緩慢になる状態をいう．

失語症 aphasia．いったん獲得された言語の表出や理解が脳損傷によって障害された状態．聞く・話す・読む・書くのすべての能力が障害される．優位半球（右利き手の人の大部分は左半球が優位半球，左利き手の人の30～40％は右半球が優位半球）の損傷によって生じうる．構音障害あるいは聴覚障害によっても言語に障害をきたすが，これらの障害は，話すあるいは聴く能力に障害が限定される点で失語とは異なる．

失認症 agnosia．物を見てもそれが何かわからないが，その物に触れる，または，その物の出す音を聞けばただちにそれが何であるかわかる状態．物体失認（物を見てもそれが何かわからない），相貌失認（人の顔を見ても誰かわからない），街並失認（熟知しているはずの場所がわからない）などがある．

失行症 apraxia．運動麻痺や感覚障害などがないにもかかわらず，習熟していた動作ができなくなる状態．観念運動失行や観念失行などがある．観念運動失行とは，ジャンケン，バイバイ，手招きなどのような社会的慣習性の高い身振り手振りの運動を，言語命令または視覚性模倣命令によって行うことができない状態をいう．観念失行とは，運動麻痺や感覚障害などに起因する動作障害によるものでない，道具使用の障害をいう．

記憶障害 memory deficits．過去の体験や情報などを脳内に保存し，必要に応じてそれを再生する「記銘‐保持‐想起」の過程が障害された状態．記憶の保持時間に焦点を当てた場合，即時記憶，近時記憶，遠隔記憶に分類される．記憶される情報のタイプに焦点を当てた場合，手続き記憶と陳述記憶に分類される．手続き記憶は，行動の技術や習慣などのような非言語的な記憶をいい，陳述記憶は，視覚的・聴覚的なイメージなどのような言語的な記憶をいう．

注意障害 attention deficits．明瞭に意識を焦点づける過程の障害．注意は周囲の環境にある多くの刺激に一度に意識を向けたり（容量性注意），環境にある多くの刺激のなかから特定の刺激にだけ意識を向けたり（選択性注意），特定の刺激に意識を向け続けたりする（持続性注意）側面を有している．頭頂葉，側頭葉，後頭葉，大脳基底核，視床，脳幹網様体などの脳の広範囲な部位が注意に関与していると考えられている．

遂行機能障害 executive function disorder．①将来の目標を定め，②目標を達成するための計画を立案し，③計画に従って行動を実行し，④行動の結果を評価し，⑤評価に基づいて計画をより適切なものに修正するという一連の機能の障害．遂行機能には，注意・記憶・言語・感情・意欲・運動などのさまざまな機能を環境の変化に応じて総合的に制御する働きが必要になる．

精神緩慢 bradyphrenia．認知過程の情報処理速度が低下した状態．パーキンソン病，進行性核上性麻痺，大脳皮質基底核変性症，ハンチントン病などの皮質下の機能障害をきたす疾患で認められ，遂行機能障害や記憶障害などの認知機能障害を基盤として生じる．

認知症 dementia．一度正常に達した認知機能が後天的な脳の障害によって持続的に低下し，日常生活や社会生活に支障をきたすようになった状態．かつて，認知症は進行性で非可逆性の経過を示すとされていたが，現在では多くの疾患に起因する症候群ととらえられ，不変や改善の経過を示すものも認知症に含まれている．認知症の症状の中核を成すのは，記憶障害，失語症，失行症，失認症などの認知機能障害である．

失念 escape from memory．脳内に保存された過去の体験や情報などを再生する過程が障害された状態．「記銘‐保持‐想起」の一連の記憶過程のなかでも想起の障害のみに焦点を当てる場合に使用される．パーキンソン病などの疾患で認められる．

対象者では，その後に解決可能な別の課題を提示されても，学習が困難になることが知られている．そのため，新しい行動連鎖の学習を促進させるためには，対象者の能力に合わせたプロンプトを十分に提示し，練習中の試行錯誤や失敗経験の少ない状態を維持しながら行動練習を実施する必要がある（➡213ページ）．

たとえば，「ここに左足を出してください」という声かけなどの言語プロンプト，対象者の身体に手を添えて誘導する身体的ガイダンス，作業療法士が手本を見せて対象者にそれを模倣するように促すモデリング，文字・絵・図・写真・サインを用いた指示などの視覚的プロンプトをできるだけ多く提示することが有効である（➡215ページ）．

また，それらのプロンプトを提示する際には，プロンプトの多い条件から対象者の行動の習得に応じて徐々にプロンプトの量を減少させていくフェイディング法や，開始の合図から一定時間待って適切な行動が出現しないときにプロンプトを提示する時間遅延法を用いることによって，対象者が失敗する確率を低い状態に維持しながら行動練習を行うことができる（➡216ページ）．このような練習中の試行錯誤や失敗が少ない状態を維持しながら行動を学習する過程を無誤学習という．

3 後続刺激の整備

a 強化刺激の種類

行動に介助を要する原因は，機能レベルが行動に必要な閾値を下回っている場合と，機能レベルが行動に必要な閾値を上回っているがスキルがない場合の大きく2つがある．前者では，レジスタンストレーニングなどの機能障害に対するトレーニングが重要になり，後者では日常生活に関する行動練習が重要になる．

しかし，対象者が機能訓練に積極的でないことも臨床では少なくない．機能訓練が定着しない原因は，トレーニング中の強化刺激の少なさにある．そのため，機能障害に対するトレーニングを

▶ **表4 強化刺激の整備例**

• 注目，称賛	• 行動の自立
• 物理療法，マッサージ	• 行動における労力の減少
• 約束した強化刺激の提示	• 行動中の疼痛の減少
• 行動改善の記録提示	

導入する際には，見通しをもたせる先行刺激を提示するとともに，トレーニング中およびトレーニング後に強化刺激が得られるように配慮することが必要である．後続刺激の整備例を**表4**に示す．

まず，前項で解説したように（➡49ページ）先行刺激を十分に整備することが大切である．ただし，先行刺激を十分に整備してトレーニングを行ったとしても，期待される筋力の増加や関節可動域の拡大などの効果は即時的には得られない．そのためトレーニング当初には，作業療法士が意図的に強化刺激を準備する必要がある．

たとえば，称賛や注目，うなずきなどの後続刺激が有効である．特に，これらの後続刺激は即時的に提示することができ，コストがかからない点で有用なものである．重度の認知症や失語症を合併した対象者でも，称賛や注目といった後続刺激が標的行動を増加させる強化刺激になりうることが知られている（➡216ページ）．

また，自分が現在どの程度の機能レベルであるのかという情報を対象者に提示することがトレーニングに対する動機づけを高めるために有効となる．たとえば，レジスタンストレーニングの場合，実施したトレーニング量や筋力の推移，筋力増強による行動スキルの変化をフィードバックすることなどがそれにあたる．機能訓練の継続によって体調改善などが自覚されるようになった場合は，それ自体が強化刺激として働き始める．

b 強化刺激の提示

一方，機能レベルが行動に必要な閾値を上回っている場合には，日常生活に関する行動練習が重要になる．しかし，作業療法における多くの対象者が認知機能障害を有しており，新たな行動を学

習することが難しい状態にある．そのような対象者が新しい行動連鎖を円滑に学習するためには，先行刺激を整備した環境で行動練習を実施し，適応的な行動が出現した際には即座に，称賛や笑顔といった後続刺激を提示することが重要である．

また，ホットパックやマッサージといった心地よい刺激を練習後に提示することによってそれが強化刺激となる可能性もある．遅延した強化刺激として，たとえば「10 m 歩けるようになったら散歩に行きましょう」というようなポジティブルールを練習前に提示し，目標を達成した場合に約束した強化刺激を提示することや，練習の進行度に関する記録や行動の改善状況をグラフにして示すことが効果的である（➡ 219 ページ）．

また，日常生活における行動が自立に達したり，行動に伴う労力や疼痛が減少したりといった効果が得られてきた段階ではそれ自体が強化刺激としての機能を果たすこともありうる．

ⓒ 強化スケジュール

行動練習の際に，作業療法士によって付加された連続的な強化によって対象者の行動レベルが向上すると，付加的な後続刺激の頻度を徐々に減少させても（間欠強化スケジュール）行動自体に内在する刺激が行動を制御し，学習した行動が日常生活のなかで維持されることが示唆されている（➡ 222 ページ）．

たとえば，寝たきりの対象者が座位保持練習を行う場面を想像してみよう．寝たきりの対象者が臥床しているときには視野が著しく制限されており，一日の多くの時間を天井や壁を見て過ごすことになる．この場合，食事の内容を目で見て確認したり，他者と会話をしたり，テレビを見たり，読書をしたりなどの座位を保持することによって得られるさまざまな刺激に触れる機会が非常に少ない．

つまり，他者との会話やテレビの視聴などの後続刺激は，寝たきりの状態では座位保持の自立度を高めるための強化刺激としてあまり機能しな

い．そのため，特に行動練習の初期には，作業療法士によって計画的に提示される称賛や注目などの後続刺激が重要になる．行動練習によって座位を保持できる時間が延長してくると，座位を保持することに伴って他者との会話やテレビの視聴などのさまざまな後続刺激に触れる機会が多くなり，これらの刺激によって行動が制御されて日常生活のなかで座位を保持するようになっていく．

ただし，認知機能障害を有している対象者の場合，他者による付加的な刺激から行動自体に内在する刺激への移行が円滑に進まない可能性も指摘されている．このような場合，①作業療法士による集中的な行動練習を実施したあとに，介護者による介助のなかに行動練習の要素を取り入れる，②学習の進行に応じて徐々に練習の要素を減少させていく，③行動習得後にも間欠的に作業療法士による集中的な行動練習を実施する，などの段階的な支援が必要である（➡ 223 ページ）．

ⓓ セルフマネジメント

作業療法における練習の多くは，対象者が高い動機づけを長期間にわたり維持して練習に取り組むことによって初めて効果を得ることができる．そのため，対象者が"自分自身"で練習の見通しや目標をもちながら，"自分自身"で行動を制御し，その結果"自分自身"で練習効果を確認するセルフマネジメント行動を学習する必要がある．セルフマネジメント行動を獲得する場合には，作業療法士が主導するところから始めて，徐々に対象者自身にマネジメントの主体を移していくことが大切である．

まず，どのような行動をセルフマネジメントの標的にするのかを対象者とともに決定する．次に，作業療法士が標的行動の記録方法を対象者に綿密に指導する．さらに次のステップとして，作業療法士の援助を減らし，対象者自身がスケジュールの設定（自己教示）と，成果に対するフィードバックのしかたを決める（自己強化）よう指導する．このように，対象者自身で目標を決

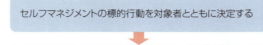
▶図2　セルフマネジメント行動

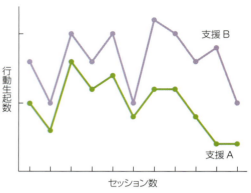
▶図4　操作交代デザイン

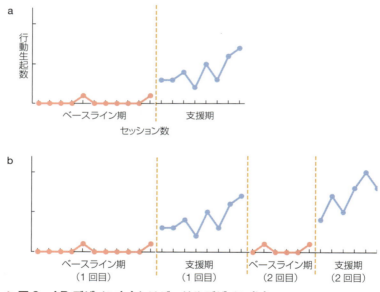
▶図3　ABデザイン(a)とリバーサルデザイン(b)

め，遂行し，記録をつけ（自己記録），評価を行い（自己評価），セルフマネジメントを定着させていく（▶図2）．

4 作業療法の効果判定

a 検証のデザイン

行動練習を実施する際に，支援の条件を統制して測定結果の推移を観察することによって支援の効果を検証できるようになる．支援条件を統制する方法には，ABデザイン（▶図3a），リバーサルデザイン（▶図3b），操作交代デザイン（▶図4），多層ベースラインデザイン（▶図5）などがある．ABデザインとリバーサルデザインは，ベースライン期と支援期を反復するデザインである．

ABデザインを用いた場合，ベースライン期と

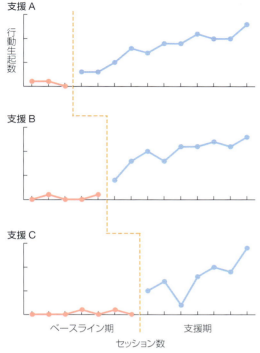
▶図5　多層ベースラインデザイン

証できるという利点がある(▶図5).

b データの解析

測定されたデータの傾向をみる方法に中央分割法などがある．中央分割法では，同一条件で測定を行った各期間を前半と後半に2分割してそれぞれのデータの中央値を算出して傾向線を求め，各期間におけるデータの傾向を分析する．

各期間におけるデータの相違を統計学的に解析する際には**二項検定**🔑を使用することができる．これは，支援期のデータがベースライン期の傾向線を延長した線の上方あるいは下方にどの程度の確率で存在するかを検定する方法である．

図6に中央分割法の計算例を示す．中央分割法では，まず同一条件で測定を行った各セッションを前半と後半で2分割する．図6aの場合，10セッション分のデータがあるため，前半(1〜5セッション)と後半(6〜10セッション)で，5データずつに分割する(▶図6b).

次に，前半と後半のセッションにおける5つのデータの中央値をそれぞれ求める．この場合，前半は下から3つ目のデータである20が，後半も同じく下から3つ目のデータである25が中央値となる(▶図6c).

そして，各期間の2つの中央値を各期間の時間(例ではセッション数)を2分割した時点上にプロットして(▶図6cの+)2つのプロット点を結ぶ(▶図6d)．次に，二項検定を使用して，支援期のデータが，ベースライン期の傾向線を延長した線の上方あるいは下方にどの程度の確率で存在するかを検定する．表5は，全データ数(n)と傾向線の上方，下方にあるデータ数(x)から二項検

支援期が1期ずつしか設定されないため，たとえば，ベースライン期にかぜをひいていたのが支援期によくなったというような，支援に直接的に関連する因子以外の因子(交絡因子)を十分に除去できないという問題が生じる(図3a).

一方，リバーサルデザインを用いてベースライン期と支援期を複数回反復することによって，交絡因子が混入する可能性を減らすことが可能(図3b).

操作交代デザインは，複数の支援条件を同時期にランダムな順序で実施するデザインである．このデザインは，短期間で支援効果の検証が可能であるという利点があるが，レジスタンストレーニングなどのように支援から効果発現までの期間が遅延する場合には適用することができない(▶図4).

多層ベースラインデザインは，ベースラインの長さを支援の内容ごとに変えるデザインである．このデザインは，支援を除去しなくても効果を検

> 🔑 **Keyword**
>
> **二項検定** binomial test. 2つのカテゴリーに分類されたデータの比率が，理論的に期待される分布から有意に偏っているかどうかを二項分布を利用して調べる統計学的検定方法．n回の試行のうち，ある事象がx回生じた場合の二項分布は，$(fx) = {}_nC_x p^x (1-p)^{n-x}$ の式で表される(n = 全試行, p = 1回の試行で事象が生じる確率).

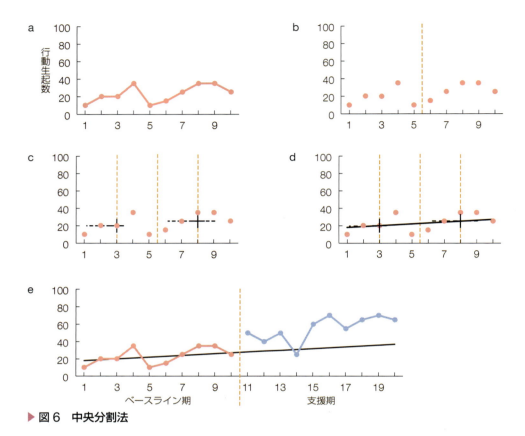

▶ 図6　中央分割法

▶ 表5　二項検定における有意確率（P 値）

n	x					
	0	1	2	3	4	5
4	0.062	0.312	0.688	0.938	—	—
5	0.031	0.188	0.500	0.812	0.969	—
6	0.016	0.109	0.344	0.656	0.891	0.984
7	0.008	0.062	0.227	0.500	0.773	0.938
8	0.004	0.035	0.145	0.363	0.637	0.855
9	0.002	0.020	0.090	0.254	0.500	0.746
10	0.001	0.011	0.055	0.172	0.377	0.623
11	—	0.006	0.033	0.113	0.274	0.500
12	—	0.003	0.019	0.073	0.194	0.387
13	—	0.002	0.011	0.046	0.133	0.291
14	—	0.001	0.006	0.029	0.090	0.212
15	—	—	0.004	0.018	0.059	0.151
16	—	—	0.002	0.011	0.038	0.105
17	—	—	0.001	0.006	0.025	0.072
18	—	—	0.001	0.004	0.015	0.048
19	—	—	—	0.002	0.010	0.032
20	—	—	—	0.001	0.006	0.021

〔Portney LG, Watkins MP：Foundation of Clinical Research. p819, Prentice Hall Health, Upper Saddle River, 2000 より改変〕

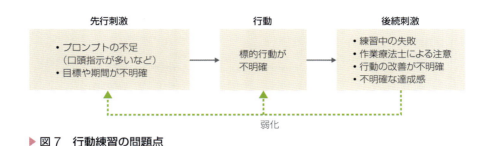

▶図7 行動練習の問題点

定を用いて有意確率（p 値）を簡便に算出できるよう作成されたリストの一部である[3]．

図6eでは，10データ中，1データが傾向線の下方にあるため，n = 10，x = 1のところにある0.011がp値になる．つまり，ベースライン期のデータより支援期のデータが有意に高かったということを表している．

B 作業分析の実践

1 作業療法における行動練習

a 行動練習の問題点

作業療法における行動練習では，一般的に手順や運動方向の誤りを指摘すると同時に正しい手順や運動方向を教示しながら，行動の反復練習が行われる．しかし，このような反復練習のみでは効果が得られないことも多く，対象者が練習を拒否したり，練習に非積極的であったりすることがある．その原因をオペラント条件づけの視点から分析すると，図7のようになる．

第一の原因として，作業療法士の用いるプロンプトが口頭指示に偏っており，提示のタイミングも経験主義的であいまいなため，対象者が習得すべき行動要素の難易度と対象者の能力の間に乖離が生じていることがあげられる．そのため，練習中の試行錯誤や失敗経験が多く，またそれに対して作業療法士から与えられる促しや注意といった嫌悪刺激が行動を弱化している可能性が考えられる．

第二に，練習に関する具体的な目標や期間が先行刺激として提示されていないため，練習に対する動機づけが得られにくいことがあげられる．

第三に，作業療法士が行動を定量的に分析する視点に欠けているため，対象者に対して行動の改善状況を明確にフィードバックすることができず，行動の改善が強化刺激として機能していないことがあげられる．また，立ち上がり練習，歩行練習，トイレ動作練習などのように，転倒の危険を伴う練習の場合には，不安感や恐怖心が生じやすく，練習場面に存在するさまざまな刺激が条件性嫌悪刺激となる可能性が高い．

b 効果的な行動練習

図8に行動の学習を促進するために必要な，先行刺激，行動，後続刺激の整備例を示す．弱化の随伴性が形成されやすく，またレスポンデント条件づけによってさまざまな刺激が嫌悪刺激となりやすい行動練習において行動の学習を促進するためには，「できそう」「やるとよいことがある」という状況をつくりだし，練習中に成功と達成感が得られる過程を創出するべきである．

第一に，標的行動を明確にして，観察した行動を測定する必要がある．なぜなら，行動を測定して数値で表すことによって，目標に対して行動がどの程度改善しているのかという練習の経過を対象者に示すことができるからである．

第二に，新しい行動連鎖の学習を促進させるた

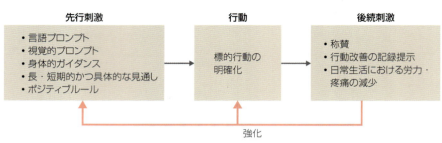
▶図8 効果的な行動練習

めには，対象者の能力に合わせた言語プロンプト，視覚的プロンプト，身体的ガイダンスなどのプロンプトを十分に提示し，練習中の試行錯誤や失敗経験を少なくする必要がある．

第三に，行動練習に対する動機づけを高めるために，練習に関する長期的および短期的な見通しと目標や，「もし〜ならば，……できる」というポジティブルールを先行刺激として提示することも重要である．

このように先行刺激を整備した環境で行動練習を実施し，対象者に適応的な行動が出現した際には即座に，称賛や笑顔などの後続刺激を提示する．また，練習の進行度や行動の改善状況をグラフなどにして対象者に提示することも効果的である．これらのことを考慮することによって，作業療法における行動連鎖の学習を促進することが可能になる．

2 作業と精神心理効果
a レスポンデント条件づけ（→ 209 ページ）

作業療法の練習において課題に成功したり，成功に対して他者から称賛されたりする経験を繰り返すと，達成感，意欲，楽しさといったプラスの心理的反応が生じる．一方，課題に失敗したり，失敗に対して他者から叱責されたり，他者にレッテルを貼られたりする経験を繰り返すと，叱責した他者やその状況に対する不安，緊張，いらだちといったマイナスの心理的反応が生じる．これら

の心理的反応は不随意的な無条件あるいは条件反応であるため，自分で直接コントロールすることができない．

学生が臨床実習において関節可動域を測定する場面を想像してみよう．関節可動域の測定に関する知識と技術が不足している学生が，指導者に突然「関節可動域（R.O.M.）を測ってみてください」と指示されたとする．その学生は緊張しながらたどたどしく測定するが，指導者からは「もっと正確に速く測定しないとだめだよ」と注意される（無条件性嫌悪刺激）．次の日も関節可動域の測定を行ったが不安や緊張のためにうまくできず，周囲の作業療法士から笑われたとする（無条件性嫌悪刺激）．

このような経験をすると，無条件性嫌悪刺激と同時に存在していた指導者の顔，関節可動域の測定，周囲の医療スタッフなどの刺激が条件性嫌悪刺激となる（▶図9a）．不安や緊張などのレスポンデント行動が誘発されると，適切なオペラント行動である関節可動域を測定するという行動が抑制されて意欲が低下した状態に陥り，その場から逃れるための回避行動が生じることが多い（▶図9b）．実習を休むなどの回避行動が生じているときには，関節可動域の測定やそれに伴う嫌悪刺激を提示されなくてすむからである．嫌悪刺激が与えられている状況で，回避行動を生じたときにその嫌悪刺激がなくなった経験をした場合，その回避行動は嫌悪刺激の除去による強化によって増加することが知られている．

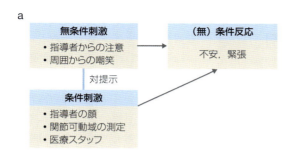
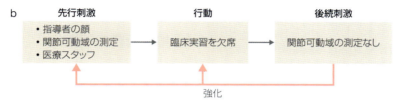

▶ 図9　関節可動域測定におけるレスポンデント条件づけ(a)と回避行動(b)

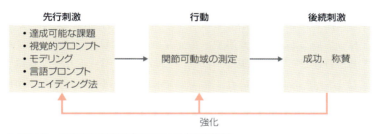

▶ 図10　関節可動域測定における無誤学習

b オペラント条件づけ（→208ページ）

　このような心理的反応を制御するための最も有効な手段は、不安や緊張と対抗するような適切なオペラント行動を形成し、定着を図ることである。図9に例示した学生の場合を考えてみる。
　臨床実習の開始当初はその学生ができる範囲の課題を提示し、それを1人でうまくできたら称賛するなどの後続刺激を提示する。関節可動域の測定の場合、測定手順を用紙に記して明確に提示したあとに（視覚的プロンプト）、指導者が実際に行って見本を見せながら（モデリング）説明する（言語プロンプト）といった、課題を成功するために必要なプロンプトを提示して、不安や緊張をおこさせないように無誤学習によって指導を進める。そして、フェイディング法を用いて少しずつプロンプトを漸減し、最終的に学生1人で関節可動域の測定ができるように指導する（▶図10）。
　このように、不安や緊張と対抗する働きをもつ適切なオペラント行動を増やしていくことによって、不安や緊張を減らしていくことが可能になる。近年では、行動の成功に伴って、自信がついた、達成感を得た、やる気が出た、集中力が上がった、嬉しかったといったプラスの心理的反応が増加することが報告されている[4]。

③ 精神機能作業療法の実践例

ⓐ 対象者のプロフィール

　統合失調症🔑を発症した30歳代の男性が作業療法を行う場面を例示する．本対象者は，高校生のときに統合失調症を発症し，約1か月間の入院加療が行われたが，その後は通院していなかった．高校中退後に会社員として働いていたが，しばらくして欠勤が増え，自宅に閉じこもることが多くなった．母親に連れられて病院を受診した際には，**幻覚**🔑，**妄想**🔑を認めていた．医師より入院治療の必要性が説明されたが，対象者の同意が得られず外来治療を行うことになった．外来治療開始から2か月後に訪問作業療法を開始した．

　作業療法士が対象者の自宅に訪問した際には，日中のほとんどを自室に閉じこもって生活しており，入浴はほとんど行っていなかった．食事やトイレは自力で行うことが可能だった．母親は，「自分でお風呂に入ってほしい」と希望していた．精神疾患を発症した対象者に対する作業療法では，

まず対象者が安心して練習に取り組むための適切な目標設定とインフォームドコンセント（➡14ページ）が必要になる．次に，設定した目標に対する接近情報をフィードバックしながら称賛などの後続刺激を用いて標的行動の強化を図る．特に，環境の変化や目標の変更などに不安を抱く傾向の強い対象者に対しては，常に目標を対象者と共有しながら安心と安全を保障したうえで支援を実施することが肝要である．

ⓑ 標的行動の明確化

　対象者が以前に入院に至った経緯，1日の生活リズム，本人や母親の希望などの情報を参考にして，対象者にとって必要なことは何かを考える必要がある．本対象者の場合，「毎日入浴する」ことが標的行動になりうる．

　入浴する行動は，対象者がすでに行動レパートリーとしてもっている行動である．そのため，新しい行動レパートリーを獲得するのではなく，すでに獲得している行動をいかに生活のなかに定着させ，自発的に行えるようにするかが焦点になる．対象者の「毎日入浴する」という行動を測定する方法には，毎週の入浴回数を数えるなどの方法が適用できる．

ⓒ 先行刺激の整備

　入浴する行動の改善状況を対象者に明確に示すために，毎週の入浴回数の推移をグラフにして常に確認できる場所に貼り，現在の状況を対象者が把握しやすいようにすることが有効である．その際，目標が明示されたグラフを用いると，目標への接近状況を視覚的に把握しやすくなる．また，目標があまりにも高いと先行刺激による制御機能が低くなるため，達成可能な目標を段階的に設定する必要がある．例示した対象者の場合，本人と話し合って，毎週の目標を段階的に設定することが有効である．

🔑 **Keyword**

統合失調症　schizophrenia．幻覚・妄想・思考障害などの精神機能障害を生じる疾病．ドパミンやグルタミン酸作動性神経の機能障害，生物学的な脆弱性，社会環境などが発症に影響すると考えられている．思春期および青年期に発病しやすく，再発しやすいことが指摘されている．近年では，服薬をしながら社会資源を利用して地域で暮らすことが可能になりつつある．

幻覚　hallucination．対象のない知覚のこと．聴覚・視覚・嗅覚・味覚などのさまざまな感覚において，環境から刺激の入力がないにもかかわらず，特定の感覚を生じる．また，聴覚・嗅覚・味覚・触覚などの特定の感覚に生じた幻覚を，幻聴・幻視・幻嗅・幻味と呼ぶ．一方，環境から刺激が入力された際に，それに対する感覚情報を誤って体験する症状を錯覚（illusion）という．

妄想　delusion．根拠の乏しい事象に対する誤った判断や確信が病的に強固なこと．妄想を有した対象者には，その考えが妄想であるという認識がない場合が多いとされる．また，根拠が乏しいにもかかわらず確信が強固なため，経験・検証・説得などによって訂正が困難であるという特徴や，判断や確信の内容が非現実的であるという特徴がある．

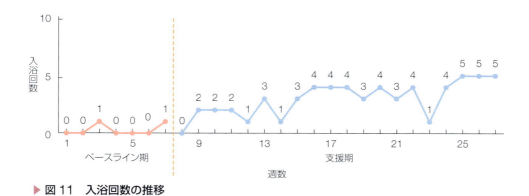
▶図11　入浴回数の推移

d 後続刺激の整備

　入浴回数が前の週よりも上回っていた場合に，そのことを具体的にフィードバックして注目や称賛することが重要である．また，入浴回数の目標値と改善状況をグラフにして提示することも有効である．さらに，入浴回数が増加してきた段階では，作業療法士による付加的な強化刺激を徐々に減らしていき，対象者自身や母親がスケジュールの設定と，成果に対するフィードバックのしかたを決められるように指導していく．

e 支援効果の判定

　図11に週に1回ずつ測定した対象者の入浴回数の推移を示す．本節の「A-4．作業療法の効果判定」の項(➡54ページ)を参考にしながら，中央分割法と二項検定を用いて支援効果を判定してみよう．

●引用文献

1) Suzuki M, Kirimoto H, Inamura A, et al：The relationship between knee extension strength and lower extremity functions in nursing home residents with dementia. Disabil Rehabil 34：202-209, 2012
2) 高次脳機能障害全国実態調査委員会：高次脳機能障害全国実態調査報告．高次脳機能研究 26：209-218, 2006
3) Portney LG, Watkins MP：Foundation of Clinical Research. p819, Prentice Hall Health, Upper Saddle River, 2000
4) 稲岡忠勝，山崎裕司，宮崎登美子，他：運動学の記憶課題に対する新たな流暢性トレーニング．高知リハ学院紀 13：35-38, 2012

●参考文献

5) 日本行動分析学会(編)：ケースで学ぶ行動分析学による問題解決．金剛出版，2015
6) 杉山尚子，島宗理，佐藤方哉，他：行動分析学入門．産業図書，1999
7) 山崎裕司，山本淳一(編)：リハビリテーション効果を最大限に引き出すコツ―応用行動分析で運動療法とADL訓練は変わる．第2版，三輪書店，2012
8) 山本淳一，池田聡子：できる！　をのばす行動と学習の支援―応用行動分析によるポジティブ思考の特別支援教育．日本標準，2007

4 基礎作業の体験

A 作業のためのロール・プレイ

　作業療法の対象者と作業療法士の初めての面接場面を想定して，対象者の作業種目を決めるまでのロール・プレイを行ってみよう（▶図1）．ここでは言語・非言語のコミュニケーションについて，自分と他者との会話技術の演習を通して理解していこう．ロール・プレイの役割は作業療法士役，対象者役，オブザーバーの3種類．ロール・プレイの準備としてそれぞれの役割を割り当てる（▶図2，▶表1）．

1 課題解説とワークシート

　ロール・プレイでは，作業療法を行うための初回面接場面を想定し，それぞれの役を演じて対象者の作業療法の方針または作業種目を話し合う．シナリオの課題に従って自分が使えるコミュニケーションスキルを複数使いながら，礼節をわきまえて丁寧な会話を行ってみよう．対象者のシナリオは2つ用意してあるが，いずれも適宜条件を変更できる（▶表2）．

　作業療法士役は，①話しやすい環境をつくって

基本的態度
①フィードバックの受け手（作業療法士役）の気持ち（言語的，非言語的）に配慮
②フィードバックの受け手（作業療法士役）の利益となるように配慮
③謙虚な態度でフィードバックする（押し付けない）
④情報を共有する態度でフィードバックする（アドバイスではない）

具体的な方法
①ロール・プレイ後，作業療法士役が聞きたい点からフィードバックする
②よい，悪い，といった評価や批判ではなく具体的な行動をフィードバックする

> 悪い例："患者さんの気持ちがくみ取れていないところがよくないと思いました"
> よい例："作業療法士が患者さんの話を遮るように話すので，気持ちがくみ取れていないと思いました"

③行動に焦点を当ててフィードバックをする

> 悪い例："お話好きと思いました"
> よい例："かなりお話しになっていたように思いました．患者さんが何か言おうとしていましたが，あなたのお話に割って入っていけないご様子でした"

④気づいたことすべてではなく，受け手が対処できる量をフィードバックする

> 全部で5つ気づいたとしても，まずは2つ，3つからフィードバックする

▶図1　ロール・プレイのまとめ方

話を聴く，②相手の心理に共感する，③相手の心理を探索する，といったスキルを意識して使ってみるとよい．また，オブザーバーは作業療法士役が使用したコミュニケーションスキルをチェックする．対象者役は，作業療法士役が自分の気持ちに共感し，作業の選択のために自分の意見を尊重しようとした点などを記録する．

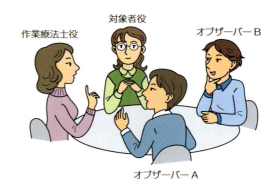

▶ 図2　ロール・プレイのグループ
3～4人のグループをつくる．環境は人数分の机と椅子を用意して，それぞれがメモをとったり話し合ったりできるようにする．

▶ 表1　ロール・プレイの手順と流れ

手順	作業	内容
準備 (10分)	役割分担	作業療法士役1人，対象者役1人，オブザーバー1～2人のグループをつくる
	シナリオ確認	シナリオをグループ内で読み合わせて共有する
	役づくり	作業療法士役と対象者役は役づくりをする(なりきる)
		オブザーバーは，ロール・プレイ後のフィードバック内容を確認する
ロール・プレイ (15分)	作業療法士役と対象者役の面接	作業療法士役は，コミュニケーションの基本技術を1つか2つ取り入れて対象者役と面接する
	オブザーバーの役割	オブザーバーは，よいと思う作業療法士役のコミュニケーションスキルを見つける
フィードバック (15分)	役の解除	ロール・プレイが終了したら全員完全に役から下りる
	フィードバックと反省	作業療法士役に対してオブザーバーはフィードバックを行う
		それぞれの役ごとに集まって感想などを話し合う

▶ 表2　ロール・プレイのシナリオ

対象者のシナリオ1	
氏名	サトウ　アキラ(仮名・任意)
年齢	44歳
家族	妻40歳，娘12歳．父母は健在で他県に在住
職業	運輸業事務職
生活	地元大学卒．○○運輸に入社．32歳で結婚．40歳で部長に昇進．
趣味	魚釣り，ジョギング
ADL	全身筋力4レベル．更衣は要介助．排泄はベッド上．便意あり．食事自立．
自宅	2階戸建て．1階に和室，トイレ，食堂．2階寝室，浴室．
病歴	右脳出血後左片麻痺．半年前に健診で精密検査を受けるようにいわれたが放置．発症から5日．主治医より左片麻痺は完全回復不能と説明を受けた．
主訴	左手が痛い．治療に対する不安，今後の生活の悩み．歩きたい，トイレに行きたい，家に帰りたい．家族と過ごしたいが，家に帰ったら家族に迷惑をかけてしまう．
目的	面接で作業療法の方針を話し合う

対象者のシナリオ2	
氏名	ヒロタ　ナオコ(仮名・任意)
年齢	20歳
家族	独身，父60歳
職業	学生
生活	高等専門学校在学中
趣味	料理，パソコン
ADL	事故による四肢軽度麻痺．移動は車椅子．排泄はベッド上．便意あり．食事自立．
自宅	2階戸建て．1階に寝室，トイレ，浴室，食堂．2階は父の居室．
病歴	1週間前に自動車にはねられ脊髄損傷．下肢脱力．主治医より歩行不能と説明を受けた．
主訴	背中が痛い．むせる．なんとか歩きたい．できれば学校に復帰して卒業したい(現在休学中)．
目的	面接で作業療法の方針または作業種目を話し合う

▶ **表3　コミュニケーションスキルのワークシート**

作業療法士役：＿＿＿＿＿＿＿＿＿＿　対象者役：＿＿＿＿＿＿＿＿＿＿　オブザーバー：＿＿＿＿＿＿＿＿＿＿

作業療法士役が行うスキル	作業療法士役が行ったスキルの内容を記入
話しやすい環境をつくるために	
効果的に話を聴くために	
感情を探索して共感するために	
作業療法の方針を話し合うために	
話をまとめて終了するために	
対象者の話を効果的に聴くスキル	**対象者役が作業療法士役から受けた印象を記入**
共感のために	
探索のために	
保証のために	

オブザーバーが確認する作業療法士役のスキル	オブザーバーは面接中に作業療法士役が行ったスキルをチェック	
□相づちの打ち方 □オープンクエスチョンのしかた □対象者の気持ちを繰り返す	□身だしなみ □患者との位置 □目や顔を見る	□沈黙の時間 □患者の心理を探索する □気持ちを理解したことを伝える
一言メモ （演習の感想など）		

2 フィードバックと学習課題

　この演習は作業療法を開始するためのコミュニケーションスキルを向上させることを学習目標とする．ロール・プレイを通して作業療法士のコミュニケーションスキルを体験し，相手のスキルのよいところを認識し，自分のスキルの参考にすることが行動目標である．

　グループ内でそれぞれの役割を果たしたあと，ワークシート（▶ **表3**）に記入して演習後のフィードバックを行う．フィードバックではオブザーバーが作業療法士役に面接中に使っていたスキルなどでよい点を伝えるよう心がける．たとえば「私が取り入れたい，まねしたいと感じたのは作業療法士役が対象者役の感情に共感するために対象者役の言葉をゆっくりと繰り返していた点で

す」のようにフィードバックする．

　この演習では，それぞれが安心してロール・プレイを行うために，フィードバックによる話し合いはその場だけのものとし，細かな経緯を参加者以外には決して話さないように努める．作業療法士役と対象者役は，面接中のお互いの気持ちを打ち明けないことがこの演習を安心して行うための方策である．お互いに取り入れたい作業療法士のコミュニケーションスキルが見つかったなら，役割を交代して演習を繰り返してみる．

　ロール・プレイ中の印象をお互いに共有したいときには，作業療法士役，対象者役，オブザーバーがそれぞれに集まって意見を交換する．作業療法士役のグループは作業療法士を演じてどのような気持ちだったか，対象者役は対象者を演じてどのような気持ちだったか，オブザーバーはどのようなコミュニケーションが参考になったかなど

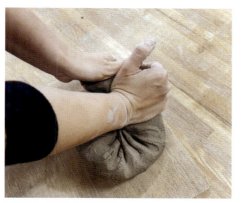

▶図3 粘土の菊練り
成作中や焼成(素焼き・本焼き)時のひび割れや破裂を防ぐため，粘土中の空気を取り除く作業．練っている途中で土に菊の花のような模様が現れる．

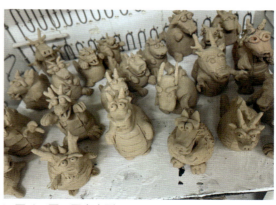

▶図4 辰の干支人形
電気釜に並べて焼成(素焼き)したところ．作品には同じモチーフでも個性豊かな表現がみられる．

について役割内で話し合う．このとき，同じグループの他の役割のメンバーは加わらないほうがよい．

B 陶芸

1 陶芸の体験

　陶芸は，古代より人々の生活のなかに根づいており，食器から装飾品まで幅広く利用されている．陶芸は信楽焼や瀬戸焼など地域によって特徴があり，民芸品や工芸品として風土や文化を反映している．対象者にとって，陶芸でつくる食器やアイテムは，それ自体と工程が大切な意味をもつ．
　陶芸の工程は，練り(荒練り，菊練り)→成形→素焼き→施釉→本焼きと複数の工程がある．これらの工程は，対象者のニーズや心身の状態に応じて，作業療法の観点から変更や工夫が行われる．

a 身体機能の回復を目的とした場合

　陶芸は，練りから本焼きまですべての工程を行う場合，全身の身体機能を使う．最初の工程である，土の硬さを均質にする「荒練り」や粘土のなかの空気を抜く「菊練り(▶図3)」などの土を練る作業は，固まった土を両手で体重をかけてほぐすため，手指，前腕，肩関節周囲の筋が使われる．また，土を押す手に体重をかけるため，立位で膝関節の屈伸運動を用いる全身運動がある．これらは身体機能の向上に寄与する．
　菊練りは，身につけるのが難しい技術であり，「菊練り3年」という言葉があるほど練習を要する．そのため，作業療法として実施する場合には，この工程はスタッフが代替する，もしくはすでに練ってある粘土を使用するなど，代替方法を考慮してもよい．
　成形の工程は，土をこねたり，のばしたり，くっつけたりなど，基本的には座位で行い，主に手指を用いるため，手指機能の向上が期待できる．

b 認知・心理機能の回復を目的とした場合

　粘土は自由に形を変えることができ，可塑性と自由度が高いという特徴がある．思ったようにできなかった場合でも再度つぶしてつくり直すことができる．また，同じ量の粘土を別々の人に渡し，同じモチーフ(たとえば干支人形をつくるなど)(▶図4)を作成させると，個性豊かな作品が完成する．
　手づくり作品は，世界に唯一無二の作品とな

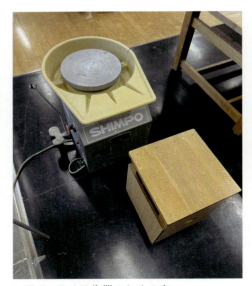

▶図5　ろくろ作業のための床
作業場の衛生管理のため土や汚れを水拭きできるように耐水性ゴムの床材が使用される.

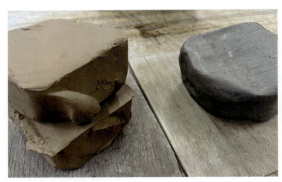

▶図6　陶芸用の粘土
滋賀県信楽地域で産出される信楽土．左は赤土．鉄分を多く含むことが特徴．赤土はその温かみのある色合いから，伝統的な茶器や花器，食器などによく使用される．右は白土．鉄分が少なく，カオリナイトなどの白色を呈する鉱物が多く含まれる．焼成後は白地になるため，絵具や釉薬が映える．

り，創造性と個性が表出され，対象者の自信の回復と自己効力感の向上に寄与できる．

陶芸の作品は，湯飲みや茶碗，花瓶など実用品として取り入れたり，家族などへのプレゼントにしたり，作品展に出品したりすることで，自らの作品が大切にされたり，必要とされたりするなど周囲から称賛を得る機会とすることもでき，対象者にとって高い満足感，さらなる陶芸活動への意欲・興味・関心の向上が期待できる．

c 新たな役割の獲得を目的とした場合

陶芸は完成作品の見栄えがよく，さらに日用品や芸術品としての作品づくりなど，さまざまな展開が可能である．病気や障害によって自信を喪失し，役割を見失った対象者に，新たな趣味の獲得の機会となりやすい．

対象者によっては，作業療法で陶芸を経験したことで意欲が向上し，地域の陶芸教室に通いはじめ，社会参加を再開することもある．家族から「箸置きをつくってほしい」などの依頼があると喜んで作成し，家族との関係と役割を得られる．

2　陶芸を用いた作業療法

a 作業準備（場所と材料の準備）

陶芸を実施する場所は，清潔に保つ必要がある（▶図5）．また，土や釉薬，道具の保管場所，成形した作品を乾燥させる場所など，広いスペースを要する．

陶芸用の粘土には種類があり，産地などの違いにより，硬さや色や質感が異なる．複数種類の土を用意しておくと作品の幅が広がる（▶図6）．

施釉のために用いる釉薬は，白（白萩釉），透明（透明釉），緑（織部），黄（黄瀬戸釉），黒（黒天目釉）など5種類程度は準備しておくことが望ましい（▶図7）．釉薬は原液の色が焼成後に変わるため，色見本を用意しておく（▶図8）．

道具には，成形用の粘土板，ろくろ，ヘラ（かぎべら），成形コテ，鉋（かんな），木櫛，切糸，切弓（弓型），なめし革，たたら板，延べ棒などがある（▶図9）．釉薬がけの工程では，柄杓，釉がけばさみ，梅皿，筆，乳鉢，バケツなどを用いる（▶図10）．焼成には，電気釜，棚板，支柱，耐熱手袋などが必要である．

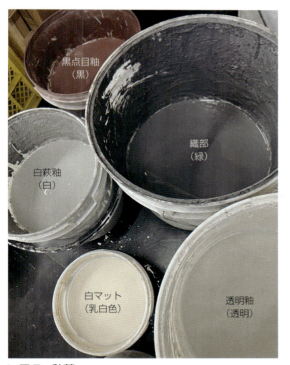

▶図7 釉薬
水分が蒸発しないよう密閉できる蓋を用意する．釉薬と焼いた後の色とは異なる色をしている．

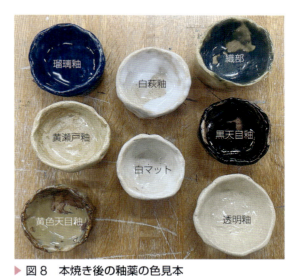

▶図8 本焼き後の釉薬の色見本
釉薬は乳白色～灰色であるが，焼成後は鮮やかな色に発色する．

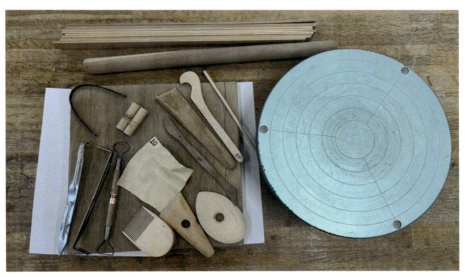

▶図9 成形用の道具例

ⓑ 作業時間の設定

陶芸は，作業の時間だけでも最低3日（3回）かかる（▶図11）．作成から完成までとなると1か月程度の時間を要する．練りと成形で1日，成形後の乾燥に1週間程度，その後，素焼きを行う．素焼き後，陶芸用絵具で絵付け（▶図12）もしくは釉薬をかける．最後に本焼きを行う．

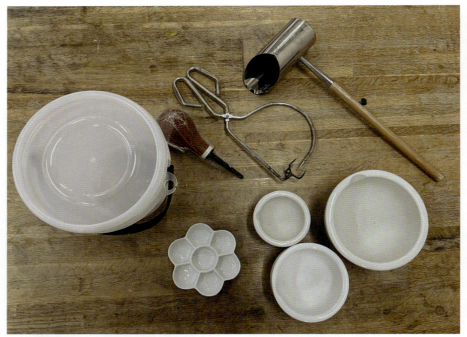
▶図10　釉薬がけ用の道具例

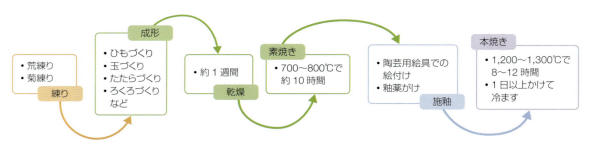
▶図11　陶芸の作業工程

　素焼きは，700～800℃で4時間かけて昇温し，2時間程度焼成し，4時間かけて冷ますため，素焼きだけで10時間程度を要する．本焼きは1,200～1,300℃で8～12時間かけて昇温し，2日以上かけて冷ます．

c 作業人数の設定

　陶芸は基本的には1人で1つの作品をつくることが多い．集団で行う場合は，同じテーマで作成したり，花瓶や壺などの大型陶器や陶器人形などを共同で作成したりできる．

d 作業の方法・種類の選択

　陶芸には数種類の作成方法がある．土を丸めて中央部に穴をあけて成形していく玉づくり（▶図13），土をひも状にのばしてつくるひもづくり，ろくろを用いてつくるろくろづくり，たたら板と延べ棒を用いて板状からつくるたたらづくり（▶図14）などがある．対象者の能力や希望に応じて，つくり方や作品，道具を選択するとよい．

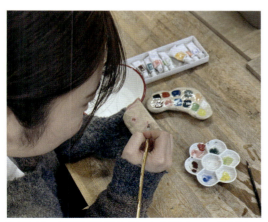

▶図12 陶芸用絵具を用いた素焼きへの絵付けの様子

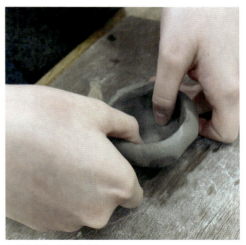

▶図13 玉づくり

粘土を均一の球状にし、その中心にくぼみをつくり、徐々に形を整えていくことでさまざまな形の器をつくる。この方法は、初心者に適しており、最小限の道具で実践できる。

e 作業手順の設定

手動ろくろを用いたひもづくり（手びねり）の手順を図15に示す。

f 作業の自由度

陶芸は乾燥・焼成するまではつくり直すことができる。大小、長短、丸い形や四角い形など、自由度が高い作業である。自由度が高い作業は、経験のない場合や不安が強い対象者には難しさを感じる場合がある。

したがって、導入するときには、作業工程を一覧表に示し、作業の枠組みを提示するとよい。また、完成見本や写真入りの工程を見せて説明し、不安なく作業に取り組めるように促す。型枠を用いた箸置きやたたらづくりでの皿などは、難易度が高くなく、初心者にも導入しやすい（▶図16）。

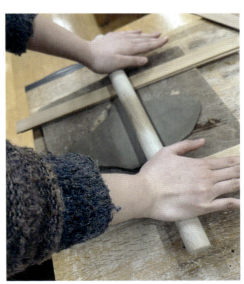

▶図14 たたらづくり

板状にした粘土をたたら板と延べ棒で均一な厚さに整える方法。この技法は、平面的な形状や直線的なデザインをもつ作品をつくりたいときに適する。

g 陶芸のひもづくり（手びねり）で湯飲みや茶碗をつくるための身体機能

陶芸のひもづくりで湯飲みや茶碗をつくるとき、主に手指の屈筋・伸筋群、手関節の屈筋・伸筋群、肘関節の屈筋・伸筋群、肩関節の屈曲・伸筋群が用いられる。これらの筋活動は、手指関節、手関節、肘関節、肩関節の運動を伴う。また、ひもづくりを行うためには、座位姿勢を安定させる身体機能が必要である。

土をひも状にするためには均一に力を加える。

【第Ⅰ章：作業と治療を理解するために】4．基礎作業の体験

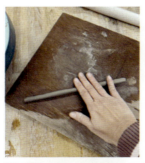

① 適量の粘土を丸めたあと，手のひらや作業台を使用して，粘土を細長いひも状に均等にのばす．このひもは湯飲みの壁をつくる材料となる．

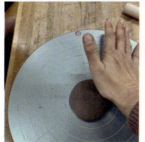

② ろくろの上に丸めた粘土を置き，軽く叩いて円形の底をつくる．この底が湯飲みの基礎となる．

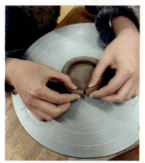

③ 作成した底の上に，ひも状にした粘土を円周に沿って丁寧に配置し，壁をつくる．

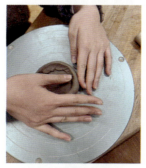

④ 湯飲みの内側と外側を，上から下へ向かって滑らかに整える．この工程で形状と厚みを調整する．

⑤ ひも状の粘土をさらに重ねていき，隙間ができないように注意しながら高くしていく．

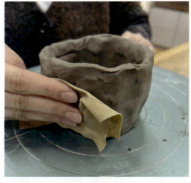

⑥ 湯飲みが適当な大きさになったら，なめし革を使って表面を滑らかに仕上げる．

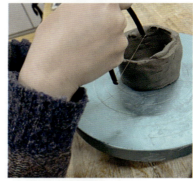

⑦ 切弓を使って，湯飲みの口の部分を均一の高さに整える．これにより，縁の形状が整う．

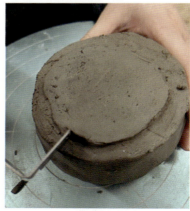

⑧ 湯飲みの底に鉋やヘラを用いて，高台を形成する．これにより，湯飲みが安定して立つようになる．

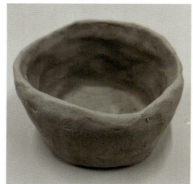

⑨ すべての成形工程が完了したあと，湯飲みを乾燥させ，素焼き，釉薬がけ，そして本焼きを行い，完成させる．

▶ 図15　手動ろくろを用いたひもづくりによる湯飲みや茶碗の形成

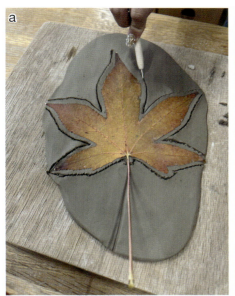
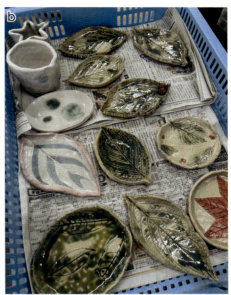

▶ 図16　たたらにした土に葉の型をとってつくった平皿
自然の葉をモチーフにした陶芸は，見る人に季節の変化や自然の豊かさを感じさせる作品となる．a：葉を選んでたたら板の上に置き，上からローラーか手で軽く押しつけ，粘土に葉脈の模様を写しとる．葉の輪郭に沿って，針や刃物を使って粘土を切りとる．b：葉の形をした粘土の縁を少し持ち上げて皿が焼成されている．ところどころへこませたり，縁を波打たせたりして自然の葉の形を活かすと，独特な自然美と個性が表現できる．

ひも状にする動作と，ひもにした粘土を積み上げていく動作は，両手の協調した運動を要する．

h ひもづくりで湯飲みや茶碗をつくるための感覚・認知機能

ひもづくりでは，視覚・触覚・圧覚・深部感覚などの知覚が用いられる．粘土をちぎり，丸め，ひもにしていくためには，適当な量をちぎり，手の中で丸める．粘土は多すぎても少なすぎてもつくりにくい．粘土を丸めるには力を均一に加減し，目と手の協応動作（目で見た視覚的情報に合わせて手を動かすこと）が行われる．

ひもを基礎から垂直に積み上げていくときには，空間認知能力が必要である．1つの湯飲みに仕上げていくには注意・判断・計画などの多様な機能が用いられる．また，どのようなデザインに形成するかには，完成イメージを描く想像力などが発揮される．対象者に認知機能の障害がある場合，対象者に合わせて補う方法や代替手段を含めて計画する．

i ひもづくりで湯飲みや茶碗をつくるための意思疎通

茶碗づくりは個人作業が多いが，工程は複数あり，経験が少ない対象者が単独で作品をつくることは難しい．作品を完成させる過程には，作業療法士とのコミュニケーションが重要である．

集団で陶芸を行う場合にも，対象者同士が共通の作業を通して，自然に会話が生じることがある．完成した茶碗は，同じモチーフでつくったとしても，色や形が異なり，個性あふれた作品となる．茶碗の品評などは，互いを称賛しあい，コミュニケーションを促進する機会となる．

j 作業の難易度と危険性

陶芸には危険な動作や道具の使用は少なく，幅

広い対象者に提供することができる．一方，自由
度が高く工程数も多く，経験と知識のいる工程が
あり，作品によっては難易度が高くなり，対象者
の不安を強めたり，自信を喪失させたりすること
がある．

　陶芸用粘土や釉薬には，金属成分やガラス成分
などさまざまな物質が含まれており，アレルギー
や手荒れがある場合，ビニール手袋をするなどの
安全配慮を要する．

　焼成のときの窯内は 1,000℃ 以上となるため，
熱傷に注意する．焼成後も作品と炉が冷めるまで
数日を要することもあり，作品の取り出し時の熱
傷には十分に注意する．

k 配慮すべき心理

　陶芸は，完成すると見栄えがよく，実用品とし
ての活用や芸術作品としての価値などもあり，満
足感や有能感を得やすい作業といえる．一方で，
自由度が高い作業であり，そのため対象者に「う
まくつくれないのではないか？」「何をつくった
らよいのか？」などの不安感を生じさせることが
ある．また，乾燥前であればつくり直しができる
が，乾燥・焼成後にはできない．落としたり，ぶ
つけたりなど多少の衝撃でも破損することがある．
これらは対象者の失敗体験となることがある．

　そして，作品完成までの工程は複数あり，巧緻
性を発揮する工程もあり，対象者にとっては難易
度の高い作業となることがある．完成まで 1 か月
程度の時間を要することから，意欲や興味の低下
にも注意を要する．

l 結果の予見性

　陶芸でつくる作品のテーマが自由なときは，完
成品をイメージしにくい．初心者には完成までの
工程と日数を明示しておかなければ作業の進み具
合を予測できない．土は焼成すると 15% 程度縮
むため，完成時の大きさが予想外に小さく感じら
れることがある．釉薬は焼いたあとに発色するた
め完成時の色はイメージと異なりやすい．

　このような予見性の少なさは，作業の楽しみで
もあるが，対象者によっては不安になることがあ
る．作品の完成見本や釉薬の色見本，工程表を準
備して対象者に説明すると，進捗具合が明確にな
り，完成までの興味と意欲を維持することを助け
る．対象者が陶芸作品を完成させて，結果と過程
のおもしろさを味わえるように工夫してみよう
（➡ワークシート：102，106 ページ）．

C 木工

1 木工と作業療法

　木工は，建物や家具の製作に古くから用いられ
てきた技術である．近代では技術の進化や環境面
への配慮などから，木工品がプラスチックや合成
樹脂，金属，ガラスやセラミックなどの素材に置
き換わってきたものがある．しかし，椅子や棚な
ど，職人による手づくり家具は，独特のデザイン
と高品質で工芸品としての価値も高まっている．

　作業療法では，木工とその工程から得られる身
体機能と精神機能の向上，社会的スキルと役割獲
得など，いくつかの利点を活用する．作業療法で
木工を用いるときは，対象者の状態，ライフス
テージといった背景情報と木工の作業工程，必要
な機能，道具の準備といった作業の特性を考慮し
て選択される．

2 作業療法における木工の目的

a 身体機能への作用

　木工には，木取り，鋸引き，釘打ち，やすりが
けなど複数の工程がある．それぞれの工程で求め
られる身体機能は異なるため，作業療法士は各工
程における成果を分析し，十分に検討したうえで
治療計画を立てる．

C 木工 ● 73

身体機能では，やすりがけなどのサンディング動作が関節可動域拡大を目的に用いられる．鋸引きや釘打ちでは用具が強く把持される．そのため，握力は一定以上を求められる．木工の作業は繰り返す動作が多く，反復動作の習得と持久力の向上に適している．また，釘打ちなどでは決まった場所に繰り返し打つ必要があるため，動作の精密さが発揮される．

鋸引きや釘打ちを行うためには，姿勢を制御する必要がある．鋸引きを立位で行うとき，鋸を引く動作において姿勢を保持し，鋸から木材に力を伝える．座位の場合は立位の姿勢保持より制御される関節数は少ないが，上肢の動きが大きくなる．対象者の身体機能に適した姿勢と用具で行えるように計画する．

b 高次脳機能への作用

木工の部品を組み合わせる場合，各部品を立体的にとらえ，どの面とどの面を合わせれば合致するかを把握する視空間能力と構成力が必要である．部品を接合または接着させるには，物体の材質と形状を理解して釘や接着剤または木組み構成を巧みに利用する．対象者が木材をうまく組み合わせることができないときは，部品の接合を確認し，対象者の視空間能力と構成力を評価し，作業療法士が補助する方法を検討する．

木工の工程を整理して，対象者には何をすればよいのかを項目と手順を簡潔に伝える．一度に複数の情報が入ると対象者の混乱を招くことがあるため，情報を提示する際には対象者が理解できているかに注意する．

c 心理機能への作用

鋸引きや釘打ちのような単純な繰り返し動作は，心理的に集中しやすく，木材と用具から伝わる振動を体に感じながら，動作の結果が明解にあって，衝動性やストレスの発散が促されやすい．

また，木材を組み合わせるときには部品作成の精密な設計が行われる．この際，個々の部品の精度も重要だが，その部品をどのように組み合わせるのかも見通しが立っていないとうまく組むことができない．そして，木は加工したあとにもとに戻すことは不可能であり，部品の寸法が合わない場合は，新たにつくり直しとなる．つくり直しには，新たな材料と，作成に対するモチベーションの維持，根気強さが求められる．作品が完成するまでの工程計画立案は，作業療法士が行う．

d 社会的役割の獲得

作成される作品が日常生活や職業に役立つことで，対象者は自己効力感の向上や社会的役割の獲得が促される．

3 木工の工程

木工作業には，①プランニング（製図），②木取り，③鋸引き，④釘打ち，⑤やすりがけ，⑥塗装の6工程がある．これら工程に用いる道具についても合わせて解説する（▶図17）．

a プランニング（製図）

プランニングは製作するものを決め，その工程を設計する段階である．完成形は立体的な物であるが，それを設計するために平面の図面に起こす．つまり，二次元（平面）から三次元（立体）を想像しながら図面を作成する．

図面に従って，木材から部品を切り出すために，厚紙などで型紙を作成すると，わかりにくい構造の確認ができる．また，模型は対象者に構造の理解を促す．作図のアプリ〔本項では簡単木工作図ツール「もでりんクラウド」（岡田金属工業所，ゼット）を使用〕を使って作品の図面と模型をつくることもできる．

b 木取り

木取りは板から部品を切り出す作業である．1枚の板から複数の部品を切り出すときには，部品

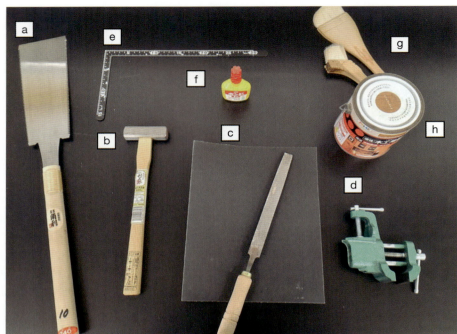

▶図17　木工の道具
a：両刃鋸
b：金槌
c：やすりがけ道具
　（紙製，金属製）
d：万力
e：曲尺
f：木工用接着剤
g：ハケ
h：木工用ニス

の長辺と木目が平行である木取りが基本となる．木片の長辺と木目が垂直に位置すると，割れの原因になりやすく，強度が不足して加重する部品では特に注意する．

　木目や木肌，年輪を意識して切り出すことで，その模様や質感により，作品に素材独自の風味や個性をもたせることができる．

C 鋸引き

　木取りの作業では，鋸を用いて切断する．鋸引きを行う箇所に線を引くが，その切断面のみに線を引くのではなく，切断箇所の4面全体に線を引いておき，正確に切れているかどうかを確認する．線を引くときには曲尺と呼ばれる用具を使用する（▶図18）．

　鋸の構造として刃を木材に対して「引く」「押す」動作のどちらかで切断できる構造となっている．鋸引きの始めのときは，あえて切れない方向に動かし，鋸刃の通り道をつくっておくと動作がしやすい．刃の通り道ができたら本格的に鋸引きを行う．

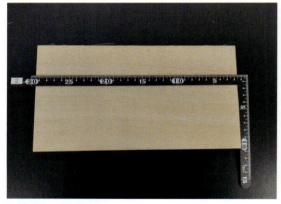

▶図18　製図
曲尺は，直線，直角，平行線などを引く場合に使用する．

　鋸は両手で動かすが，通り道をつくる段階は切る線をよく確認しながら，片手で行い，切れ込みがはっきりしてから両手で動かす（▶図19）．木の繊維と平行に切断する場合，縦引鋸を使用し，繊維を垂直に切断する場合は横引鋸を使用する．両方の機能が備わっている両刃鋸が使いやすい．両刃鋸は，鋸の幅がやや広く，鋸が振れて引きにくいことがある．木材を小さく，弯曲して切ると

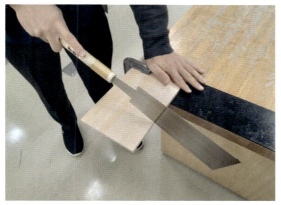

▶図19　両刃鋸で板を切断する鋸引き
鋸を木目に対して垂直に，適切な角度で保持し，力を均等に分散させながら引く．切り始めは軽く数回引いて切り込みをつくり，その後は一定のリズムで鋸を引く．終わり近くになったら力を抜き，材料が割れないように注意する．

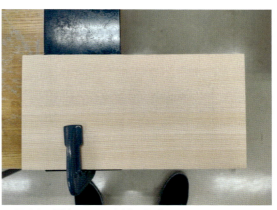

▶図21　万力による木材の固定
加工する箇所が万力によって遮られないように位置を調整する．万力で木材を直接締め付けると，木材の表面が傷ついたり，圧痕が残ったりする．このようなダメージを防ぐために，木材と万力の間に保護材（軟らかい木片やプラスチック片など）を挟む．

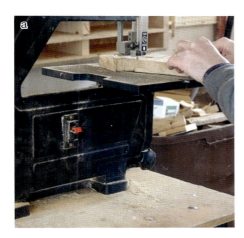

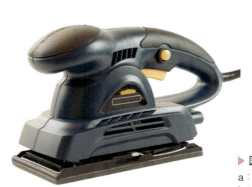

▶図20　電動器具
a：電動糸鋸機．
b：電動サンダー．

きは電動糸鋸機が使われる．糸鋸機は薄い板などを簡単に切断できるが，刃が折れやすく，手指に裂傷を負いやすいので扱いには十分注意する（▶図20a）．

鋸引きでは鋸を体幹の中央に構え，視線は鋸を垂直に見下ろす．視線がずれたり，横から見たりすると鋸の位置と線の位置がとらえにくく，切断面がまっすぐにならないことがある．

木材を固定するときは片方の上肢で押さえるか，足で木材を踏みつける．固定具には万力などがある（▶図21）．

d 釘打ち

部品を接合して組み合わせるには，釘や木ネジなどを用いる．釘の長さは接合面の木の厚さの2～3倍程度がよいとされている．ネジを使用する場合はドリルで下穴をあけておき，木の割れやはみ出しを防止する．

金槌は，うまく釘に打撃力を伝えられるようにしっかりと柄を把持する．釘の種類や打つ位置で柄の把持のしかたを変える．強く打ち込む場合は金槌の柄の遠端を把持したほうがより力が伝わり

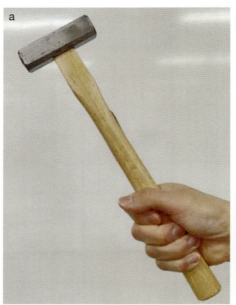
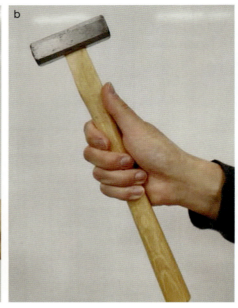

▶図22　金槌の持ち方
a：柄のほぼ末端を持つと打撃力が増すが，金槌の軌道の制御が難しくなる場合がある．しっかりとした構えとバランスを保ち，正確な打撃を心がける．b：柄を短く持つと打撃力は弱まるが金槌の動きをより細かく制御しやすく，繊細な打ち方ができる．

やすい．一方，小さい釘などを打ち込む場合は，金槌の先端近くの柄を把持すると打ち込む力と位置を調整しやすい（▶図22）．

部品を接合させるために木工用接着剤を用いる場合がある．接合部を一時的に接着する場合や，釘打ちの補強などにも用いる．木工用接着剤は薄く塗り上げて接合部を圧着させる．圧着時に接合部からはみ出てくる余分な木工用接着剤は，塗装の妨げと汚れになるので拭きとっておく．

e やすりがけ

木材の表面の修正や仕上げを行う．用具は，木工用の紙やすりと研磨工具を用いる（▶図20b）．基本は木目に沿って研磨する．紙やすりは木片などに巻き付けて平面を均一にすると研磨しやすい．紙やすりの番手が小さいほど粗い仕上げになる．最初は中目程度の紙やすりで仕上げ，次第に細かくする．塗装をする面は番手の大きい細かい目の紙やすりで仕上げるとよい．

f 塗装

木の表面に塗料を塗り，見栄えや耐水性を上げる．塗装面に凹凸があるとうまく塗ることができないため，やすりがけなどで仕上げてから行う．塗料は，油性または水性，下地となる着色用や，ニスのように表面仕上げや木目を引き立たせるものなど，その目的に合ったものを選ぶ．塗料を塗るハケには，柄の部分が斜めのものやT字型のものがある（▶図23）．塗料には揮発性の成分が含まれているため，塗装のときは風通しのよいところで実施するか，換気を十分に行う．

g その他の技術

木工には鉋を使用して木を一定の厚さで削り取る鉋削や，木の接合部の窪みを鑿や小刀を用いてつくる技術がある（▶図24）．鉋で木材の表面を滑らかに削るには高い技術が必要であり，宮大工のように専門的な技術が必要な場合もある．

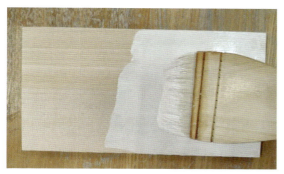

▶ 図23 ハケを用いた塗装
塗装する面の大きさや形状に応じて、ハケの幅や形を選定する。木目に沿って塗ることが一般的。一方向に均等な厚さで塗れるよう、軽くて均一な筆圧を保つ。

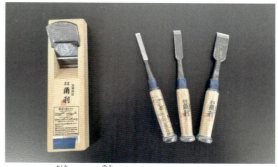

▶ 図24 鉋(かんな)(左)と鑿(のみ)(右)
鉋は木材の表面を平滑に仕上げるため、または木材を所定の厚さに削るために使用する。鑿は組み木の接合部をつくる際や、彫刻を施すときに、木材から特定の部分を精密に削りとるために使用する。

4 ワークシートによる演習

a 木工作業の確認

木工のワークシートを用いて演習の確認をしてみよう（➡ 102, 108ページ）。ワークシートの基本項目には、作業名のほかに、必要となる材料や道具、適する年齢層や性別、必要時間数、工程を記入する。用いる材料は、木材、釘、やすり、木工用接着剤などである。道具は鋸、金槌といったものや、製図などで使用する定規や筆記用具、場合によっては電動鋸ややすりがけの機器を用いる。

木工は筋力と注意力を発揮する作業で、中年期の対象者に適する。一方、近年では体験機会が減少しているようで、青年期の人にはなじみが薄いかもしれない。工程は必要に応じて変更してもかまわない。

b 運動機能・技術的側面

姿勢、作業スピード、持久力などの使用する運動機能について記載してみよう。木工は、作業スピードが緩徐で、調整できる作業であるが、完成までに時間がかかるときは持久力や姿勢保持力が求められる。それらの補助機器はあるが、作業の環境条件はワークシートを用いて事前に確認しておく。

c 感覚・認知的側面

作業遂行のために重要な感覚機能や認知機能ならびに作業の計画を記載する。感覚機能は粗大・微細な触覚や痛覚、温度覚、振動覚などの表在感覚のほかに、運動覚・位置覚といった深部感覚も含まれる。感覚機能は動作遂行のみならず自身の身体の動きを感知し、危険を察知する重要な機能である。

認知的側面は注意機能や集中力・覚醒度、記憶力や言語機能を記載する。認知的側面は観察してもわかりにくいところもあるため、対象者の行動を注意深く観察して記述する。

d コミュニケーション・交流的側面

木工は経験がない対象者には指導や助言が必要な作業であるため、作業遂行の過程で指導・助言がどのようになされたかを記載する。木工を媒介として他者とのコミュニケーションが図られる。ただし、作業中の意思疎通は作業への集中を妨げることがある。

e 作業や作品のもつ特性

木工の自由度、難易度のほかに、誘発される感情や結果の予測などを記載する。木工を体験して、身体面と心理面で気づいたことを書き出して

みよう．作品ができる過程と完成した作品への気持ちなど，作業の前後でどのように感じたか，体験したことについて話し合ってみるとよい．

f 作業の治療的応用

木工を作業療法に用いることは，対象者の身体的，精神的，社会的機能の改善を目指す有効な手段である．木工の体験を記述しながら，次の点を振り返ってみよう．

木工で行われる，木を切る，磨く，釘を打つなどの動作は，手指の細かな動きや握力を強化する．さまざまな動作を通じて，自然と関節の可動域を広げる機会を提供する．工具の正確な操作や，部品の組み立ては，手と目の協調を促す．

心理的には，1つの作業に集中することで，注意力を高める．製作過程でのプランニングや障害への対処は，計画性や問題解決能力を育む．創造的な活動はストレスを緩和し，感情の安定に寄与する．

また，作業過程での他者との協働やフィードバックの交換は，社会的スキルを高め，自身の手で何かをつくり上げる経験は，対象者に自己効力感と達成感をもたらす．

これらの治療的作用を考慮し，対象者の身体的，認知的機能に応じて，適切な木工活動を選択する．簡単なものから始め，徐々に複雑さを増していくことも作業療法の計画に含まれる．小さな装飾品から始め，家具の組み立てなど，より大きなプロジェクトに挑戦させるなど，目指す作品を具体的に設定し，目標に向かって取り組むモチベーションを高めることを計画する．

対象者に成功体験を積んでもらうために，作業療法士は作業の進捗を定期的に評価し，ポジティブなフィードバックを提供する．改善点があれば，具体的かつ建設的なアドバイスを行う．

5 安全な木工作業のために

a 対象者の身体能力に合わせた調整

対象者の身体的制限，認知状態，技術レベルを評価し，木工の作品と製作過程をそのニーズに合わせて調整する．対象者が適切な姿勢を保持するための支援や，作業を行う際の正しいポジショニングを確保する．作業台の高さや椅子の調整，必要なサポート装置を提供する．

b 作業スペースの整備

広く明るい作業スペースを用意し，すべての工具や材料が整理されてアクセスしやすいようにする．作業エリアは常に清潔に保ち，滑りや転倒の危険性を減らす．

c 適切な工具の選択

対象者の能力に応じて安全な工具を選択する．鋭利な工具を用いる場合には，対象者の技術レベルと身体能力を考慮し，安全な用具または代替工程を提供する．

d 指導と監視

木工で使用する用具には，釘，刃物，金槌や鋸のように扱いを誤ると怪我をする恐れがあるものがある．また，脳疾患のある対象者には全般的注意や意識の障害などがみられる．鋭利な工具の安全カバーの使用，非滑り性のマットの設置，適切な保護具（手袋，保護メガネなど）の提供など，事故を防止するための対策を講じ，作業療法士は対象者が安全に作業できる環境を整え，適切な工具の使い方を指導する．

●参考文献

1) 秋岡芳夫(監修)：木工具・使用法—昨日・酒類・仕立て・使い方．創元社，1980
2) 長﨑重信(監修)：ゴールド・マスター・テキスト 作業学 作業療法学．改訂第3版，メジカルビュー社，pp86-97，2021
3) 岡田金属工業所，ゼット販売：簡単木工作図ツール もでりん クラウド for Win/Mac/Chrome OS/Linux https://life-diy.com/modelin2019new.html(最終閲覧日：2024/10/1)
4) 山本淳一：リハビリテーション「意欲」を高める応用行動分析—理学療法での活用．理学療法41：492-498，2014

5）道免和久：運動学習から考察するリハビリテーション臨床. Jpn J Rehabil Med 56：5, 2019

D 革細工

1 革細工と作業療法

a 革細工の文化的背景

革細工は，世界中でみられる普遍的な工芸で，その技法や用途は地域によって異なる．**皮**🔑はティーピー（テント）や衣類に，**革**🔑は楽器に，革細工は装飾品などに用いられてきた．

革製品は，しばしば富と地位の象徴とされ，特定の職人集団やギルドによる生産が盛んに行われてきた．また，交易や経済活動においても重要な役割を果たした．近年の環境保護と動物福祉に対する意識の高まりは，皮革加工業界に持続可能で倫理的な生産方法の採用を促している．化学物質を使用したなめし処理や大量生産の環境への影響が問題視され，植物性のタンニンを使用した伝統的な方法や，代替素材の開発が進められている．

伝統的な革細工技術や文化的な意味をもつ革製品の保存も重要な課題とされ，また，歴史的な技術やデザインを保護し，後世に伝えるための教育や活動がなされている．革細工は伝統と革新のバランスを保ちつつ，持続可能性，市場のニーズ，文化的価値を重視する方向性の製品とデザインが創出されている．

b 作業療法への導入

革細工の作品は，コースターや栞，キーホルダー，財布などの実用品が多く，使い込むと革がなじんで軟らかくなったり，色味が深まったり

> 🔑 **Keyword**
> **皮，革** 「皮」は動物から得たもの，「革」は皮の腐食を防ぐなどの加工を施し素材として仕上げたもの．

と，風合いが生まれ，作品がますます特別なものに感じられる．

こうした作品づくりを通して，対象者は自己効力感を高め，日常生活への適応能力を向上させることができ，また，作品や工程は対象者のニーズや関心に応じてカスタマイズされ，その人らしい生活を送るためのサポートを提供する．

そして作業療法においては，こうした特徴を治療的要素として用いつつ，身体機能の回復，認知・心理機能の回復，新たな役割の獲得を目的として導入される[1]．革細工で用いられるスタンピングやカービングなどの技法は手指の巧緻性や筋力を必要とし[2]，製作の過程は計画性や作業の見通しの改善にも寄与する[3]．また，小児から高齢者まで幅広い対象者に適用可能であり[4]，日常生活での新たな役割を創出する可能性がある．

c 革細工による認知・心理・社会的効果

作業の難易度は，対象者に合わせて調整可能であり，認知機能の刺激や日常生活での適応技能の向上に寄与する．作品の用途，外観とサイズをイメージしながら計画することは，構成力を発揮させる．着色などの工程では，乾燥と重ね塗りなどを数日に分けて作業をすることもあり，手順の記憶など遂行機能にも作用する．

革細工で実用品を製作すると，身体機能の改善だけでなく，完成品を通じた満足感や自信の向上にもつながる．これらの成果は，対象者の作業に対する意欲の向上を促すとされている[5]．また，作業療法士とともに手順を確認したり，目標設定を行ったりすることによって，対象者に社会的交流やコミュニケーションの機会を提供することが可能である．

2 革細工の工程

革細工は，初心者でも簡単な計画から始めることができる．技術が向上すると，より複雑な作品に挑戦することができる．本項では革細工の基本

的なスタンピングを含む工程を参考にして作業療法を解説する.

a 評価と計画

- 対象者のニーズの評価：対象者の身体機能，認知機能，心理社会的な状態を評価する.
- 目標設定：対象者と協力し，革細工を通じて達成したい目標を設定する. 作業療法士は対象者の手の巧緻性の向上，注意力の向上，自尊心の向上などについて目標を考え，その実現のために革細工の計画を立案する.

b 材料と用具の選定

- 適切な材料の選択：革の種類，厚さ，柔軟性を考慮して材料を決める.
- 用具とアクセサリー：刻印，カッター，レース針と革ひも，染料など，実施に要する用具を準備する.

c 工程の説明とデモンストレーション

- 技法の紹介：スタンピング，カービング，縫製などの基本的な技法を説明し，デモンストレーションを行う.
- 安全配慮：用具の安全な使い方や，作業環境の整備について指導する.

d 革細工の指導

- 段階的な指導：対象者が自分で作業を行えるよう，難易度を考慮して段階を設定する. 最初は簡単なタスクから始め，徐々に複雑な作業に挑戦できるように順序立てる.
- 個別のサポート：対象者の能力に応じて，必要に応じてアダプテーション（作業の調整や用具のカスタマイズなど）を提供する.

e フィードバックと評価

- 進捗のモニタリング：定期的に対象者の進捗を評価し，目標を調整する.
- フィードバックの提供：正のフィードバック

を通じて対象者のモチベーションを維持し，改善のための提案を行う.

f 完成品の共有とリフレクション

- 成果物の共有：作成したアイテムをほかの対象者やスタッフと共有する. これにより，対象者の自尊心の向上や社会的スキルの発揮を促す.
- 自己評価とリフレクション：対象者が自ら体験した革細工の過程で得たスキルや，経験した感情について振り返り，作業の成功と自信を育む.

3 革細工の体験

a 作業時間の設定

コースターや栞は未経験者でも90分程度で作品を完成できる. 本項で紹介するコインケースは，染料とレザーコートを使い，乾燥時間を要するため，完成まで数日を要する.

単独または集団で作業したときの完成までの体験にかかった時間を計ってみよう. また，単独と集団の工程にどのような違いがあったか，作業過程で感じた感想などを話し合ってみよう.

b 作業人数の設定

革細工は1人でも複数人でも行うことができる. 革細工に最適な作業人数はどのように決めるべきか話し合ってみよう.

c コインケースづくり

- 材料：革，革ひも（革レース），金具〔ハトメ（リング状の金具），カシメ，ボタン〕. 革は湿気に弱く，日光で変色することがあるため，湿度は低く，直射日光を避けた場所で保存する.
- 用具：スーベルカッター，下敷き，ゴム板，木槌，ハトメ抜き（目打ち），レース針，カシメ打ち，打ち台，金具，刻印（スタンプ）. 水

D 革細工 81

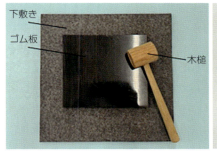
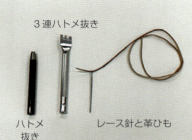
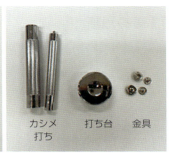

▶図25 革細工に用いる道具

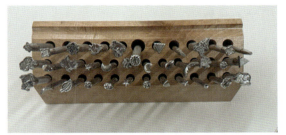

▶図26 刻印(スタンプ)のセット

刻印には，複数の形状とパターンがある．花，動物，幾何学模様など，多種多様なモチーフがあり，これらを組み合わせることで複雑な装飾を革に施すことができる．選択した刻印を革の表面に位置を定め，しっかりと握り，垂直に保って木槌で打ち，柄を革に刻む．

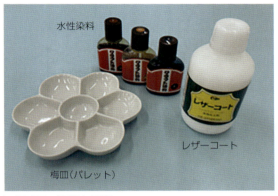

▶図27 染料と用器

染料は水性染料と油性染料がある．使用する染料や仕上がりは革の種類と色により着色方法を選択する．

性染料，レザーコート，梅皿(パレット)など(▶図25〜27)．

- 作業場所：室内で作業台と椅子をセットする．木槌で刻印を叩く，ハトメ抜きで穴をあける工程では，大きな打撃音がする．また，染料を使用すると溶剤が揮発するため，作業環境は広くて換気できる場所を用意する．

4 作業計画

革細工の手順を確認してみよう(▶図28)．作業療法士は対象者の目標を達成するための工程数と手順を設定し，効果的な計画を立案する．

a 設計と計画

- デザイン選定：作成したいアイテムのデザインは，形や大きさ，刻印の種類，色など対象者自身に選択するか，図版やパターンの見本を使ってそのとおりに作成することもできる．
- 材料選定：作成するアイテムに適した革の種類を選ぶ．厚み，色，質感などを考慮する．

b 型紙作成

- 型紙の準備：アイテムのデザインに基づいて紙や薄いカードボードで型紙を作成する．
- 革に型紙を転写：型紙を革の表面に置き，筆記用具や専用のマーカーで輪郭をなぞる．

c 革の裁断

- カッターの使用：革用カッターやユーティリティナイフを使用する．仕上がりの品質に直接影響するため，輪郭に沿って革を慎重に裁断する．

d 穴あけと縫製

- 穴あけ：縫製または装飾のために，専用のパンチまたはハトメ抜きで革に金具を取りつけるための穴をあける．
- 縫製：レース針または革用ミシンを使用して，裁断した革を縫い合わせる．

e 組み立て

- 部品の組み立て：縫製や接着剤を使用して，裁断した革を組み立てる．
- 金具の取りつけ：パンチやオーラで革に穴をあける．金具を取りつける穴に金具をはめ込み，カシメ打ちと打ち台を使用して打ちつける．
- レース針を使用して革の周囲を革ひもで縫い合わせる（かがり）．

f 仕上げ

- エッジの処理：革の縁を削る，磨く，染色することで，外観を整える．
- 保護処理：レザーコンディショナーや保護剤を塗布して，革の耐久性を高める．塗料が乾燥したらレザーコートを塗り，布で軽く擦るとツヤが出る．

g 装飾（オプション）

- スタンピングやカービング：革表面に模様やデザインを加える．刻印は動物や食べ物のモチーフのほか，アルファベットや数字などさまざまな種類がある（▶図26）．対象者が好む模様やイニシャルなどを選択させて刻印する．

- スタンピングのときは革の表面を水で湿らせ，軟らかくしてから刻印する．刻印は革に対して垂直に固定して，ずれないように気をつけながら数回打つ．
- 染色：染料で革に色を付ける．染料を革にムラなく付けるには，ガーゼで革に付いた汚れや脂分を取り除き，脱脂綿（布タンポ）などで染料を付けて革の表面を軽く叩く．

5 作業，物づくりの演習ワークシート

a 体験から考察すること

　ワークシートを用いて革細工を体験し，作業療法の心身・社会的作用について考察してみよう（➡102，110ページ）．革細工の作業工程には，簡単なキーホルダー製作から財布や鞄，インテリア作品など，難易度に幅がある．対象者の障害の程度や，革細工に対する興味・関心に合わせた治療的段階づけは，工程や用具で難易度を変えることで行う．

b 作業中の注意

　革細工は模様や着色での細かいミスが目立ちにくい．作品はどれも味わい深く，完成品をみると満足感を得られやすい．ただし，細かな手作業とともに，裁断や縫製では刃物や針，打ち付け用具を使用するため，対象者の集中力と安全性には配慮を要する．

c 結果の予見性を助けるために

　コースターや栞，キーホルダーは単純な形状であり，型紙から型取りして革を裁断できれば結果を予測しやすい．対象者が作業結果を予測しやすいように，完成作品を展示したり，工程順に製作途中のパーツや金具を取りつけたパーツを示したりするなど，対象者の理解を助けるための環境にも配慮したい．

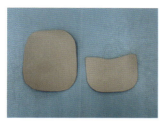
①革を裁断する
- コインケースのデザイン（前胴・後胴）に基づいて型紙をつくる
- 型紙を革の表面に置き，輪郭をなぞる
- 革用カッターを使って，革を裁断する

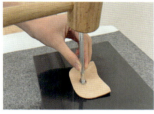
②スタンピング
- 革表面に木槌でスタンプを打ち，模様やデザインを加える
- 革の表面を水で湿らせると型がつきやすい

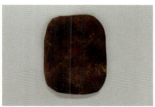
③着色
- 染料で革に色をつける

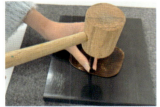
④穴あけ1
- 縫製または装飾のために，専用のパンチで革に穴をあける

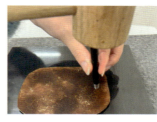
⑤穴あけ2
- 金具を取りつけるための穴をあける

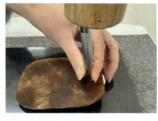
⑥金具をつける
- ハトメを革にあけた穴にセットし，ハトメ台を革の下に置いてハトメ抜きを木槌で打って取りつける
- ボタンをつける

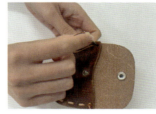
⑦かがり
- 革ひもで2つのパーツ（前胴・後胴）を縫い合わせる

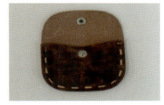
⑧完成
- 2枚の革のかがり目の間に針を通し，ひもを引き締める．余分なひもをカットする

▶図28　コインケースの作成手順

● 参考文献
1) 日本作業療法士協会（編）：作業―その治療適応用．改訂第2版，協同医書，2003
2) 森下雅代：革細工入門．美術出版，2005
3) クラフト学園研究室：革の技法―楽しむための基本集．日本ヴォーグ社，2006
4) 彦坂和子：革手芸．日本ヴォーグ社，2006
5) 山根寛：精神障害と作業療法 新版．三輪書店，2003

E マクラメ

1 マクラメと作業療法

a マクラメの文化的背景

　マクラメは結び目を使って織りなす装飾技術であり，その起源は古代ペルシャにあるとされている．"マクラメ"という言葉はアラビア語の"migramah"（飾り房を意味する）に由来し，これは「装飾的なフリンジ（fringe＝糸やひもを垂らした飾り）」や「縁飾り」といった意味をもつ．

この技術は13世紀ごろにイスラムの商人や兵士によってヨーロッパに伝えられ，大航海時代の船員たちによって航海中の空き時間を利用して編み出された結び目が，装飾だけでなく実用的な目的にも使用されたとする説がある．その後，ヴィクトリア朝にヨーロッパで再び流行し，今日では装飾品など幅広い分野で人気がある．

マクラメは，作品の模様や網目に多様な文化的な意味を見出すことができる．ヨーロッパでは主に装飾品や家具の飾りとして用いられ，手仕事を通じた美的表現への追求と，装飾品への文化的価値観が反映されている．アジアではマクラメに似た装飾的な結び目が幸運や繁栄を象徴する中国の伝統工芸「中国結び」として知られている．

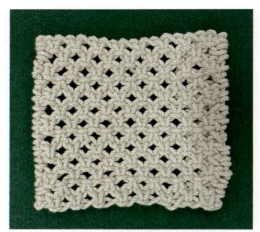

▶ 図29　マクラメで手づくりされた実用的で装飾的なコースター

精緻な結び目で特徴的なデザインは，視覚的に複雑さと洗練をもたらす．

b マクラメづくりの動作

マクラメは複雑で難易度が高いようにみえるが，手順に従って単純な結びを繰り返すと完成させることができる（▶図29）．マクラメは繰り返すひもの操作に慣れると応用しやすく，素材や編み方と環境設定によって，手先の繊細な動きから，体全身を使うダイナミックな動きを設定できる．

c 身体機能への作用

マクラメは数種類のひもの結び目を繰り返してつくる．運動器疾患や脳血管障害などの機能回復にマクラメを作業療法として適用するときは，つまみ動作や巧緻動作，両手の協調動作，立位でのバランス訓練などが目的とされる．巧緻動作に障害がある対象者には，机上で細いひもを使用した緻密な課題を用いる．筋力増強または維持を目的とするときは，太いひもを壁に設置し立位で作業を行う課題にする．

マクラメは座位・立位の両方で実施できる．座位で行うときは机上に前腕を支持して，手関節および手指の屈筋・伸筋を使用する．立位では下肢のほか，肩関節や肘関節を空間内に固定する筋力が用いられる．完成までに長時間かかるマクラメ作品は，対象者に身体的耐久性が求められる．

d 認知・心理機能への作用

マクラメでは繰り返し動作があり，対象者は芯ひもと結びひもを見て，手順を理解する必要があり，注意力と集中力・判断力・計画力・構成力を要する．マクラメを行う際の感覚として，主に視覚や触覚・圧覚，深部感覚が必要となる．特に巧緻性を伴う小さな作品づくりを行う際には，目と手の協調が発揮される．

基本的な結び方の作業は単純でも完成品は美しく，患者の達成感を高めることができる．マクラメは活動の中断とその後の再開が可能である．対象者の心理的疲労やモチベーションの変動に対応するために，作業時間と回数を調整できる．ただし，結び方や順序が不正確だと，作品の見た目と品質が損なわれ，失敗体験となることがある．

マクラメによる作品の作成を計画するときは，対象者が結び目のプロセスを理解していることを確認する．より複雑な作品に取り組むには，基礎的なスキルを獲得するように設計された予備演習を計画する．このような準備措置は，作成過程でのエラーの防止に役立ち，対象者の作業意欲を維持させる．

e マクラメによる新たな役割の獲得

マクラメは主に上肢機能が発揮される作業であり，身体的制限内で個人のレクリエーションまたは余暇活動として適する．下肢の力が低下している者，車椅子やベッド上の生活者など，移動が制限されている対象者にマクラメを適用することは，新たな役割や趣味の獲得を促進する．

機能性または実用性のある作品をマクラメでつくることは，作品の潜在的な用途を拡張することがある．家庭で使用する作品は他人への譲渡ができ，それによって社会的なつながりやコミュニティへの参加意識を育むことができる．インターネットの普及と，その後のマクラメ工芸品販売のためのオンライン商取引プラットフォームは，対象者が経済活動に参加するきっかけをつくる．マクラメが治療手段から職業的手段に移行することは，対象者の中核目的でもある社会的および職業的アイデンティティを高める．

2 作業計画

a 作業時間の設定

マクラメは，木工などのほかの工芸と比較すると，複数人での共同作業よりも単独作業となりやすい．10 cm 角のコースターを 1 枚ずつつくる場合，3〜4 時間程度かかる．所要時間は複雑さと規模によって異なり，対象者の個人的な特性と能力に合わせて作品選択と工程調整を行い，それに応じて作業のペースを調整する．

b 作業人数の設定

マクラメは単独作業が多いが，慣れてくるとほかの対象者と会話をしながら作業することができる．そのため，大きな机を使用して多人数で場を共有しながら作業を行うことを検討してもよい．ただし，雑談をすることで注意が散漫になり結びの順序を間違える可能性があるため，対象者の注意機能などによって環境調整としての人数設定が必要となる場合がある．

c 作業手順の設定

図 30 を見ながら結びの基本を理解しよう．マクラメづくりを開始する前に，対象者には製作過程中に混乱しないよう，左上平結びや右上平結びなどの基本的な結び方を指導する．この基本を習得すると，対象者は結び目に注意を払いながら，コースターなどを工作できるようになる．

平結びを理解できたら，図 31（→ 88 ページ）を参考にコースターの作成を行ってみよう．模様が整った作品に仕上げるには規則正しいひも結びを心がける．エラーが発生した場合は，千枚通しなどの道具を使用してほどき間違った結び目まで手順を遡り，もとに戻して修正する．

d 作業の自由度

マクラメは計画に高い柔軟性を備える．対象者の持久力や心理状態に合わせて活動のペースを調整する．作業は一時中断したり，随時再開したりできるため，作業ステップを記録して再開に備える．

マクラメは，使用するひもの色や素材の種類によって作品の大きさや見栄えが変わる．結びの種類と向きで作品づくりに自由度がある．

e マクラメをつくるときの意思疎通

マクラメは作品のデザイン，サイズ，パターンに自由度が高いため，計画と実行には対象者と作業療法士との意思疎通が重要である．ひもを立体的に組み合わせる場合や結び方に対象者が慣れるまでは，口頭や紙面での教示，デモンストレーションを要する．

f 作業の難易度と危険性

マクラメは結び方や順序を覚えるまではやや難易度が高い．繰り返し作業が多いため，基本的な結び方を習得すれば，作業の難易度は低くなり，自由な模様にも挑戦しやすい．

【第 I 章：作業と治療を理解するために】 4. 基礎作業の体験

左上平結び

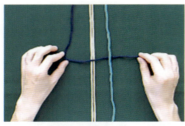

① 左のひもを芯の上にのせ，右のひもを左のひもの上にのせる．

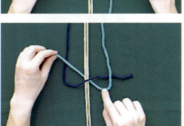

② 右のひもを芯の下にくぐらせ，左のひもの輪に下から通して引き出す．

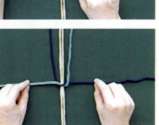

③ 左右のひもをバランスよく引く．これで「平結び半回」となる．

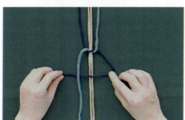

④ 右のひもを芯の上にのせ，左のひもを右のひもの上にのせる．

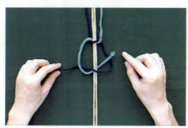

⑤ 左のひもを芯の下にくぐらせ，右のひもの輪に下から通して引き出す．

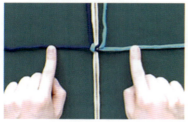

⑥ 左右のひもを引き，目を締める．左にコブができ，これが「左上平結び1回」となる．

右上平結び

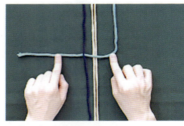

① 右のひもを芯の上にのせ，左のひもを右のひもの上にのせる．

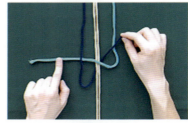

② 左のひもを芯の下にくぐらせ，右のひもの輪に下から通して引き出す．

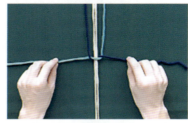

③ 左右のひもをバランスよく引く．これで「平結び半回」となる．

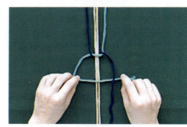

④ 左のひもを芯の上にのせ，右のひもを左のひもの上にのせる．

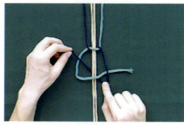

⑤ 右のひもを芯の下にくぐらせ，左のひもの輪に下から通して引き出す．

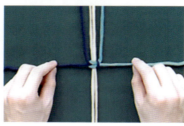

⑥ 左右のひもを引き，目を締める．右にコブができ，これが「右上平結び1回」となる．

▶ 図30　平結びの工程

対象者が容易すぎると感じると，意欲が低下する．モチベーションを維持して作業を継続させるには，作業の複雑さが対象者のスキルレベルに適切であるかに注意を払う．また，目打ちやとじ針など尖った道具を使用するときは皮膚を傷つけないよう注意する．

g 配慮すべき心理

マクラメは，模様が複雑で，結び方を覚えるまでは難易度が高いように感じられ，うまく作業が進まないことがある．結びの繰り返し作業が続き，対象者によっては飽きてしまうこともある．結び方を習得すると，自由度が高く見栄えのよい作品がつくれるため，対象者の達成感や満足感などを得られやすい．

ごく稀であるが，対象者によっては長いひもを首に巻いて自殺を図る危険がある．対象者の心理的・身体的疲労に留意して，適宜，休息時間を設ける．

h 結果の予見性

マクラメはひもを結んでいくと作品が徐々に大きくなり，完成に近づくことがわかりやすい．対象者の能力に応じた作品の大きさや模様を設定しておくと，対象者はその大きさに近づけていくよう結んでいき，完成度を認識できる．

マクラメは概ね最初に用意した材料のみで進められ，工程表を見ながら作成できる．実物大の型紙に作成途中の作品を重ね合わせると作業結果を予見しやすい．

3 マクラメの演習

a 準備と材料

マクラメでコースターを作成し，作業時の自分を振り返って作業の治療的応用を考えてみよう．マクラメづくりを作業療法として用いる目的には，身体機能の回復，認知・心理機能の回復，新たな役割の獲得などがある．そのほかにも効用や

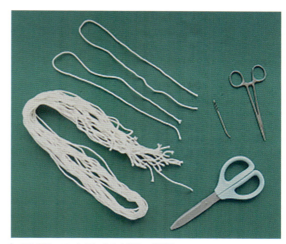

▶図32　マクラメの材料・道具
マクラメ糸（芯ひも 20 cm × 2本，結びひも 100 cm × 14本），はさみ，とじ針は，コースターや装飾的な吊り下げ品などのマクラメ工芸品の作成に使用される．

活用の方法，リスク管理などさまざまな要素を想定しながら考えてみることが重要である．

材料は，マクラメ糸（芯ひも 20 cm × 2本，結びひも 100 cm × 14本），芯ひもを固定するためのピン，とじ針，はさみを使用する（▶図32）．芯ひもを一次固定するために粘着テープなどを用いる．

b 心理的配慮

マクラメは糸を順番に結んでいくことで整然とした模様となるため，編み目がずれると失敗に気づきやすい．対象者が失敗によりネガティブな感情を抱かないように事前に工程を説明する．また，結び目の誤りはほどき直して修正できることも理解してもらう．

作品の模様と絵柄が細かいときは，結び目が多少ずれても見栄えがよいこともある．対象者の性格特性に合わせて，結びの種類や作品の大きさなど，難易度の調整，作成途中での声かけ，完成した作品に対する正のフィードバックを計画する．

c 運動・技能の評価

マクラメを開始する前に，両手の協調性，手指

【第Ⅰ章：作業と治療を理解するために】4. 基礎作業の体験

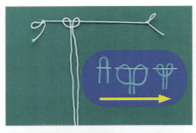
① 芯ひもを一直線になるように張り，結びひもを二つ折りにして芯ひもに取りつける．

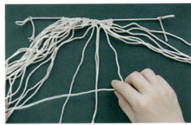
⑦ 次は右上平結びをし，⑥・⑦を交互に行う（左上平結びと右上平結びを交互に行う）．

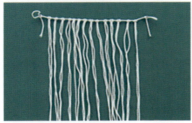
② 同様に結びひも13本を取りつける．

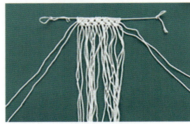
⑧ 2段目を結び終わったところ．左端にも2本残っている．

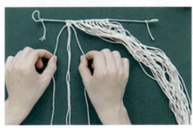
③ 左端から4本1組で左上平結びをする．

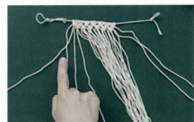
⑨ 3段目を結ぶ．左端のひもを交差し，芯ひもを入れ替える．

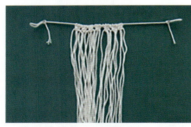
④ 1段目を結び終わったところ．

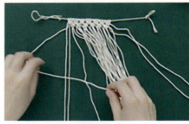
⑩ 左上平結びを1回結ぶ．続けて，左上平結びを5回行う．

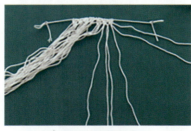
⑤ 2段目を結ぶ．右端2本を残して1段目の芯ひもと結びひもを入れ替えた4本1組にする．

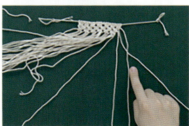
⑪ 右端のひもを交差して芯ひもを入れ替えて，左上平結びをする．

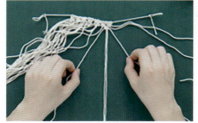
⑥ 間を空けずに左上平結びで結ぶ．これを七宝結びという．

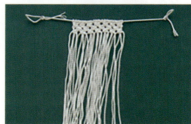
⑫ 3段目を結び終わったところ．

▶ 図31 コースターの作成手順

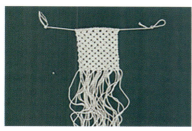
⑬ 2段目,3段目を繰り返し作品の縦・横の長さが均一になる奇数段目まで結ぶ.(素材によって結ぶ段数が変わる).

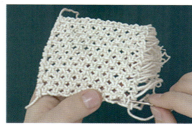
⑲ ボードから外して裏返す.ひもの端2本をとじ針で平結びの渡りひもに通す.

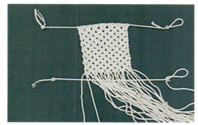
⑭ 結び終わりの始末をする.芯ひも1本をボードに留め,結びひもの上にのせる.

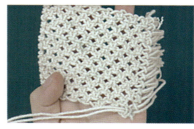
⑳ 引き出して結ぶ(とじ針を回しながら引き抜くと抜きやすい).

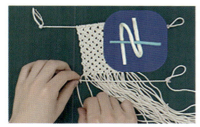
⑮ 結びひもを芯ひもに結びつける.

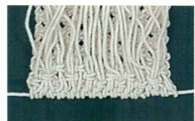
㉑ 最も近い奇数段目と偶数段目の渡りひもに交互に通し,両端2番目は3本通す.

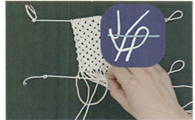
⑯ 次の結びひもを間に挟んでもう一度巻きつける.

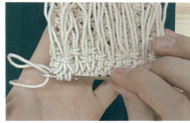
㉒ 上下の芯ひもの端も図のように通して始末する.

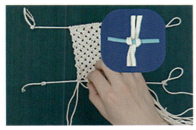
⑰ ひもを引き締める.⑮〜⑰を繰り返して結びひもを2本ずつ始末する.

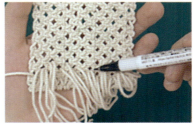
㉓ ひも端を倒して内側に接着剤をつける.

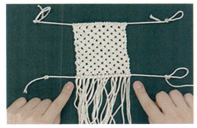
⑱ 巻き終わったら結んだ幅と同じ長さになるよう芯ひもを引き,結び目を整える.

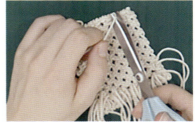
㉔ 接着剤が乾いたら余っているひもをすべて短くカットし,完成.

▶ 図31 コースターの作成手順(つづき)

の巧緻性，筋力，関節可動域，持久力など，対象者の現在の運動能力を評価する．これらの結果は，対象者の機能レベルに合った課題選択に用いる．また，対象者に生じる可能性のある症状や疲労などを予測し，適切な対応に備えるために用いる．

作業療法前後の評価結果を比較すれば効果判定に用いることができる．たとえば，同じ作業時間内での結び目の数と品質は，対象者の疲労を推察する指標にもなる．

d 感覚・認知の評価

マクラメにおける視覚や触覚などの感覚入力は，端正な形の認識と結び目の数え方に重要である．結び目が増えて作業時間が経っていても，感覚機能が維持され，作業が正しく実行されていることを確認する．

感覚機能が保たれていても，結び目の数と品質に乱れがある場合には，注意力，計算スキル，計画性，理解力，意思決定など，潜在的な認知機能または精神機能の障害，あるいは心理的疲労が疑われる．治療効果を最大限に高め，活動に関連する否定的な感情体験を軽減するには，集中力と心理状態を継続的に観察する．

e コミュニケーションおよび社会的相互作用

マクラメでは一連の結び目を正確に継続するため，過剰または強制的なコミュニケーションは作業の妨げとなることがある．社会的交流を促進することと，作業に集中させることは，いずれも対象者の目的となるが，会話のレベルは適切に保つ．作業の治療目標のバランスを維持することと，社会的交流によってスキルの習得が妨げられたりフラストレーションが生じたりしない環境を整える．

f フィードバック

作業中のフィードバックは，対象者に危険がな

い限り，称賛と奨励の声かけを行う．誤りを修正できる場合でも，対象者が失敗に落胆しないように配慮する．対象者が作業に慣れるまで，手順に戸惑う対象者では，指導や援助の量が多くなる．

作品が完成したときは，出来栄えや作業の過程でよかった点などを伝える．結び目の違いなど細かい失敗点は注意せず，完成した作品をどのように使用するかなど，次の楽しみについて会話するとよい（➡ワークシート：102，112ページ）．

●参考文献

1）濱口豊太，他（編）：標準作業療法学 専門分野 基礎作業学．第3版，pp51-58，医学書院，2017
2）秋田督子：マクラメ．日本作業療法協会（編）：作業—その治療的応用．改訂第2版，pp79-85，協同医書，2003
3）日本ヴォーグ社：いちばんよくわかる はじめてのマクラメ．pp24-29，日本ヴォーグ社，2012

F くす玉

1 くす玉づくりの体験

ここではくす玉づくりの体験をしてみよう（▶図33）．完成したら，くす玉づくりをしたときの自分を振り返って作業の治療的応用を考えてみよう．材料は折り紙（60枚），のり（1本），クリップ（50個程度）．クリップはなくても製作できるが，あるとつくりやすい（▶図34）．

くす玉づくりを作業療法として用いる目的には，身体機能の回復，認知・心理機能の回復，新たな役割の獲得などがある．その他にも作業の目的はあるため，対象者の心身，ライフステージ，作業の工程などを想定して自由に考えてみよう．

a 身体機能の回復を目的とした場合

運動器疾患などによる機能障害の回復または維持を図るために物づくり課題を対象者に提供する

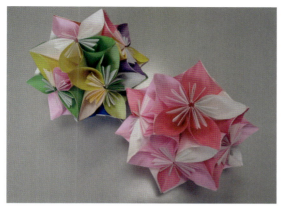
▶図33 くす玉

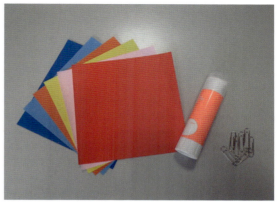
▶図34 くす玉の材料・道具
折り紙(60枚)，のり(1本)，クリップ(50個程度)．

ことは，標的となる運動器(神経，筋，関節など)を能動的に動かして回復を促すことにつながる．たとえば，スタンディングテーブルなどを用いて立位で作業すれば，折り紙を操作する上肢や手指の機能のみならず，立位の耐久性にアプローチすることもできる．

b 認知・心理機能の回復を目的とした場合

　記憶や注意，構成力といった高次脳機能が障害された対象者に物づくり課題を提供すると，作業手順と方法によってこれらの機能を働かせることができる．また，作品が完成すればそれが対象者にとって成功体験となり，活動意欲や自己効力感を得ることにもつながる．対象者の興味・関心によって物づくりへの参加は影響を受けるが，うまく用いれば対象者の外出や離床を促すなど，新たな活動へ誘う効果もある．

c 新たな役割の獲得を目的とした場合

　対象者は障害や加齢などさまざまな理由により役割や目的を喪失していることがある．このような対象者には物づくりを通して作品を「居室に飾る」「孫にプレゼントする」など，新たな役割や目的を提供することができる．

2 くす玉づくりから作業療法を考える

a 作業時間の設定

　くす玉は1人で両手を使って製作した場合，2～3時間程度で完成できる．数人で作成すれば完成までの時間は短縮できる．単独または集団で作業したときの完成までの時間を測ってみよう．また，その際の工程にどのような違いがあったか，疲労を感じたか，など感想を話し合ってみよう．

b 作業人数の設定

　くす玉づくりは1人でも，数人での共同作業でも行うことができる．くす玉づくりに最適な作業人数はどのように決めるべきか話し合ってみよう．

c 作業手順の設定

　図35を見ながらくす玉をつくり，その手順を確認してみよう．場合によっては，順序を入れ替えても作品を仕上げることができる．たとえば，手順⑧の前に，花びらをつくる手順①～⑦までを60回繰り返してから手順⑧に移行してもよ

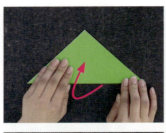

① 折り紙を半分に折る.

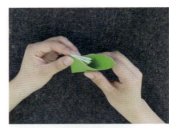

⑦ のりをつけた部分を貼り合わせる.丸く膨らみができるよう,右手で抑えた部分に折り目をつけないようにする.まずはこのパーツを5個つくる.

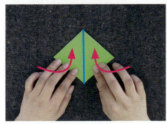

② 両端を三角形の頂点に向けて折り,ひし形をつくる.

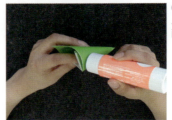

⑧ パーツの側面(⑥と同じ面積)にのりをつける.

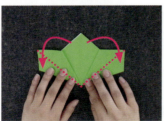

③ ②で折り曲げた部分を開いてつぶすように折る.

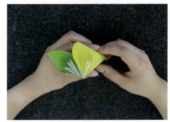

⑨ 5個のパーツを貼り合わせる.

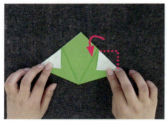

④ 両端の角の部分を手前に折り返す.

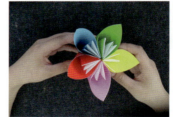

⑩ 花が1つ完成.この花を12個つくる.

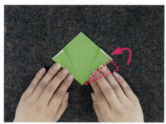

⑤ 折り返した白い三角部分を隠すように内側に折りたたむ.

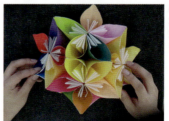

⑪ 花を6個のりづけし,半球状にする.これを2個つくる.

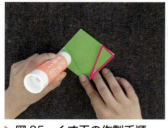

⑥ 内側に折りたたんだ部分(赤三角)にのりをつける.

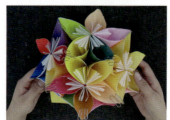

⑫ 最後に半球2個を貼り合わせて完成.のりが乾くまでは貼り合わせ部分をクリップで押さえると剥がれにくい.

▶ 図35　くす玉の作製手順

い．手順⑨に示した花びらの組みを5組作成して花をつくる場合と，手順⑦で花びらを60個作成してから花をつくる場合とのそれぞれのメリットとデメリットを考えてみよう．

この手順の入れ替えは作品完成までの作業の自由度を担保し，難易度の調整を可能にする．作業療法の対象者は手順が数多くあることや順序が変わることで混乱し，作業がうまくできないことがある．作業療法士は対象者の達成すべき目標から，必要な工程数または手順の自由度を設定し，作業を効果的に用いる．

d 作業の自由度

くす玉づくりでは折り紙の大きさや色，柄を選ぶことができる一方，作品自体の形態を変更できる箇所は少ない．作業はいつでも中断でき，集団で作業するときには役割分担を行うことで難易度を調整できる．作業は雑談をしながらでも可能である．

e くす玉をつくるための身体機能

くす玉をつくるときには手指の強い力やすばやい動きを必要としない．手指を使用するために姿勢を保持する筋，肩・肘関節を制動させる筋，手関節・手指の屈筋・伸筋を使用する．くす玉をつくる作業で姿勢を変えた際に身体機能が変化する点を列挙してみよう．

f くす玉をつくるときに使う感覚・認知機能

くす玉をつくるときに入力される知覚には視覚・触覚・圧覚・深部感覚などがある．折り紙の裏表の確認や折り合わせ，手順の理解には注意・判断・計画などの認知機能を用いる．作業療法士は対象者の感覚や認知機能が障害されているとき，作業中にどのようなことがおこるか予測したうえで手順などを対象者に合わせる．

g くす玉をつくるときの意思疎通

作業を計画・実行し終了するまでの間，作業療法士と対象者との間で作業を行う目的を確認し，手順の説明と作業中の助言など，コミュニケーションが行われる．コミュニケーションは口頭または紙面を用いて言語を介する場合や，絵，身振り手振りによる方法などがある．

作業は雑談をしながらでも可能であり，特に集団で作業するときには複数のコミュニケーションが入り交じる．対人交流を目的とした作業のときは，対象者の座る場所は治療要素として考慮すべき点である．ここでは作業中の様子を振り返り，他者との交流が自分に与えた影響について話し合ってみるとよい．

h 作業の難易度と危険性

花どうしを合わせる工程は手指の動きとして容易でも，立体的に組み上げるときは空間認知に障害があると難易度は高くなる．作業の難易度は工程に含まれる動作と，動作を行う対象者の能力によって相対的に決まる．作業の難易度が高すぎると失敗し，反対に作業の難易度が低すぎると対象者の自尊心を傷つける場合もある．

くす玉づくりに使用する材料や道具は，人体に危険が及ぶことはほとんどないが，疲労しやすい対象者の場合は作業継続時間を測り，途中で休憩をはさむなどの配慮が必要である．認知症者の場合は異食がみられることもある．

i 配慮すべき心理

くす玉づくりは比較的作業が簡素で，対象者は満足感や有能感を得やすい．その反面，工程には単純な作業の繰り返しがあり，対象者によっては作業中に飽きてしまい，意欲が低下することもある．

j 結果の予見性

作業の目標は「くす玉を完成すること」「完成さ

せたくす玉を何かに用いること」といった設定をしたとき，対象者は作業中にその目標に対して自分がどのくらいの位置に達しているかを認識しながら進めることができる．くす玉づくりは使用する折り紙の枚数が決まっており，残りの折り紙の数や作成途中の作品を見ることで，どの程度作業が進んでいるのか予測しやすい．

対象者は，パーツを組み合わせるまで作品をイメージしにくいことがあるかもしれない．対象者が結果を予測しやすいようにするには，完成作品を展示したり，作成手順に作成途中の花びらや花のパーツをそのまま用いて，立体的に確認できるようにするとよい.

3 作業，物づくりの演習ワークシート

作業療法としてワークシートを用いてくす玉をつくる体験をしよう（➡ 102, 114 ページ）．また，ワークシートを参考に別の作業に当てはめてみてもよい.

G デジタルファブリケーション

1 コンピューティングによる設計と製造

a CAD と CAM

デジタルファブリケーションは，コンピュータ支援設計（CAD）🗝️でオブジェクトを設計し，コンピュータ支援製造（CAM）🗝️する過程である．設計には CAD アプリケーションを用い，造形には，3D プリンタ，レーザーカッター，数値制御機械などがある（▶ 図 36）.

デジタルファブリケーションは，大量生産には時間とコストがかかるが，試作品をつくることや自助具のように個々のニーズと課題に合わせた一点物をカスタマイズしてつくるには適している．手づくりでは難しい物体や作品でも，設計したデータを共有すれば，同じアイテムや作品を複製でき，大きさと形は作出前に電子ファイル上で変更できる.

b 導入の準備

自助具や作品をつくるには，CAD と CAM のトレーニングを要する．加えて，アプリケーションと製造機器を購入には資金が必要である．CAD には専用のアプリケーションを利用するためのパ

🗝️ **Keyword**

コンピュータ支援設計（CAD） computer aided design. CAD は，コンピュータを使用して，オブジェクトを 2D または 3D で設計・製図を行い，デジタルデータを作成することである.

コンピュータ支援製造（CAM） computer aided manufacturing. CAM は，CAD で作成したデジタルデータをもとに，デジタルファブリケーション機器を使用して，物理的なオブジェクトを造成することである.

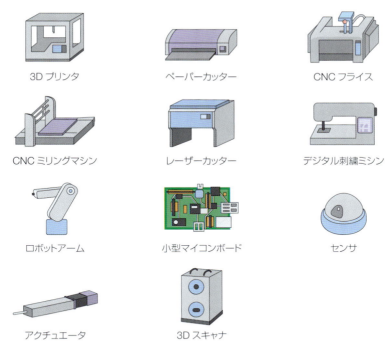
▶図 36　デジタルファブリケーション機器の例

ソコン，パソコンを使用する電源，インターネット回線などを準備する．3D プリンタやレーザーカッターなどの製造機は趣味や入門用で数万円，プロフェッショナル用で数十万円から数百万円の価格帯である．

3D プリンタで造形する材料（フィラメント）のほとんどは熱可塑性プラスチックまたは樹脂である．フィラメントには，強度のある硬い素材や，ゴムのように柔軟性と伸縮性のある素材，ドライヤーなどで温めると形状を変えることのできる素材などがある．

デジタルデータから物理的なプロダクトへ変換する過程には，そのデザインと製造プロセスに関する知的財産が存在することがあるので注意する．共有されたデータを用いる場合には，データの作成者に使用承認の必要性などを確認する．

c 作業療法への導入

作業療法士は，対象者の日常生活の困りごとを解決するために，対象者に合わせた福祉用具や自助具を対象者に提供する．これは作業療法介入プロセスモデル（OTIPM）の代償モデルである[1]．作業療法士はデジタルファブリケーションで作成した福祉用具や自助具ならびに治療用具について，それらの安全な使用方法を対象者に伝達し，生活動作に有益な対応となっているか確認する．

d 自助具・道具の作製スキル

対象者に適用する自助具や道具をつくるには，道具の発想，CAD アプリを使用してデータ化（3D モデリング），CAM の操作などのスキルを要する（▶図 37）．

- 発想するスキル：対象者が困っている生活行為や活動は何か，対象者のニーズを知る．心身機能や活動の改善，動作学習や動作方法の

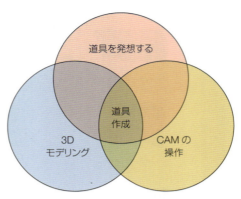

▶図37 3Dプリンタを用いて，対象者に合わせた効果的な自助具や道具をつくるために求められるスキル

▶表4 知的財産権(IP)の種類

特許権	特定の発明や製造方法，新規な製品やプロセスなど，技術的な発明に対する独占的な権利
商標権	商品やサービスに使用するマーク(文字・図形など)に対する独占的な権利
著作権	学術，芸術，美術，音楽，映画などの創作物に対する権利
意匠権	工業製品や商品のデザインに対する権利
実用新案権	新規で実用的な製品の形状や構造に対する独占的な権利

▶表5 クリエイティブ・コモンズ(CC)の種類

表示(attribution；BY)	画像や作品のクレジット(著作権情報)を記載する．
継承(share alike；SA)	画像や作品を利用して二次著作物を作製した場合，もとの著作物と同条件で利用(同じCCライセンスで公開)する．
改変禁止(no derivative works；ND)	画像や作品を編集して使用することはできない．
非営利(non commercial；NC)	商業目的で利用することを禁止する．

工夫，市販されている福祉用具や自助具の提供，環境調整で対象者のニーズを解決できないか検討する．自助具の形状，重さ，使いやすさ，携帯性，外見など，対象者が使用したくなる自助具や道具をデザインする．
- 3Dモデリングスキル：CADアプリで3Dオブジェクトを作成する．
- CAMの操作スキル：機器の種類，特徴，操作方法に関する知識を要する．

e 製造と再利用のルール

- 製造物責任法(product liability law；PL法)：製造物の欠陥によって生命や身体，財産に損害を被った場合に，被害者は製造業者などに対して，損害賠償を求めることができる法律．PL法は，消費者を保護し，不良な製品による損害を補償する．
- 知的財産権(intellectual property；IP)：IPは，個人や企業が創造的な労力やアイデアに対して法的に認識される権利である(▶表4)．IPの目的は，創造性を促進し，創造物を通じた経済的報酬を保証することにあり，創作活動を奨励するとともに，知的財産の所有者に対する公正な利益を保護する．
- クリエイティブ・コモンズ(creative commons；CC)：著作権を緩和し，製作者が自分の作品を他者と共有・再利用するためのライセンスである(▶表5)．

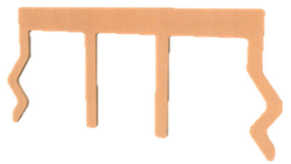

▶図38　ブックホルダー

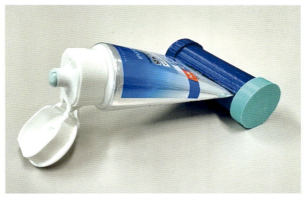

▶図39　歯磨きペースト押し出し器
握力やピンチ力が弱く，歯磨きペーストを押し出すことが難しい人が，歯磨きペーストを押し出すことを助けてくれる自助具．

2 3Dプリンタで作製する

a 3Dプリンタ

　3Dプリンタは，CADの設計どおりに，層を積み重ねて物体を造形する．液体の光硬化性樹脂を薄い層を積み上げつつ紫外線で硬化させる「光造形積層方式」「ステレオリソグラフィー（stereolithography；SLA）」や熱可塑性樹脂（フィラメント）を熱で溶かして積み重ねる「熱溶解積層方式」がある．SLAは滑らかな表面仕上げとなり，高精細なパーツ製造に適している．

　選択的レーザー焼結（selective laser sintering；SLS）では，粉末状の素材（通常はナイロンなどのプラスチック）を使い，レーザーが粉末の表面を溶かして粒子を一層ずつ結合（焼結）させる．SLSは複雑な形状や中空構造をもつパーツの製造に適する．

　SLAとSLSはレーザーの精密な制御により，詳細な設計と複雑なジオメトリー（形状）を実現するが，機器は高額である．また，製造後の液体または粉末の処理がある．

b 3Dモデルの取得と作成（図38～41）

　インターネット上には多数の著作権フリーのモデルがあり，それをダウンロードして利用することができる．ここでは，本を開いておける自助具（ブックホルダー，▶図38）のファイルをダウンロードしてみよう（Web付録参照，著者作成）．

　自分で設計するときはCADアプリを用いて3D

98 ●【第Ⅰ章：作業と治療を理解するために】4. 基礎作業の体験

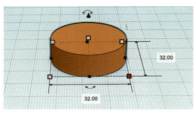

① 直径32 mm，高さ10 mmの円柱を描く．

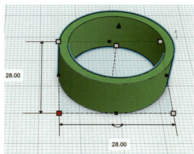

② 直径28 mm，高さ10 mmの円筒を描く．

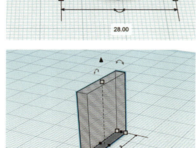

③ 3 mm × 20 mm × 高さ20 mmの直方体を描き，穴に変更する．

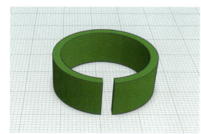

④ 円柱②に穴③を差し込んでC型を描く．

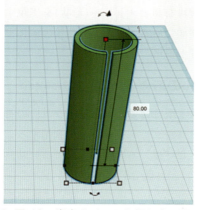

⑤ C型スリット管の高さを80 mmに延ばす．

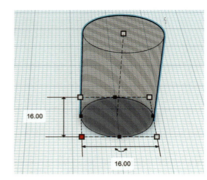

⑥ 直径9 mm × 高さ20 mmの円柱を描き，穴に変更する．

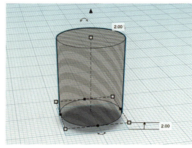

⑦ 円柱型の穴を上方に2 mm浮かせる．

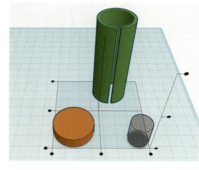

⑧ 円柱①，スリット管⑤，穴⑦をそろえる．

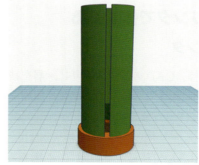

⑨ 円柱①，スリット管⑤，穴⑦を組み合わせて部品Aの作図完成．円柱①が穴⑦に差し込まれ器状に描かれる．

▶ 図40　歯磨きペースト押し出し器の部品Aの作図手順
Tinkercadで筆者作成．

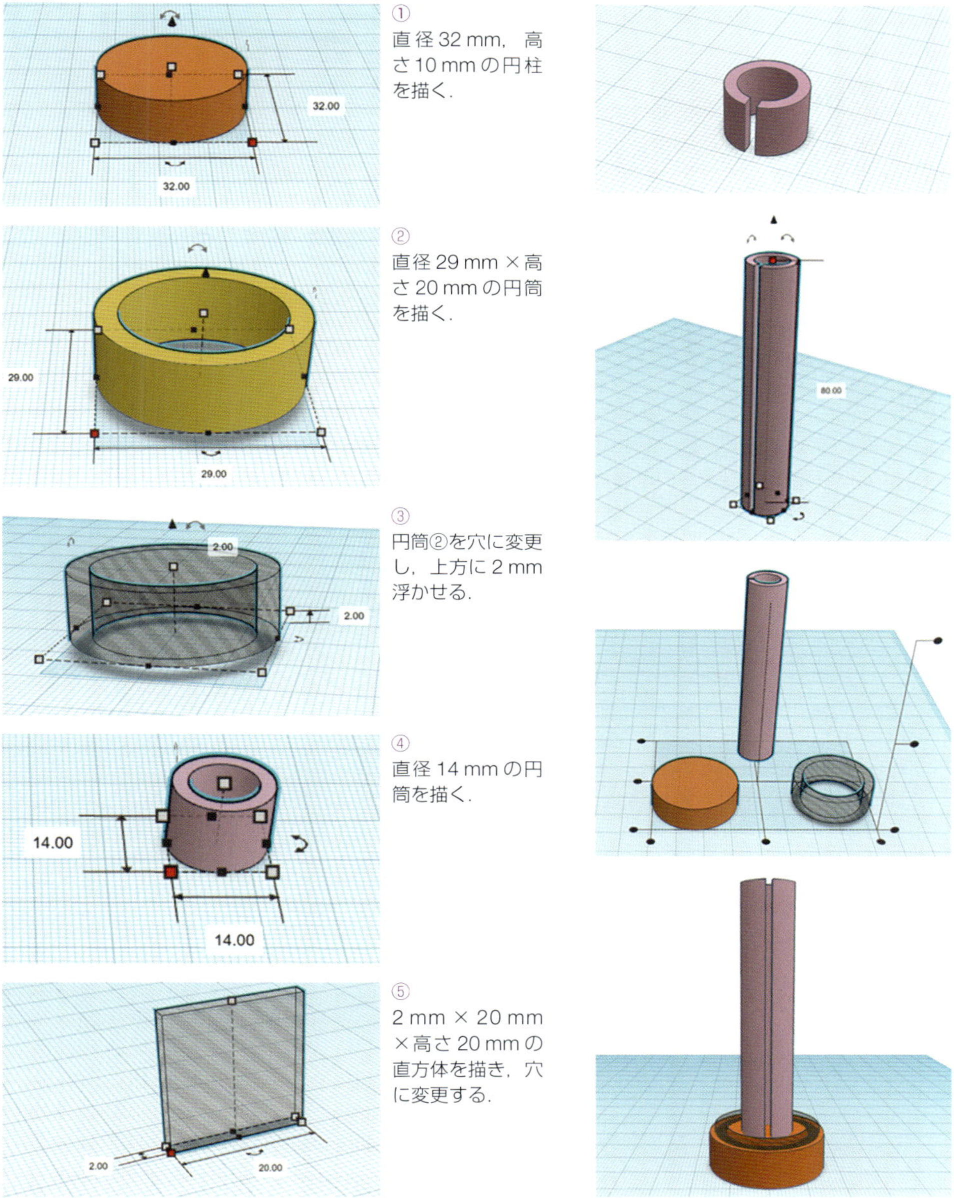
①
直径 32 mm，高さ 10 mm の円柱を描く．
32.00
32.00
②
直径 29 mm × 高さ 20 mm の円筒を描く．
29.00
29.00
③
円筒②を穴に変更し，上方に 2 mm 浮かせる．
2.00
2.00
④
直径 14 mm の円筒を描く．
14.00
14.00
⑤
2 mm × 20 mm ×高さ 20 mm の直方体を描き，穴に変更する．
2.00
20.00
⑥
円柱④に直方体⑤の隙間を差し込んで C 型を描く．
⑦
C 型スリット管の高さを 80 mm に延ばす．
80.00
⑧
円柱①，穴③，スリット管⑦をそろえる．
⑨
円柱①，穴③，スリット管⑦を組み合わせて部品 B の作図完成．

▶ **図 41　歯磨きペーストを押し出す自助具の部品 B の作図手順**

Tinkercad で筆者作成．

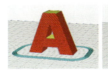 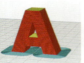
　スカート　　　　ブリム　　　　ラフト

▶図42　ビルドプレート(初期層)の種類
3Dプリントソフトウェア(スライサーソフト)UltiMaker Curaで筆者作成．

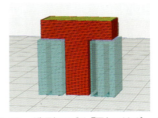

▶図43　造形モデル「T」のサポート例
3Dプリントソフトウェア(スライサーソフト)UltiMaker Curaで筆者作成．

▶表6　造形(印刷)設定

種類	特徴
品質	・印刷時のレイヤー(印刷層)の厚さやライン幅を設定する ・レイヤーやライン幅を薄く(細く)すると，作品の精度は高くなるが，印刷時間は長くなる ・レイヤーやライン幅を厚く(太く)すると，作品の精度は低下するが，印刷時間は短くなる
壁の厚み	・作品の壁の厚みを設定する．壁を厚くすると頑丈になるが，印刷時間とフィラメント使用量は増える
上面/底面	・作品の上部表面や底面のレイヤー，パターン(模様)を設定する
内部密度	・作品の内部密度を設定する ・作品の内部密度を高くすると強度は高まり，印刷時間とフィラメント使用量は増える
ノズルとビルドプレートの温度	・使用するフィラメントによって，印刷中のノズルの温度とビルドプレート温度を設定する
造形の速さ	・造形速度を速くすると，印刷時間は短くなる ・造形速度を遅くすると，印刷時間は長くなる
造形のサポート	・サポート材は造形後に削除する．サポートの構造が大きいときは，印刷時間とフィラメント使用量が増える ・作品は図案化のときに，できるならサポート構造を要しないデザインや配置をする
ビルドプレートへの固定	・スカートは造形開始時に造形物から離して，周囲に作出するライン．スカートはフィラメントの試し溶出と作出ラインがビルドプレートに接着しているかの確認が目的 ・ブリムは造形物の外周部に密着して印刷する ・ブリムは造形物とビルドプレートとの接地面積を増やし，固定させる目的がある ・ラフトは造形物とビルドプレートの間にできる層．ブリムと同様に，造形物をビルドプレートに固定させることを目的とし，ブリムよりも接着は強い．ラフトは造形後に除去する

モデルをつくる．ここでは，歯磨きペーストを押し出す自助具を作成してみよう(▶図39)．これは2つの部品で構成される(▶図40，41)．

C 造形(印刷)

　3Dプリンタの準備は，フィラメントのセット，プラスチックを溶出するノズルとビルドプレートとの高さを調整する．ビルドプレートは，オブジェクトが造形される板のことである．造形には，オブジェクトがビルドプレートに安定して固定される必要がある．オブジェクトの底面が不安定な場合は，印刷設定時に，ビルドプレートの密着性を高める形状にするとよい．これにより，オブジェクトがプリント途中で動いたりずれたりするのを防ぐ．オブジェクトによってはなくてもつくれる．形状にはスカート，ブリム，ラフトがある(▶図42)．

　フィラメントを溶かし，下から積み上げて作出するときは，張り出した形状や上からぶら下がっている形状にサポート材を一緒に造形する(▶図43)．その他の印刷設定も確認する(▶表6)．印刷設定後のファイルを3Dプリンタのアプリに読

み込ませ，作出するファイルを選択して造形を開始する．プリンタの作動初期は，作品とビルドプレートが接着してずれていないか確認する．

作出が終わった作品をビルドプレートから取り外すときは，造形を支えていたサポート材やスカートなどは除去する．はみ出した余分な材料部分は，やすりがけや研磨で整える．完成したら，ワークシートを使って振り返ってみよう(➡104, 116ページ)．

●引用文献

1) Fisher AG：Occupational Therapy Intervention Process Model: A Model for Planning and Implementing Top-down, Client-centered, and Occupation-based Interventions. Three Star Press, pp15-22, 2009

●参考文献

1) 林園子：はじめてでも簡単！ 3Dプリンタで自助具を作ろう．三輪書店，2019
2) 林園子：無料データをそのまま3Dプリント 作業に出会える道具カタログ／事例集．三輪書店，2021

102 ●【第Ⅰ章：作業と治療を理解するために】4. 基礎作業の体験

▶ワークシート：作業・物づくりの演習

基本項目　　　　　　学籍番号：　　　　　氏名：

- 作業の名前を書きましょう.

- 使用する材料・道具をあげましょう（名前，個数）.

- どの年齢層や性別に向いていると思いますか？

- どのくらいの時間が必要ですか？

- 作業を5つの工程に分け，各工程に名前をつけ，内容を説明しましょう（工程数は適宜決めましょう）.

名前	説明
1 _____	(　　　　　　　　　　　　　　　　　　　　　　　)
2 _____	(　　　　　　　　　　　　　　　　　　　　　　　)
3 _____	(　　　　　　　　　　　　　　　　　　　　　　　)
4 _____	(　　　　　　　　　　　　　　　　　　　　　　　)
5 _____	(　　　　　　　　　　　　　　　　　　　　　　　)

運動機能・技能的側面について

- どのような姿勢で作業しましたか？

- 必要な作業スピードはどの程度でしたか？

- どの筋を主に使用しましたか？

- 力や持久力はどの程度必要でしたか？

感覚・認知的側面について

- どのような感覚が必要ですか？

- 作業中，どのような感覚が印象に残りましたか？

- 注意・集中・判断力はどの程度必要ですか？

- 計画性はどの程度必要ですか？

▶つづき

コミュニケーション・交流的側面
- 作業にはどのようなコミュニケーションが必要ですか？

- 作業中の対人交流にはどのような自由度がありますか？

リスク
- 身体面ではどのようなリスクが考えられますか？

- 心理面ではどのようなリスクが考えられますか？

作業や作品のもつ特性について
- 作品自体，または作成過程にはどのような自由度・創造性がありますか？

- 工程ごとの作業の難易度はどの程度ですか？

- 作業過程や完成した作品から，どのような感情が誘発されやすいと考えますか？

- 結果の予測性（作業中に完成までの流れをイメージしやすいか）はどの程度ですか？

作業の治療的応用について
- この作業はどのような目的で用いると有効だと思いますか？　身体面・心理面の両面から考えてみましょう．

- この作業の難易度を調整（または段階づけ）する場合，どのような方法がありますか？　難易度を調整する際の注意点についても考えてみましょう．

104 ●【第Ⅰ章：作業と治療を理解するために】4. 基礎作業の体験

▶ワークシート：作業・物づくりの演習

製作前　　　　　　　　　　　学籍番号：＿＿＿＿＿＿　氏名：＿＿＿＿＿＿＿＿＿
(1)製作目的

- 困っている活動は何ですか？

- その活動に必要な動作とその可否を説明しましょう.

必要な動作	可否
＿＿＿＿＿＿＿＿＿＿＿＿＿＿	＿＿＿＿＿＿＿＿＿＿
＿＿＿＿＿＿＿＿＿＿＿＿＿＿	＿＿＿＿＿＿＿＿＿＿
＿＿＿＿＿＿＿＿＿＿＿＿＿＿	＿＿＿＿＿＿＿＿＿＿
＿＿＿＿＿＿＿＿＿＿＿＿＿＿	＿＿＿＿＿＿＿＿＿＿

- 製作する物の名前を書きましょう.

- どのような疾患，症状の人に向いていると思いますか？

- どのような年齢層や性別に向いていると思いますか？

- その活動を解決できる自助具（用具）を描いてみましょう.

- 作業工程を 5 つの工程に分け，各工程に名前をつけ，内容を説明しましょう（工程数は適宜決めましょう）.

名前	所要時間	説明
1 ＿＿＿＿＿＿＿＿＿＿	＿＿＿分	（　　　　　　　　　）
2 ＿＿＿＿＿＿＿＿＿＿	＿＿＿分	（　　　　　　　　　）
3 ＿＿＿＿＿＿＿＿＿＿	＿＿＿分	（　　　　　　　　　）
4 ＿＿＿＿＿＿＿＿＿＿	＿＿＿分	（　　　　　　　　　）
5 ＿＿＿＿＿＿＿＿＿＿	＿＿＿分	（　　　　　　　　　）

- 完成までどのくらいの時間が必要ですか？

▶つづき

製作後
(2) 運動機能・技能的側面について

- どのような運動・活動を補うことができますか？

- どのような心身機能・身体構造を補うことができますか？

- 製作した自助具 (道具) を使用するために，力や持久力はどの程度必要でしたか？

- 製作した自助具 (道具) を使用するために，どのような感覚が必要ですか？

- 製作した自助具 (道具) を使用するコツはありますか？

(3) 認知的側面について

- 製作した自助具 (道具) を使用するために，注意・集中・判断力はどの程度必要ですか？

- 製作した自助具 (道具) を使用するために，記憶はどの程度必要ですか？

(4) 使用するために必要なコミュニケーション

- 製作した自助具 (道具) の必要性を認識させるために，どのような説明をしますか？

- 製作した自助具 (道具) の使用方法をどのように説明しますか？

- 製作した自助具 (道具) の管理方法をどのように説明しますか？

- 製作した自助具 (道具) について，どのようなトラブルが考えられますか？

- 製作した自助具 (道具) の故障，リスク，感染症に関して，どのように説明しますか？

- 製作した自助具 (道具) の課題点はありますか？　その課題解決に向けて，どのような調整をするとよいか考えてみましょう.

106 ●【第Ⅰ章：作業と治療を理解するために】4. 基礎作業の体験

▶ワークシート：作業・物づくりの演習 (記入例：陶芸の場合)

基本項目　　　　　　　　　学籍番号：　　　　　　　　氏名：

- 作業の名前を書きましょう.
  陶芸　ひもづくりでの湯飲みづくり

- 使用する材料・道具をあげましょう (名前, 個数).
  陶芸用粘土, 釉薬, 陶芸用絵具
  粘土 (250〜350 g), 釉薬, 陶芸用絵具, 粘土板, ろくろ, ヘラ, コテ

- どの年齢層や性別に向いていると思いますか？
  小児から高齢者まで, 性別に関係なく好まれる作業である.

- どのくらいの時間が必要ですか？
  成形, 釉薬がけ, 色付けの工程は各1時間程度でできるが, 乾燥・焼成に数日要するため完成までに約1か月程度要する.

- 作業を5つの工程に分け, 各工程に名前をつけ, 内容を説明しましょう (工程数は適宜決めましょう).

	名前	説明
1	土をひも状にする	(陶芸用土を300 g程度用意し, 粘土版の上で細長くのばしひも状にする.)
2	成形する (ひもを積み上げていく)	(ひも状にした粘土を積み上げていき, つなぎ目をならしながら湯飲みの形に整える.)
3	乾燥・素焼き	(1週間程度乾燥させたあと, 電気釜で800℃程度で6時間程度素焼きする.)
4	色付け・釉薬がけ	(陶芸用絵具で絵付け, もしくは釉薬がけ.)
5	本焼き	(電気釜で1250℃で8時間程度本焼きする.)

運動機能・技能的側面について

- どのような姿勢で作業しましたか？
  椅子座位. 体幹と頸部は軽度屈曲位. 肩関節内転位, 肘関節屈曲位の姿勢が多かった.

- 必要な作業スピードはどの程度でしたか？
  終始ゆっくりとした作業が継続する.

- どの筋を主に使用しましたか？
  姿勢保持筋, 肩関節の屈曲筋・伸筋 (軽度), 肘関節の屈筋・伸筋. 手関節の掌屈筋・背屈筋, 手指の屈筋・伸筋を主に使用.

- 力や持久力はどの程度必要でしたか？
  土をこねる作業では立位で全身運動が必要となるが, それ以外に大きな力は使用せず, 細かい動作が多いため著しい疲労は感じない.

感覚・認知的側面について

- どのような感覚が必要ですか？
  土の硬さや温度を感じる触覚・圧覚・深部感覚. 仕上げていく過程での視覚.

- 作業中, どのような感覚が印象に残りましたか？
  土を触ったとき, ヒヤッとした冷たい感覚, 土をこねたり, 丸めたりする感覚が幼いころの泥んこ遊びなどを思い出し, 懐かしく思った.

- 注意・集中・判断力はどの程度必要ですか？
  何も考えず, ただ土をこねたり, のばしたり, 積み上げたり自然と集中していた. ひも状になった土を湯飲みの形に積み上げる工程はやや巧緻性が必要であった. 途中で中断すると乾燥してしまうため, 一定の持続力が必要となる. ひび割れなどの対処に判断力が必要となる.

- 計画性はどの程度必要ですか？
  どのような形にするか (例：大きさ, 高さなど), 色を何色にするか (例：焼成後の色をイメージする必要). 作業工程 (大きさ, 数, 乾燥日数, 収縮率, 素焼き, 本焼きなどの日程) に関して計画性が必要.

▶つづき

コミュニケーション・交流的側面

- 作業にはどのようなコミュニケーションが必要ですか？

  陶芸は工程数が多く，またある程度の注意点が必要であり，つくり方を理解するまでは指導を受ける必要がある．

- 作業中の対人交流にはどのような自由度がありますか？

  雑談をしながらでも可能．他者との距離は両手動作をしてもぶつからない程度のスペースの確保が必要．

リスク

- 身体面ではどのようなリスクが考えられますか？

  水や土に直接触れたり，また釉薬はガラスの成分が含まれるため，皮膚がかぶれたり，手荒れとなる恐れがある．疲労しやすい対象者の場合，適宜休憩が必要．焼成時には火傷に十分な配慮が必要である．

- 心理面ではどのようなリスクが考えられますか？

  自由度が高い作業であり，作業過程や完成品をイメージすることが難しく，対象者によっては不安が増長する恐れがある．乾燥や素焼き後は軽い衝撃でも破損することがあり，失敗体験となる可能性がある．

作業や作品のもつ特性について

- 作品自体，または作成過程にはどのような自由度・創造性がありますか？

  大きさや形を自由に造形することが可能であり，またさまざまな色にすることもできる．そのため大変自由度が高く，また創造性を発揮できる作業といえる．

- 工程ごとの作業の難易度はどの程度ですか？

  練る作業や土をひも状にする工程は難しくないが，ひも状になった土を積み上げ，なだらかに仕上げていく工程はやや難易度が高い．

- 作業過程や完成した作品から，どのような感情が誘発されやすいと考えますか？

  満足感，自己効力感が得られやすい．

- 結果の予測性（作業中に完成までの流れをイメージしやすいか）はどの程度ですか？

  湯飲みや茶碗など実際にあるものを目的として作成すればある程度イメージはもちやすい．

作業の治療的応用について

- この作業はどのような目的で用いると有効だと思いますか？　身体面・心理面の両面から考えてみましょう．
  - 手指や前腕の筋力向上など身体機能の向上・回復を目的として用いる．
  - 姿勢保持や持久力などの全身の機能の向上を目的として用いる．
  - 集中力・注意力・計画性などの認知機能の向上を目的として用いる．
  - 創造性や個性を発揮し，自己肯定感や自己効力感の向上を目的として用いる．
  - 気分転換や楽しみ，余暇活動・趣味活動の獲得を目的として用いる．
  - 他者との交流や社会参加を目的として用いる．

- この作業の難易度を調整（または段階づけ）する場合，どのような方法がありますか？　難易度を調整する際の注意点についても考えてみましょう．
  - 工程の一部分だけを行う（土練りの作業や焼成の工程を割愛する）．
  - 手びねりではなく，玉づくり，たたらづくりで空き缶などの型枠を用いてつくる．

108 ●【第Ⅰ章：作業と治療を理解するために】4. 基礎作業の体験

▶ワークシート：作業・物づくりの演習 （記入例：木工の場合）

基本項目　　　　　　　　　　　学籍番号：　　　　　　　氏名：

- 作業の名前を書きましょう.
  木工（棚づくり）

- 使用する材料・道具をあげましょう（名前，個数）.
  板，鉋，鑿，鋸，金槌，やすりがけ道具，万力，曲尺，木工用接着剤，ハケ，木工用ニスなど

- どの年齢層や性別に向いていると思いますか？
  年齢層：50〜60 歳代
  性別：男性

- どのくらいの時間が必要ですか？
  5〜6 時間

- 作業を 5 つの工程に分け，各工程に名前をつけ，内容を説明しましょう（工程数は適宜決めましょう）.

	名前	説明
1	プランニング（製図）	（何を作成するかを決定し，その工程を設計する. ）
2	木取り	（板からパーツを切り出す. ）
3	鋸引き	（（木取りの工程の一部）鋸を用いて木材を切断する. ）
4	釘打ち	（釘や木ネジなどを用いて，パーツを組み合わせる. ）
5	やすりがけ	（やすりを用いて木材の表面の修正や仕上げを行う. ）
6	塗装	（木の表面に塗料を塗り，見栄えや耐久性向上を図る. ）

運動機能・技能的側面について

- どのような姿勢で作業しましたか？
  鋸引き，釘打ちなどは中腰，もしくは立位.
  ニス塗り，成形などは座位.
- 必要な作業スピードはどの程度でしたか？
  全体的にスピードはゆっくりでも可能.
  ニス塗りは塗料が乾くまでに塗り終わる必要があるため，短時間で塗る必要がある.
- どの筋を主に使用しましたか？
  上肢筋群，手指屈筋群を使用.
  長時間の姿勢保持が必要なため，体幹の起立筋群の活動も必要.
- 力や持久力はどの程度必要でしたか？
  鋸引き，釘打ちなどは道具を強く把持する必要があるため，一定以上の握力が必要.
  また，鋸引きは体幹の姿勢保持や，上肢−体幹の連動が必要なため，協調性が重要.
  そして，一片を鋸引きで切り出すためには数分〜数十分必要なため，その間の持久力が必要.

感覚・認知的側面について

- どのような感覚が必要ですか？
  微細な質感や運動方向の調整が必要なため，表在感覚・深部感覚の両方が必要である.
  また，扱いを間違えると怪我をする道具が多いため，痛覚が保たれていることも必要.
- 作業中，どのような感覚が印象に残りましたか？
  鋸を引くときや，釘を打つときに方向がずれるとうまくいかないため，自分の体の位置や運動方向，また扱う道具の
  向きなどを知覚する必要がある.
- 注意・集中・判断力はどの程度必要ですか？
  速度を求められない代わりに，動作の正確性や身体−道具の協調，道具を正確に扱えるかといった注意・判断能力が求められる.
  また，扱いを間違えると怪我をする道具が多いため，怪我をしないように動作時の集中力も求められる.
- 計画性はどの程度必要ですか？
  作成する物にもよるが，切り出す木片のサイズや，組み合わせる箇所，釘打ちする場所など綿密な計画が必要となる.
  事前の計画がしっかりと立てられているのであれば，作業中に計画を変更することはほとんどない.

▶つづき

コミュニケーション・交流的側面

- 作業にはどのようなコミュニケーションが必要ですか？

  作業を分担する場合には，どこを誰が担当するかを話し合う必要がある．
  個々人で行う場合には，作業でつまずいた場合に相談できる人がいるほうが安心である．その場合は，必要に応じて助言を求める能力が求められる．

- 作業中の対人交流にはどのような自由度がありますか？

  作業中は話をしながら行うと，かえって怪我をする恐れがあるため，休憩時間を定期的に設けて，決められた時間に対人交流を図るとよい．
  休憩時間は，中断がしやすい作業であるため，こまめに設定したほうがよい．

リスク

- 身体面ではどのようなリスクが考えられますか？

  道具を把持する握力と，同じ姿勢を保持することが多いため，筋疲労や疼痛を引き起こすリスクがある．
  また，不注意で手を切ったり，誤って金槌で指を叩いたりする恐れもある．

- 心理面ではどのようなリスクが考えられますか？

  木片の切り出しや，釘打ちなどで失敗した場合，調整が難しい場合があるため，再度作業を行う必要がある．その際に，モチベーションの低下などを引き起こす可能性がある．

作業や作品のもつ特性について

- 作品自体，または作成過程にはどのような自由度・創造性がありますか？

  自由度：不可逆的な素材のため，成形の失敗などには対応しにくい
  創造性：基本的なデザインは固定されるが，模様などを入れたり形を変えたりなど創造性を発揮できる部分がある

- 工程ごとの作業の難易度はどの程度ですか？

  デザインの計画は正確性が求められる．
  実際に成形する工程では，計画どおりに行えば，難易度は高くはない．

- 作業過程や完成した作品から，どのような感情が誘発されやすいと考えますか？

  木工で作成する物は，鑑賞用というよりは実用的なものが多いため，日常的に使用するものが多い．したがって，日常生活に役立つものを作成することで自己効力感を高めることが期待される．

- 結果の予測性（作業中に完成までの流れをイメージしやすいか）はどの程度ですか？

  計画の段階で，作成する物の形をイメージしやすい．
  言い換えれば，完成形がしっかりとイメージされる作成計画を立てることが重要である．

作業の治療的応用について

- この作業はどのような目的で用いると有効だと思いますか？　身体面・心理面の両面から考えてみましょう．

  身体面：道具の把持，姿勢の保持が要求されるため，握力の強化や耐久性の向上が期待できる．また，上肢と体幹の協調性も作業のなかで求められるため，身体面では上肢，下肢，体幹のいずれも身体機能向上が図れる．
  心理面：普段使いするものを作成することが多いため，自己効力感を得られやすい．また，木材を切ったり，釘を打ったりするなどダイナミックな動きを行うため，衝動性の発散なども期待できる．

- この作業の難易度を調整（または段階づけ）する場合，どのような方法がありますか？　難易度を調整する際の注意点についても考えてみましょう．

  全体的に言えることは，扱う物や道具のこともあり怪我をしやすい作業であるため，どの工程でどんな怪我を負う可能性があるかを想定し，また対象者の注意機能や判断力・遂行機能などを加味して，安全第一に行う必要がある．
  どのような物を作成するか，作成に必要な材料は何か，どのような形のパーツをいくつ成形すればよいかなどの計画をしっかりと立てることで，作業の成功率が向上する．よって，その計画の部分でどこまで対象者に行わせるか，どの程度こちらでサポートするかで難易度設定ができる．
  また，鋸引きや釘打ちなどの工程では，求められる身体機能が比較的高いため，部分的に介助をすることで難易度調整を行う（たとえば木材の固定のしかたを工夫して，上肢の動きだけで鋸引きができるようにセッティングする，など）

110 ●【第Ⅰ章：作業と治療を理解するために】4. 基礎作業の体験

▶ **ワークシート：作業・物づくりの演習** (記入例：革細工の場合)

基本項目　　　　　　　　　　学籍番号：　　　　　　氏名：

- 作業の名前を書きましょう.
  革細工(コインケースづくり)

- 使用する材料・道具をあげましょう(名前，個数).
  革，革ひも，下敷き，ゴム板，木槌，ハトメ抜き，レース針，カシメ打ち，打ち台，金具，刻印，クラフト染料，
  レザーコート，柔らかい布

- どの年齢層や性別に向いていると思いますか？
  年齢層は小児から高齢者まで. 性差なくすべての人が対象.

- どのくらいの時間が必要ですか？
  2～3日程度

- 作業を5つの工程に分け，各工程に名前をつけ，内容を説明しましょう(工程数は適宜決めましょう).

  名前　　　　　　　　　　　　　　　　　　　説明

  1　革を裁断し，刻印する　（見本に沿って革を裁断し，好きな刻印でスタンピングを行う.　　　　　　　　　　）

  2　着色　　　　　　　　　（クラフト塗料で好みの色で染色後，完全に乾いたらレザーコートを柔らかい布で均一に塗る.）

  3　穴あけ　　　　　　　　（ハトメ抜きで革の周りと金具を取りつけるための穴をあける.　　　　　　　　　）

  4　金具つけ　　　　　　　（打ち台とカシメ打ちを使用して金具を取りつける.　　　　　　　　　　　　　）

  5　革ひもでかがる　　　　（革ひもとレース針で革の周りをかがる.　　　　　　　　　　　　　　　　　）

運動機能・技能的側面について

- どのような姿勢で作業しましたか？
  基本的には椅子座位で行うが，スタンピングを行う際には立位で行う場合もある.

- 必要な作業スピードはどの程度でしたか？
  慣れてくると後半はややスピードが早くなった印象.

- どの筋を主に使用しましたか？
  姿勢保持筋全般に加え，木槌で叩くスタンピングや穴あけの工程では，主に肩関節周囲筋や肘関節の屈筋・伸筋を使用
  する. また，革ひもでかがる動作では手関節・手指の屈筋・伸筋を主に使用した.

- 力や持久力はどの程度必要でしたか？
  木槌で叩く動作では大きな力を必要とした. 長時間の座位保持が必要であり，姿勢を保持する能力や耐久性が必要で
  あった.

感覚・認知的側面について

- どのような感覚が必要ですか？
  主に視覚・触覚・圧覚・深部感覚が必要.

- 作業中，どのような感覚が印象に残りましたか？
  木槌で模様を押しつける瞬間に革の表面に模様が浮き出てくる感覚は非常に興奮する. また，最初は硬い革もスタンピ
  ングするにつれて徐々に軟らかくなり，手触りが変わるのが感じられる. スタンピングが終わり，デザインが革に刻
  まれた完成品を見ると，完成度の高さに満足感と充実感が得られる.

- 注意・集中・判断力はどの程度必要ですか？
  革を切ったりレース針でかがったりするなど，細かな作業が多いため素材の特性やデザインに注意を払いながら進める必
  要がある. また，木槌で叩く際には，革の種類や厚みによって適切な圧力が異なるため，適切な力を判断して刻印する.

- 計画性はどの程度必要ですか？
  どのようなデザインにするかをイメージしながら，作品の外観・サイズを計画する. また，デザインが決まれば，刻印
  の種類や模様の配置を選択する必要がある.

ワークシート ● 111

▶つづき

コミュニケーション・交流的側面

- 作業にはどのようなコミュニケーションが必要ですか？

  つくり方を理解するまでは指導を仰ぐ必要がある．理解すれば1人でも作業は可能．

- 作業中の対人交流にはどのような自由度がありますか？

  雑談をしながらでも作業可能．また，他者との位置関係（座る場所）にも制約はないが，革細工をするためのテーブル上のスペース，上肢・手指を自由に使うための両脇のスペースは必要．革細工を通じて作品を他人と共有し，交流することも可能．

リスク

- 身体面ではどのようなリスクが考えられますか？

  革を裁断するにあたり刃物を使用するため，安全対策を講じる必要がある．また，染料には化学物質が使用されることがあり，適切な保護具（手袋など）を使用し，風通しのよい場所で作業することが望ましい．巧緻性を要する作業であるため，適度に休憩をはさむなどの配慮が必要．

- 心理面ではどのようなリスクが考えられますか？

  1人で全工程を担うことが難しい対象者の場合，失敗や挫折につながらないように配慮が必要．

作業や作品のもつ特性について

- 作品自体，または作成過程にはどのような自由度・創造性がありますか？

  刻印の種類，色などを選択し独自のデザインを生み出すことができる．また，1人〜複数人で作業が可能であり，雑談（会話）しながらも可能．

- 工程ごとの作業の難易度はどの程度ですか？

  デザインの考案や計画はやや難易度が高い．しかし，刻印や着色，レース針でかがる工程は繰り返しの作業で難易度は低い．

- 作業過程や完成した作品から，どのような感情が誘発されやすいと考えますか？

  独自のデザインで創作するため成功裏に終わると，喜びと充足感が得られる．また，完成品を他人に見せたり，贈り物にしたりすることで喜びと充足感がより強くなる．途中でうまくいかない部分があったり，予期せぬ問題が発生することで挫折感や焦燥感が生まれることがあるが，これらを克服することで成長の機会ともなる．

- 結果の予測性（作業中に完成までの流れをイメージしやすいか）はどの程度ですか？

  単純なデザインの場合は作業中の進捗や完成予測が比較的容易であるが，複雑なデザインの場合は予測性が低下する可能性がある．

作業の治療的応用について

- この作業はどのような目的で用いると有効だと思いますか？　身体面・心理面の両面から考えてみましょう．
  - 手指の巧緻性向上，筋力向上など，身体機能の量的な回復を目的として用いる．
  - 注意力や集中力の向上を目的として用いる．
  - 入院生活などでの気晴らしや楽しみを目的として用いる．
  - 計画力，時間管理などの日常生活スキルの向上を目的として用いる．
  - 作業を通じたグループワークや作品の共有を通してコミュニケーションや社交性の向上を目的として用いる．
  - 作品が完成することで自尊心の向上や達成感を得ることができるため，モチベーションの向上を目的として用いる．
  - 「家族へ作品をプレゼントする」など新たな意味や役割を創造する目的で用いる．

- この作業の難易度を調整（または段階づけ）する場合，どのような方法がありますか？　難易度を調整する際の注意点についても考えてみましょう．
  - 完成品を見本として提示することでデザインの考案や計画を調整する．
  - 最初は刻印するのみで，徐々に担う工程を増やしていく．
  - テーブル（座位），スタンディングテーブル（立位）など作業姿勢を変える．
  - 一度に作業する時間や工程を決める（少しずつ増やしていく）
  - ※注意点
  - 心理面の回復を目的とする場合は，負担が少ないよう難易度や環境設定，作業時間などを調整し，作業工程や完成した作品を通して成功体験となるような配慮が必要．

112 ●【第Ⅰ章：作業と治療を理解するために】4. 基礎作業の体験

▶ワークシート：作業・物づくりの演習 (記入例：マクラメの場合)

基本項目　　　　　　　　　　　学籍番号：　　　　　　　氏名：

- 作業の名前を書きましょう.
  マクラメコースターづくり

- 使用する材料・道具をあげましょう(名前, 個数).
  マクラメ糸もしくはひも(ある程度の太さがあり, 結び目がゆるまず伸縮性の少ない素材)(1人15m程度),
  セロハンテープもしくはマクラメボード(ひもを固定する用具), 千枚通し(結び目をほどく際に使用), メジャー,
  とじ針と鉤針(端糸の始末に使用).

- どの年齢層や性別に向いていると思いますか？
  結びの順番などの理解が必要であるが, 年齢層は小児から高齢者まで. 性別は男性より女性のほうがなじみやすいと
  考える.

- どのくらいの時間が必要ですか？
  3〜4時間程度

- 作業を5つの工程に分け, 各工程に名前をつけ, 内容を説明しましょう(工程数は適宜決めましょう).

	名前	説明
1	材料を準備する	(芯ひもを固定し, 結びひもを14本二つ折りにして芯ひもに取りつける.)
2	1段目を結ぶ	(端から4本1組で左上平結びを1回ずつ行う.)
3	2段目を結ぶ	(右端を2本残して, 左上平結びと右上平結びを交互に行う.)
4	3段目以降を結ぶ	(1段目と2段目の工程を交互に行い縦横の長さが同じになるまで結ぶ.)
5	結び終わりの始末をする	(ひもの端の始末を行い, 接着剤で止めて乾いたら余ったひもを切る.)

運動機能・技能的側面について

- どのような姿勢で作業しましたか？
  椅子座位・机に上肢をのせ, 頸部・体幹は軽度屈曲位で肘部を机につけ手指を使って作業することが多かった.
- 必要な作業スピードはどの程度でしたか？
  作業開始時は結びひもの結び方を間違えないようゆっくりと作業を進めていたが, 慣れてくると繰り返し作業であった
  ため徐々に作業スピードが早くなった. 最後の結び終わりの始末の段階が複雑だったため再びゆっくりとした作業となった.
- どの筋を主に使用しましたか？
  机上課題であったため姿勢保持筋全般を使用しており, 肩・肘関節周囲筋を固定筋として使用しながら, 手関節・手指
  の屈筋伸筋を主に使用した.
- 力や持久力はどの程度必要でしたか？
  作業を通して強い力は必要ではなかったが, 結びを行う際に弱い力で結ぶとほどけてしまい逆に強く結びすぎると結び
  目が崩れてしまうため適度な力の調整が必要だった. また, 作業時間が比較的長くやや疲労感を感じる作業であるため
  適度に休憩しながら行うとよいと感じた.

感覚・認知的側面について

- どのような感覚が必要ですか？
  主に, 視覚・触覚・圧覚・深部感覚が必要
- 作業中, どのような感覚が印象に残りましたか？
  今までにこれほど多くのひもを結ぶといった経験がなかったため, 適度な力の調整をすることが難しいと感じた.
  また, 細かい作業であったため視覚が重要だと感じた.
- 注意・集中・判断力はどの程度必要ですか？
  結び目をつくるために巧緻性を必要とするため, 注意力や集中力を必要とする作業である. また, 結ぶ段によって結び
  方を変えることが必要であるため, やや判断力が必要となる場面もあった. 疲労感が出た際には中断し休息を取ること
  も可能であるため, 持続力は調整可能であると考える.
- 計画性はどの程度必要ですか？
  色の配置(例：色を交互にするのか, 左右で色を分けるのか, 単色にするのか), 大きさ(結びひもの数を増やすと大き
  い作品になる), 模様(結びひもの結び方で模様が変わる)に関して計画性が必要.

つづき

コミュニケーション・交流的側面

- 作業にはどのようなコミュニケーションが必要ですか？

  結び始めと結び終わりには，結び方の指導を仰ぐ必要があるが，それ以外は理解すれば1人で作業が可能．

- 作業中の対人交流にはどのような自由度がありますか？

  慣れた工程であれば雑談をしながらでも作業可能．他者との位置関係（座る位置）にも制約はないが，マクラメを固定する場所を確保するためにテーブル上のスペース・上肢や手指を自由に動かすための両脇のスペースが必要．

リスク

- 身体面ではどのようなリスクが考えられますか？

  千枚通しやとじ針など先のとがったものを使用する機会があるため，道具の使用で身体を傷つけるなどのリスクはある．加えて，耐久性の低い対象者の場合には適度に休息を取りつつ行うなどの配慮が必要．

- 心理面ではどのようなリスクが考えられますか？

  作業の特性上，工程ごとに分担して行うことが難しいものであることから失敗体験とならないよう結び方などを十分に理解してから取り組む必要があると思われる．対象者の理解度に合わせた難易度の設定をするなどの配慮を要すると考える．

作業や作品のもつ特性について

- 作品自体，または作成過程にはどのような自由度・創造性がありますか？

  選択するひもの色や素材の種類を選ぶ，いつでも中断や再開が可能である，結びの種類や結びひもの数などで段階づけが可能であり，コースター以外の作品にも応用することができる．他の対象者と会話しながらも作業ができ，1人〜多人数での作業が可能であるなど．

- 工程ごとの作業の難易度はどの程度ですか？

  結び方を覚えるまではやや難易度が高いが，覚えたあとは単純な繰り返し作業であるため難易度は低いと考える．

- 作業過程や完成した作品から，どのような感情が誘発されやすいと考えますか？

  実用的な作品をつくることができるため，達成感が得られやすく見栄えもよいことから，楽しさ・喜び・満足感などのポジティブな感情を得られる．その反面，同じ結びの繰り返しとなるため，飽きてしまうことで意欲低下を引き起こす可能性もあると考える．

- 結果の予測性（作業中に完成までの流れをイメージしやすいか）はどの程度ですか？

  結ぶ段が進むにつれて徐々に作品が出来上がるため，予測性は高い作品であると考える．また，作品例などを参考にしながら作成する

  - 実物大の型紙を用いて作成するなどすると，より予測性が上がると考える．

作業の治療的応用について

- この作業はどのような目的で用いると有効だと思いますか？　身体面・心理面の両面から考えてみましょう．
  - 手指を使って結ぶため，手指の筋力向上など身体機能の改善目的で用いる．
  - 座位で行うため，姿勢保持筋の筋力訓練や耐久性向上の目的で用いる．
  - 両上肢を使ってひもの結びを行うため，両手の協調性の改善目的で用いる．
  - 注意や集中力の向上目的で用いる．
  - 計算力や企画力，理解力の評価目的で用いる．
  - 趣味や生きがいとしての心理的安定を図る目的で用いる．
  - 自室での余暇活動として，生活リズム化としての目的で用いる．

- この作業の難易度を調整（または段階づけ）する場合，どのような方法がありますか？　難易度を調整する際の注意点についても考えてみましょう．
  - 結び方やひもの種類や太さなどの素材を変える．
  - 平結びではなく別の結び方を用いる．
  - 壁にひもを取りつけることで立位での実施をするなど作業姿勢を変える
  - コースターではなく別の作品を作成する．
  - 一度に結ぶひもの段数を増減させる．
  - 視力の低下がある対象者に対しては，太いひもを使用する・ひもの色を見やすい色にすることで難易度調整が可能である．

114 ●【第Ⅰ章：作業と治療を理解するために】4. 基礎作業の体験

▶ワークシート：作業・物づくりの演習 (記入例：くす玉づくりの場合)

基本項目　　　　　　　　　　　学籍番号：　　　　　氏名：

- 作業の名前を書きましょう.
  　くす玉づくり

- 使用する材料・道具をあげましょう (名前, 個数).
  　折り紙 (同じ大きさのものを 60 枚), のり (スティックのりが望ましい), クリップ (50 個程度)

- どの年齢層や性別に向いていると思いますか？
  　年齢層は小児から高齢者まで. 性別は男性よりは女性のほうがなじみやすいと考える.

- どのくらいの時間が必要ですか？
  　2〜3 時間程度

- 作業を 5 つの工程に分け, 各工程に名前をつけ, 内容を説明しましょう (工程数は適宜決めましょう).

	名前	説明
1	材料を準備する	(テーブル上に折り紙, のり, クリップを準備する.)
2	花びらをつくる	(折り紙で花びらのパーツをつくり, のりづけする.)
3	花をつくる	(花びらを 5 個のりづけし, 花の形をつくる.)
4	半球状にする	(花を 6 個のりづけし半球状にする. 剝がれやすい場合はクリップでとめる.)
5	半球同士を合わせる	(半球同士を合わせ球状にする. 剝がれやすい場合はクリップでとめる.)

運動機能・技能的側面について

- どのような姿勢で作業しましたか？
  　椅子座位, 体幹と頸部は軽度屈曲し, 前腕がテーブルに接した状態で作業することが多かった.

- 必要な作業スピードはどの程度でしたか？
  　ゆっくりとした作業. 慣れてくると後半はややスピードが速くなった印象.

- どの筋を主に使用しましたか？
  　姿勢保持筋全般に加え, 肩・肘関節周囲筋を固定筋として使用しながら, 手関節・手指の屈筋・伸筋を主に使用した.

- 力や持久力はどの程度必要でしたか？
  　作業自体に大きな力は必要としなかった. また, 長時間作業しても著しい疲労は感じなかった.

感覚・認知的側面について

- どのような感覚が必要ですか？
  　主に視覚・触覚・圧覚・深部感覚が必要.

- 作業中, どのような感覚が印象に残りましたか？
  　折り紙を見る・触るのが久しぶりで, 感触が懐かしかった.

- 注意・集中・判断力はどの程度必要ですか？
  　花びらづくりはやや巧緻性を必要とするため, 軽度の注意・集中が必要であったが, 難しい判断を求められる工程はなかった. また, 中断が自由にできるため, 持続力は調整が可能と考える.

- 計画性はどの程度必要ですか？
  　くす玉の色 (例：どの色を何枚使用し, どの順番で貼り合わせるか), 作業手順 (例：最初に花びらを 60 個つくるか, 花びらを 5 個つくるごとに花をつくるか) に関して計画性が必要.

▶つづき

コミュニケーション・交流的側面

- 作業にはどのようなコミュニケーションが必要ですか？
  つくり方を理解するまでは指導を仰ぐ必要がある．理解すれば1人でも作業は可能．

- 作業中の対人交流にはどのような自由度がありますか？
  雑談をしながらでも作業可能．また，他者との位置関係（座る場所）にも制約はないが，折り紙を折るためのテーブル上のスペース，上肢・手指を自由に使うための両脇のスペースは必要．

リスク

- 身体面ではどのようなリスクが考えられますか？
  材料・道具にはリスクはないと考えるが，疲労しやすい対象者の場合，適度に休憩をはさむなどの配慮が必要．

- 心理面ではどのようなリスクが考えられますか？
  1人で全工程を担うことが難しい対象者の場合，失敗や挫折につながらないよう，一部分のみを担ってもらうなどの配慮が必要と考える．また，あまり簡単な工程ばかりを担ってもらうことは自尊心を傷つける可能性がある．

作業や作品のもつ特性について

- 作品自体，または作成過程にはどのような自由度・創造性がありますか？
  折り紙の色を選ぶ（または千代紙などを用いる），いつでも中断（再開）できる．工程や折り紙の大きさなどで段階づけができる．雑談（会話）しながら作業できる．1〜複数人で作業できる，など．

- 工程ごとの作業の難易度はどの程度ですか？
  花びらづくり・花づくりの難易度は低いが，花同士を貼り合わせる工程はやや難易度が高い．

- 作業過程や完成した作品から，どのような感情が誘発されやすいと考えますか？
  難易度に比して完成品の見栄えがよく，嬉しさ，満足感，有能感を感じやすい．その反面，工程は単純作業の繰り返しが多く，作業中に飽きたり，意欲が低下する可能性もある．

- 結果の予測性（作業中に完成までの流れをイメージしやすいか）はどの程度ですか？
  使用する折り紙の枚数は決まっており，全作業工程のうち，どの程度作業が進んでいるのか，どの程度作業が残っているのかを予測しやす．一方で，花同士を貼り合わせるまで作品の全貌が見えにくいため，完成品のイメージは作業の終盤にならなければイメージしにくいかもしれない．

作業の治療的応用について

- この作業はどのような目的で用いると有効だと思いますか？　身体面・心理面の両面から考えてみましょう．
  - 手指の筋力向上など，身体機能の量的な回復を目的として用いる．
  - 注意力や集中力の向上を目的として用いる．
  - 離床の意味を付与する目的として用いる．
  - 入院生活などでの気晴らしや楽しみを目的として用いる．
  - 認知症者などに対して懐かしさなどの刺激を入力するために用いる．
  - 「家族へ作品をプレゼントする」など新たな意味や役割を創造する目的で用いる．
  - 「障害を呈しても何かを成し遂げることができる」という自信の獲得を目的として用いる．

- この作業の難易度を調整（または段階づけ）する場合，どのような方法がありますか？　難易度を調整する際の注意点についても考えてみましょう．
  - 折り紙の大きさで必要な巧緻性を調整する．
  - 最初は花びらのみをつくってもらい，徐々に担う工程を増やしていく．
  - テーブル（座位），スタンディングテーブル（立位）など作業姿勢を変える．
  - 一度に作業する時間や折り紙の枚数を決める（少しずつ増やしていく）．

  ＊注意点
  - 身体機能の回復を目的とする場合は，適度な難易度が必要であるが，心理面を目的とした場合は負担が少ないよう難易度や作業時間などを調整し，作業工程や完成した作品を通して快刺激や成功体験となるよう（失敗体験・挫折体験にならないよう）配慮が必要．

116 ●【第Ⅰ章：作業と治療を理解するために】4. 基礎作業の体験

▶ワークシート：作業・物づくりの演習 (記入例：デジタルファブリケーションの場合)

製作前　　　　　　　　　　　　学籍番号：　　　　　　　氏名：
(1) 製作目的

- 困っている活動は何ですか？
  歯磨きペーストを押し出すこと

- その活動に必要な動作とその可否を説明しましょう．

必要な動作	可否
• 磨きチューブを固定する	できる
• 歯磨きペーストを押し出す	できない

- 製作する物の名前を書きましょう
  歯磨きペースト押し出し器

- どのような疾患，症状の人に向いていると思いますか？
  握力やピンチ力が弱い方

- どのような年齢層や性別に向いていると思いますか？
  子どもや高齢者

- その活動を解決できる自助具（道具）を描いてみましょう．

部品 A　　　　部品 B

- 作業工程を 5 つの工程に分け，各工程に名前をつけ，内容を説明しましょう（工程数は適宜決めましょう）．

	名前	所要時間	説明
1	歯みがきペースト押し出し器のスケッチ	30 分	（ペースト押し出し器の 2 つのパーツを絵に描く． ）
2	3D 造形	60 分	（2 つの部品について 3D 造形のファイルをつくる． ）
3	造形（印刷）設定	10 分	（造形（印刷）の設定をする． ）
4	造形（印刷）	60 分	（造形（印刷）する． ）
5	効果検証	10 分	（当初の目的が達成できたか確認する． ）

- 完成までどのくらいの時間が必要ですか？
  2 時間半〜3 時間

▶つづき

製作後
(2)運動機能・技能的側面について

- どのような運動・活動を補うことができますか？
  歯磨きペーストを押し出す活動を補助する.

- どのような心身機能・身体構造を補うことができますか？
  握力やピンチ力を補うことができる.

- 製作した自助具（道具）を使用するために，力や持久力はどの程度必要でしたか？
  部品 B を回転させるときに，ピンチ力を要した.

- 製作した自助具（道具）を使用するために，どのような感覚が必要ですか？
  視覚，触覚，圧覚，深部感覚を要する.

- 製作した自助具（道具）を使用するコツはありますか？
  歯磨きペーストを少しずつ押し出すために，部品 B を回転させる.

(3)認知的側面について

- 製作した自助具（道具）を使用するために，注意・集中・判断力はどの程度必要ですか？
  歯磨きペーストを適量押し出すために，注意・集中を要する. また，適量を押し出すことができたかの判断を要する.

- 製作した自助具（道具）を使用するために，記憶はどの程度必要ですか？
  使用方法を覚えておくための記憶力は毎回の作業時に必要.

(4)使用するために必要なコミュニケーション

- 製作した自助具（道具）の必要性を認識させるために，どのような説明をしますか？
  歯磨きペーストを押し出すことが難しいとき，ペーストを適量押し出すために，この用具を使うと適量を使用できる.

- 製作した自助具（道具）の使用方法をどのように説明しますか？
  部品 B に歯磨きチューブの上端を差し込む. そのまま部品 A のスリットに，歯磨きチューブを差し込みながら，部品 A と部品 B を組み合わせる. その後，歯磨きチューブのキャップを開けて，部品 A を固定したまま，ペーストが適量出るまで，部品 B を回転させる.

- 製作した自助具（道具）の管理方法をどのように説明しますか？
  使用後は，水に濡れないような場所に置いて保管する. もし，水に濡れたり，洗ったりした場合は乾かすように.

- 製作した自助具（道具）について，どのようなトラブルが考えられますか？
  部品 B を回転させるとき，部品が破損する. 用具が濡れたまま放置するとカビなどが繁殖して不潔になりやすい.

- 製作した自助具（道具）の故障，リスク，感染症に関して，どのように説明しますか？
  用具の破損や汚染したときは，使用を中止する.

- 製作した自助具（道具）の課題点はありますか？　その課題解決に向けて，どのような調整をするとよいか考えてみましょう.
  部品 B を回転させるときは，ピンチ力を要した. その解決のために，部品 B に持ち手を設けると回転が容易になり，ピンチ力は少なくても操作できそうである.

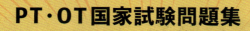

PT・OT国家試験問題集
でるもん・でたもん過去問Online

PT・OT国家試験問題の解答・解説を完全オンライン化

『でるもん・でたもん』シリーズの解答・解説者が、最近数年間の過去問を分析。定評ある"解説力"とオンラインならではの多彩な機能で、受験者を徹底サポート！

まずは1週間 無料トライアル

商品サイトから開始できます！

CHECK!

3つのステップで、すぐスタート！

1. 医学書院IDを取得、ログイン
2. 携帯でSMS（ショートメール）を受信・認証実行
3. 即、トライアル！

えっ、こんだけ?!

国試はスマホで解く。

苦手領域をデータで把握！　　解答・解説を読んで得点UP

スキマ時間で無駄なく勉強　　解答、即、答え合わせ

※ご購入の際は、取り扱い書店様でのお申し込みをお願いします（お近くに取り扱い店がない場合は、弊社HPよりご注文いただけます）。

 医学書院　〒113-8719　東京都文京区本郷1-28-23　［WEBサイト］https://www.igaku-shoin.co.jp
［販売・PR部］TEL:03-3817-5650　FAX:03-3815-7804　E-mail:sd@igaku-shoin.co.jp

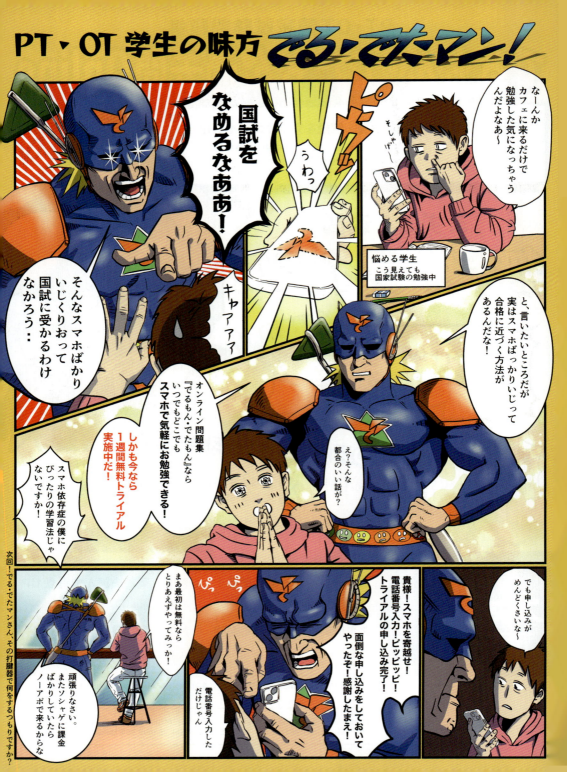

作業と身体機能

120 ●【第Ⅱ章：作業と身体機能】

GIO
一般教育目標
1. 作業療法における作業活動の身体機能的・認知的側面を理解し適切に活用するために，作業の特徴と対象者への影響を説明し実践できる．

SBO
行動目標
1-1) 作業準備段階の目的と方法を説明できる．
- ☐ ①作業の文化的背景や歴史的意義を述べることができる．
- ☐ ②材料の性質変化の重要性を述べることができる．
- ☐ ③対象者の作業遂行に必要な道具や環境を評価し，安全な作業環境を整える要件をあげられる．

GIO
一般教育目標
2. 対象者の作業遂行に必要な身体機能（筋力，関節可動域，協調性など）を評価し，作業遂行における課題を特定できる．

SBO
行動目標
2-1) 作業における運動機能の特徴を述べることができる．
- ☐ ①作業の基本動作や手順を説明できる．
- ☐ ②材料の状態に応じた力の調整の必要性を理解している．
- ☐ ③作業動作の周期性と変動性を説明できる．

2-2) 作業活動の身体負荷の特徴を理解し，対象者に応じた調整方法を提案できる．
- ☐ ④姿勢による身体負荷量の違いを説明できる．
- ☐ ⑤対象者の状態に応じた作業工程の調整方法を提案できる．
- ☐ ⑥上肢，下肢，体幹の協調運動の重要性を理解している．

2-3) 作業における手指活動の多様性を理解し，ADL との関連を説明できる．
- ☐ ⑦作業で使用される多様な手指運動を列挙できる．
- ☐ ⑧作業の手指運動と ADL との関連性を説明できる．

2-4) 作業活動の科学的分析方法を理解し，その意義を説明できる．
- ☐ ⑨動作分析の意義と方法を説明できる．
- ☐ ⑩作業活動の科学的分析が作業療法に与える意義を述べられる．

2-5) 選択した作業の目的を身体機能の視点から説明できる．
- ☐ ⑪作業に必要な身体機能（筋力，関節可動域，協調性など）を列挙できる．
- ☐ ⑫作業の姿勢（座位・立位）による身体負荷の違いを説明できる．
- ☐ ⑬作業の継続時間と身体への影響を関連づけて説明できる．

GIO
一般教育目標
3. 対象者の作業遂行に必要な感覚（視覚，触覚，深部感覚など）を評価するために，作業遂行における課題を特定できる．

SBO
行動目標
3-1) 作業における感覚機能の特徴を述べることができる．
- ☐ ①作業に必要な感覚（視覚，触覚，深部感覚など）を特定できる．
- ☐ ②作業に必要な認知機能（注意，記憶，実行機能など）を説明できる．
- ☐ ③作業の複雑さと認知的負荷の関係を説明できる．

3-2) 作業活動の身体負荷の特徴を理解し，対象者に応じた調整方法を提案できる．
- ☐ ④対象者の能力に応じた作業の選択と調整方法（対象者の身体または作業への気付きを促すなど）を提案できる．
- ☐ ⑤作業の難易度を段階づけし，説明できる．
- ☐ ⑥作業に伴うリスクを予測し，安全管理の方法を説明できる．

3-3) 作業活動の科学的分析方法を理解し，その意義を理解できる．
- ☐ ⑦作業の効果を測定する評価指標を１つ以上あげることができる．
- ☐ ⑧作業における手指活動の多様性を理解し，ADL との関連を説明できる．
- ☐ ⑨作業療法における作業活用の根拠を，文献を用いて説明できる．

1 陶芸の運動学

A 陶芸によるダイナミックな身体活動

1 土練りの作業

陶芸の作業工程には「土練り」がある(▶図1).土練りは,①粘土の硬さを均一にする「荒練り」と,②空気を押し出す「菊練り」で粘土の状態を整える.

2 土練りの感覚運動

土練りは粘土の「練り」と「折りたたみ」を繰り返す動作である.粘土の硬さと形は練るたびに変化する.粘土の硬さと形に合わせて,手指や上肢,体幹は力の強さと方向を調整する(▶図2).

練り動作は,身体全体を協調して動かしながら粘土を押し出して折りたたむことを繰り返す周期的な動きである[1].土の性質に合わせて押す力の量や方向性は変動する(▶図3).土練りの一連の動きは,周期的な動作でありながら粘土の形状と力の強さは変動する.

身体は同じ動きを再現しているようにみえるが,手から伝わる感覚や目で見た粘土の形状から,柔軟に力と運動方向を調整している.押し出しと折りたたむ動きをリズムよく繰り返しているときに手指と上肢が負担している力を想像してみよう.

3 陶芸の身体負荷

対象者は,車椅子で生活している人や心身機能に障害のある人もいる.陶芸は作業工程を分けて作業できるため,対象者ができる活動を選別し,ほかはサポートして実施できる.陶芸を行う姿勢によっては身体負荷量も変わる(▶図4).

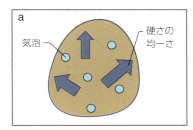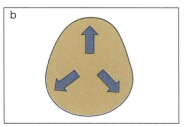

▶図1 土練り前後での粘土の気泡と硬さのイメージ

aは土練り前,bは土練り後を表す.土練り前は硬さが均一ではなく,気泡も多いのが特徴.土練り後は硬さが均一となり,気泡は消失する.

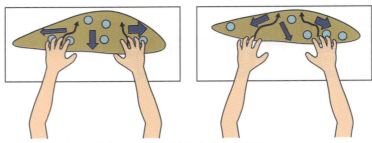

▶ 図2　土練りの動作における押す力と方向の変動

粘土の形は練るたびに変化するため，粘土を押す力や方向性を毎回微調整しながら，均一な硬さを目指す．

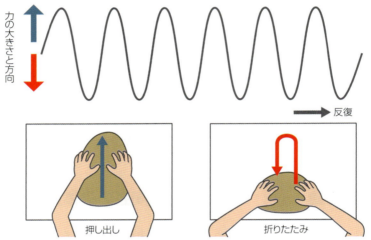

▶ 図3　土練り時の上肢の周期的な力のイメージ

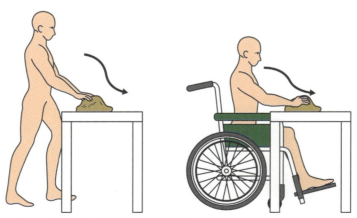

▶ 図4　姿勢による身体負荷量の違い

土練りは立位で行うと粘土に作用する手指と手掌面に体重がかかる．車椅子で行うときは粘土に体重がかけにくい．いずれも上肢だけでなく下肢と体幹の運動を使っている．

B 陶芸による細かな手指活動

陶芸の成形を動画撮影して手指の動きを分析し てみると，多様な運動が含まれていることがわかる（▶表1）．粘土を成形させるために使う手の動作と，成形される過程で変化する外形に合わせた手のフォーム，道具を使用するときの把持などが，作業中の手の機能として発揮される．

▶表1 陶芸の成形における手指の運動

把持の種類	説明	例
円筒握り	手掌面と母指を含む指が屈曲または中立位になって器の外形と対峙したフォーム．	
手掌把持	円筒握りの変形で，手掌面で粘土に触れ，母指は内転し，ほかの指は横アーチ状に整列する．	
指腹把持	母指とほかの指が指腹から近位部まで器に触れているが，手掌面は接しないで把持する．	

124 ●【第Ⅱ章：作業と身体機能】1. 陶芸の運動学

▶ 表1　つづき

把持の種類	説明	例
精密握力把持	親指と示指，中指でかきべらの柄を3指握り，さらに手掌面でも固定してグリップ力を高める．かきべらは粘土をかき出したり，表面を削ったり，彫塑したりと多用途に使用することができる．	
指尖つまみ	なめし革を母指と示指，中指の指尖でつまみ，革を当てながらろくろを回し，粘土の表面を滑らかにする．	
側腹つまみ	母指の指腹と示指の側面で薄い粘土や革などを把持する．	
三点つまみ	母指，示指，中指の指腹と，環指の側面で細い棒をつまんで操作する．	
非把握操作	粘土を握らずに手掌面で上から押しつけて変形・操作する．	

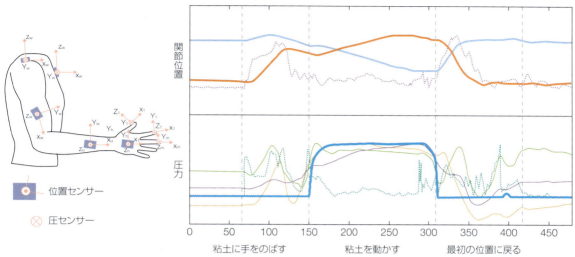

▶図5　陶芸中の身体活動を測定する例

　ADLで頻繁に使用される把持は，指尖つまみ，手掌把持，指腹把持，円筒握り，非把握操作の順とされているが[2]，これらは陶芸中によく使用される．つまり，陶芸の手指運動は，ADLで使用する手指の運動機能と共通している．

C 陶芸の手指・上肢を科学的に分析するには

　陶芸で身体機能がどのように使われているかについては，動画による分析がある[3]．陶芸中の把持の頻度と時間を調査し，どの手のフォームがよく使用されたかを特定すれば，食事や更衣といったADLと，家事や仕事でよく使われる把持との関連性が明らかになり，対象者の手指機能から陶芸とADLでの手の使用を促す足がかりになる．
　陶芸における手指の筋力の発揮については研究が待たれる．手指や身体に装着できるウェアラブルセンサーが開発されているので，それらを利用して陶芸中の身体活動を測定することは，作業療法を運動神経生理学の観点から理解することができるだろう（▶図5）．

●引用・参考文献

1）藤波努：個人と組織に見られる巧みさの発達と進化．人工知能学会誌 20：pp518-524, 2005
2）Vergara M, et al：Evaluation of hand functionality during activities of daily living (ADL)：A review. Lively S (ed)：Activities of Daily Living (ADL)：Cultural Differences, Impacts of Disease and Long Term Health Effects. Nova Science Publishers, 2015
3）Beasley J, et al：Identifying grasp and pinch patterns in ceramic interventions：video analysis of adults completing ceramic activities. The Open Journal of Occupational Therapy 11：1-10, 2023

D 運動障害のある対象者の陶芸

1 対象者の希望と目標

　対象者は右利きの60代女性．脳出血後遺症により左片麻痺の診断を受けていた．回復期リハビリテーション病棟に入院中であり，自宅退院が目標である．発症前はADL，IADL（家事全般）は自立し，趣味は手芸で地域のイベントで販売も行っ

▶ 表2　対象者の状態

分類	詳細
運動機能	上肢：左片麻痺で肩関節を胸の辺りまで屈曲可能．手指は握りと横つまみが可能だが，指の伸展は不十分． 下肢：短下肢装具🔑を用いて歩行可能．感覚は正常．
認知機能	高次脳機能障害は認められず，作業遂行上の問題はない
ADL	転倒予防のために，入浴動作と階段昇降動作には見守りが必要だが，それ以外は自立
IADL	家事動作のなかで，フローリング掃除と調理動作は右手のみで可能
手芸	自助具を用いて糸通しは可能だが，左手で布を押さえることは困難

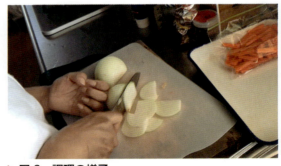

▶ 図6　調理の様子
対象者は3食すべてを1人で調理し，左手で食材を固定して右手で包丁を使うことができるようになった．

ていた．対象者の目標は本人の希望を考慮して「調理と掃除を自分でできること」と「手芸による作品製作」と設定された．

2 対象者の状態

対象者の状態を表2に示す．

3 作業療法での練習

対象者には，調理動作と手芸作業中の左手の使用頻度と動作の質を向上させることを目的として作業療法が計画された．土を練る，成形する，釉薬を塗るといった工程を通じて，左手の機能的な使用を促進する治療法が導入された（▶表3）．

4 治療に配慮した点（▶表3）

土練りでは粘土を固定すること，形を崩さないように押さえる力を調整することを左手で練習した．この練習はADLで食物などの把持する対象物によって適切な力を調整することに役立つ．
成形では，把持する対象物の大きさや重さに応じて，手の把握・つまみのフォームを使い分け，調理の補助や布の固定など，他の活動への応用を促した．

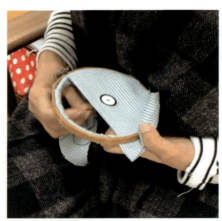

▶ 図7　手芸の様子
対象者は刺繍枠を横つまみで固定し，ボタンつけや刺繍といったより複雑な手芸活動を行うことができるようになった．

5 作業療法の効果

対象者はほぼすべての陶芸の工程で両手を使用し，機能的な左手使用を探求した．その結果，退院から3か月のフォローアップ時には，調理（▶

> 🔑 **Keyword**
> **短下肢装具**　麻痺により足関節背屈が困難となった場合に足首を固定しコントロールすることによって，歩行時に足が床に引っかかるのを防ぐことや，歩行効率を高めるための装具．

▶ 表3 工程と左手の使用

工程	焦点となった練習	練習の様子
土練り	・左手で粘土を押さえながら右手で練る動作 ・粘土を押さえつつ形を崩さないようにする	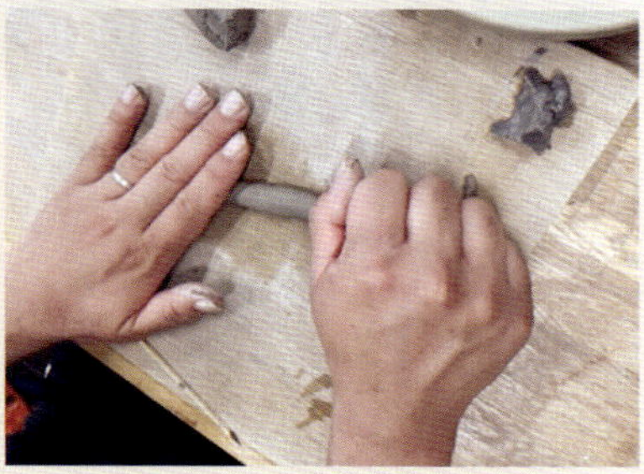
成形	・粘土を形成するために左手での固定と圧迫の調整 ・握力と横つまみを使い分ける	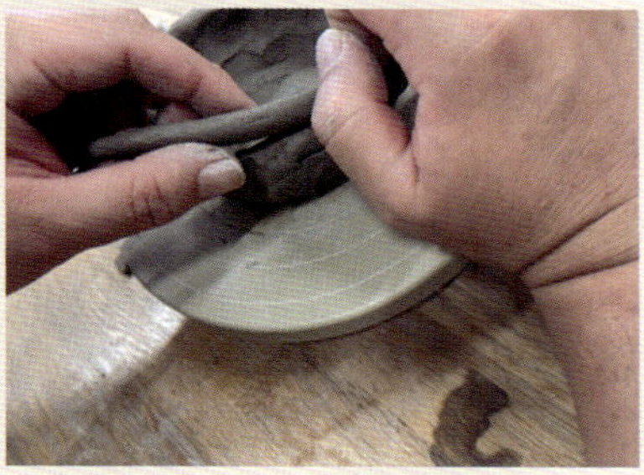
釉薬がけ	・回転台を用いて右手のみで釉薬がけ	・左手は粘土を支える役割，釉薬がけは右手を用いて行われた

図6）と手芸活動（▶図7）を実施できるようになった．

　陶芸を通じて得られた左手の機能改善は，対象者の家事および手芸活動における自立性向上に寄与した．このことは，退院後の QOL 向上にも好影響を与えたと考えられる．

2 革細工の運動学

A 身体機能・構造

　作業療法として，運動機能を改善する目的で革細工を適用する場合には，革を切る，革に模様をつける，革に染色をする，革をかがるなどの作業工程が用いられる．ここでは，革細工で発揮される身体機能・構造のうち，感覚機能と痛み，神経筋骨格と運動について解説する．

1 感覚機能と痛み

　革細工では，視覚・聴覚・触覚・固有受容覚といった感覚機能が発揮される．革を裁断するためのはさみ，刻印を打つための木槌，カービング技法の際のスーベルカッター，革をかがるための針などの道具を用いる場合，道具を使用したときに外傷を負わないように注意を要する．

　対象者が体性疼痛を有するときは，痛みの管理とその影響にも注意する．これらの情報は，作業療法士が革細工を介した治療計画を立てるうえで用いられる（▶表1）．

2 神経筋骨格と運動に関連する機能

　革細工を行う際に必要とされる神経筋骨格と運動に関連する機能は，作業療法における対象者の評価や介入計画の立案に用いられる情報となる（▶表2）．

B 活動と参加の意義

　革細工では，学習と知識の応用，一般的な課題と要求への対応，コミュニケーション能力が発揮される（▶表3）．これらは，対象者がより効果的かつ自信をもって活動に参加する要素でもある．革細工を通じて，対象者は技能の向上だけでなく，問題解決能力やコミュニケーション能力などの社会生活において重要な能力を高め，活動を維

▶ **表1　革細工で発揮される感覚機能**

分類	要素	目的・意義・留意点など
視覚および関連機能	視覚機能と目の構造	• 革細工の製作過程と完成作品を正しく視覚的に認識する • 皮革と道具を正しく視覚的に認識する
	代償機能	• 触覚や固有受容覚に障害がある場合，視覚が代償して製作過程の認識を助ける
聴覚と前庭の機能	前庭機能	• 座位を保持し，姿勢の変化を知覚する
	聴覚機能	• 工程確認，作品に関する言語的情報，フィードバックを認識する
その他の感覚機能	触覚	• 材料と道具を認識する
	固有受容覚	• 道具の把持感覚を認識し，把持力の調整や道具操作にかかわる
	代償機能	• 体性感覚に障害がある場合，視覚で代償し，運動の協調性を維持する
痛み	痛みの感覚	• 誤った動作や道具による外傷の認知，痛みが作業遂行の阻害因子となることがある

持する一助となる．
　革細工は対象者の運動・移動の能力向上に貢献し，さらに社会参加や対人関係の促進に意義がある（▶表4）．対象者が革細工において必要な技能を向上させること，また，趣味や職業として革細工に参加することが，対象者の生活全般においてポジティブな影響を与えることが期待される．

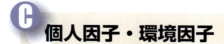

C　個人因子・環境因子

　作業療法士は，個人因子と環境因子を総合的に評価し，対象者が革細工により技能を向上させると同時に，心理的・社会的な満足感を得られるように支援する．このプロセスにおいては，対象者

▶表2　革細工で発揮される運動機能

分類	要素	目的・意義・留意点など
関節と骨の機能	座位保持	・座位保持のための関節安定性 ・椅子座位または車椅子座位での作業
	関節可動性と安定性	・作業工程と作業環境に応じた関節可動域と安定性
	上肢の可動域	・左上肢：肩関節軽度屈曲・外転・内旋，肘関節中等度屈曲など ・右上肢：肩関節中等度屈曲・外転・内旋，肘関節中等度屈曲など
筋の機能・筋の持久性の機能	体幹筋の筋力	・座位保持には頸部の伸筋群や脊柱起立筋群など主要姿勢筋群の筋力を要する
	肩甲骨の筋力と持久力	・上肢操作のための肩甲骨の外転・上方回旋を保持する前鋸筋の筋力・持久力
	上肢操作に関与する筋力	・刻印を安定させるための等尺性収縮． ・木槌の把持には手指の握力を要する
運動機能	姿勢保持の反応	・座位を保持するための立ち直り反応，平衡反応が前庭機能
	随意運動の計画と実行	・上肢の随意運動を計画し，実行する
	随意運動の調整	・スタンピングやスーベルカッター使用時などの筋力調整
	身体構造の代償	・上肢の切断や先天性の四肢欠損などの場合，義手の使用により運動機能を代償

▶表3　革細工における活動と参加の意義

分類	活動	期待される機能	意義
学習と知識の応用	・革を切る ・模様をつける ・染色する ・革をかがる	・視覚を意図的に用いる ・模倣と反復 ・特定の刺激に集中する ・問題解決能力	・高度な技能の習得につながる ・技法に関する書籍の理解や，作業療法士への質問を通じて知識を深める
一般的な課題と要求	・時間や空間，材料の準備 ・課題遂行のペースの調整 ・他者との協力	・課題遂行に必要な心理的な管理とコントロール	・課題遂行のプロセスを通じて，精神的・身体的な機能を養う ・ストレスや動揺を感じた際の心理的な対処能力の向上
コミュニケーション	・言葉の理解と表出 ・会話の開始，持続，終結	・言語的メッセージだけでなく，ジェスチャーや顔の表情などの理解と使用	・作業内容の理解と遂行のフィードバックの認識 ・意思の表出，円滑な作業の遂行
参加への意義	・趣味や職業としての革細工	・社会参加の促進	・技能の向上 ・社会的かかわり

▶表4　革細工における運動・移動の意義

分類	活動	期待される機能	意義
姿勢の変換と保持	・座位での作業 ・椅子や車椅子への移乗	・頸部や体幹の機能	・座位保持や移乗能力の維持・改善
物の運搬・移動・操作	・革や道具の持ち運び ・材料や道具の操作	・上肢の機能	・細かな手の使用や手と腕の協調動作の向上
歩行と移動	・施設内や屋外の移動 ・交通機関の利用	・歩行能力 ・移動手段の利用	・生活空間の拡大や外出機会の増加

▶ 表5 革細工における環境因子と個人因子

分類		用途・意義
環境因子	材料	• 牛革は最も一般的に使用される材料 • 裏革として豚革が選ばれることもある • 染色と装飾：革細工品に色彩とバリエーションを加えるため，多様な色の革用染料や装飾用の金具が用いられる
	道具	• 基本的な道具：はさみ，刻印，木槌，ゴム板，スーベルカッターなど • 作業環境の調整：作業台の高さや座位の快適性と作業姿勢のための調整．自助具の使用や滑り止めを使用して，道具の操作性を向上させる
	文化的背景	• 歴史と発展：日本文化のなかで馬具などに使われることから始まり，伝統工芸としての発展を遂げてきた．また，地域ごとに独自の技法やデザインが存在し，日本の文化的多様性を反映している． • 現代の革細工：手芸やアートとしての革細工が注目を集めており，伝統的な技法を現代的なデザインに取り入れた作品が多くみられる
個人因子	加齢と障害	• 身体的な障害や加齢による影響を考慮し，対象者が革細工を行いやすいよう作業環境を調整する．自助具の提供や作業台と椅子の高さの調整など． • 注意力の管理：注意散漫となりやすい対象者の場合，作業環境を他の刺激から隔離し，集中しやすい環境を整える
	身体機能の調整	• 身体障害がある場合，革細工の技法を適応させるために，特定の道具の操作性を向上させる自助具の使用や，より少ない力で作業を行えるようにするための方法を提案する
	認知機能と集中力	• 認知機能の支援には，作業の手順を明確にする，作業中の注意散漫を最小限に抑えるための環境調整，手順の簡略化や明確化が含まれる • 作業中の集中力を維持する工夫として，短期間で中断・完遂できるよう小規模な作業に分割する
	社会的・心理的要因	• 革細工活動を通じて，対象者は自己表現の機会を得て，成果物を通じて他者との交流を深めることができる • 自己効力感や社会参加の意欲が高まり，心理的な満足感や幸福感を得ることが期待される

▶ 表6 革細工の適用例

対象	疾患・障害例	適応例	注意点・対策
適用年齢	3歳以降の幼児後期〜学童期以降	• 工程ごとに援助を受けて可能 • 学童期以降では，作業手順を示していれば自立して行うことができる	• 低年齢の対象者には，裁断や打刻など力の要る作業は困難 • 塗料などの扱いには注意を要する
疾患・障害例	脳血管障害による片麻痺	• 麻痺の回復段階が高ければ巧緻性と協調性の訓練として活用可能 • 重度の麻痺では利き手交換訓練の作業として利用	• 急性期では導入されることは少ないが，回復期〜生活期にかけて広く活用される
	上肢切断	• 義手を装着し，両手動作の導入として活用可能 • 義手の手先具はフック型や筋電義手が適する	• 義手を用いた作業では義手の適切な選択と使用方法の指導が重要
	上肢機能障害	• 手指を使うことで関節可動域の維持や関節拘縮の予防に寄与 • 感覚低下がある場合には道具操作の感覚維持に有益	• 障害の程度に応じて作業療法士による適切な調整や支援が必要
	注意障害・認知症による精神心理症状	• 作業工程を通して対象者が注意を集中させ，製作を通じてリラックスすることに寄与	• 作業中の集中力を維持するための環境調整が必要
禁忌事項	手指の運動障害が重度な場合・出血傾向・アレルギー・精神的不安定・感染性疾患	• はさみや刃物を使用するため外傷に注意 • 出血傾向や薬剤使用時，アレルギー反応，精神的不安定時，感染性疾患がある場合は特に注意を要する	• 対象者の安全を確保するために，作業療法士が適切な評価を行い，必要に応じて作業活動を調整する

の個別のニーズに応じた調整が成功への鍵となる[1]．

革細工は，単に技能を向上させるだけでなく，対象者の生活全般に対する積極的な影響を与え，社会参加を促進する機会を提供する（▶ 表5）．

D 適応疾患と適応年齢，禁忌事項

革細工はさまざまな疾患や障害に適用できるが，革を裁断する用具や針を使うこと，染色の材料には取り扱いに注意を要するため，作業可能な適応年齢や禁忌事項がある（▶ 表6）．

●引用文献

1) 鎌倉矩子：作業療法の世界．第2版，三輪書店，p49，2004

●参考文献

2) 日本作業療法士協会：作業—その治療的応用改訂．第2版，協同医書，2003

E 骨折した高齢者の心身機能改善のための革細工

1 対象者の希望と目標

キリスト教のシスターとして修道院でほかのシスターと共同生活している80歳代女性．受傷前はシスターの活動と，修道院での洗濯や掃除などの家事活動，読書や季節の小物づくりなどの手芸活動に取り組んでいた．

転倒して左大腿骨頸部を骨折し，急性期病院に救急搬送された．不全骨折であったため手術は行われず，保存療法とされ，初期治療後に回復期リハビリテーション病院に転院した．入院翌日に主治医から理学療法と作業療法が処方され，支援が開始された（▶表7）．

対象者は受傷前に暮らしていた修道院に戻ることを希望しており，修道院側もADLが軽介助であれば受け入れられるとしていた．対象者は高齢であり，傷病前の生活へ完全に回復することは難しいと予想されたが，本人の希望を尊重し，車椅

▶ 表7　対象者の状態

項目	評価
意識状態	やや傾眠傾向，Japan Coma Scale🔑 1
傾眠の観察	作業療法支援開始後は傾眠することがしばしば観察される
認知機能	**改訂長谷川式簡易知能評価スケール**🔑スコア12点（減点項目：日時の見当識，3単語の遅延再生，物品記銘，語想起）
注意機能	選択的および持続的注意機能が低い（老眼鏡探し，騒音で注意散漫）
左肩の状態	屈曲・外転時の軽い動作時痛，軽度の関節可動域制限あり
筋力	左肩屈曲・外転＝MMT 3，右肩＝MMT 5，握力＝右9kg，左3kg，右下肢股・膝関節＝MMT 3
左下肢の状態	関節可動域および筋力の計測未実施（安静保持のため）
FIM🔑運動項目	食事＝4，整容＝1，清拭＝1，更衣上半身＝1，更衣下半身＝1，トイレ動作＝1，排尿管理＝2，排便管理＝2，ベッド・椅子・車椅子移乗＝1，トイレ移乗＝1，浴槽・シャワー移乗＝1，歩行・車椅子＝1，階段＝1
FIM認知項目	理解＝5，表出＝5，社会的交流＝4，問題解決＝3，記憶＝3
ADLの状態	ほぼ全介助

MMT；manual muscle testing，徒手筋力検査法

子を利用して，部分的な支援を受けながら生活することを目標とした（▶表8）．

2 革細工を治療的に用いる

対象者は受傷前に手芸活動の経験があり，手芸に興味を示していたため，作業療法として革細工が導入された．手芸を通じて集中できる時間を増やし，日中の活動量と注意機能の向上を目指した[1]．

基本動作や更衣，排泄の動作では，一時的な立

🔑 **Keyword**

Japan Come Scale JCS．3-3-9度法と呼ばれる意識レベルを3つのグレードに分け，それを3段階に分類し表示する．0から300の間で記載される．刺激しないでも覚醒している状態は1桁，刺激すると覚醒する状態は2桁，刺激しても覚醒しない状態は3桁で表現される．1は「大体意識清明だが，今ひとつはっきりしない状態」を表す．

改訂版長谷川式簡易知能検査スケール Hasegawa Dementia Scale-Revised（HDS-R）．認知症の診断に用いられる簡易知

能検査である．満点は30点で，20点以下は認知症の疑いと判定される．質問は，年齢，日時および場所の見当識，3単語の即時記憶，計算問題，数字の逆唱，3単語の遅延再生，5つの物品記銘，語想起で構成される．

FIM Functional Independence Masure．ADLの評価法で，13の運動項目と3つの認知項目からなる．各項目は7段階で評点し，1〜2点は完全介助，3〜5点は部分介助，6点以上は自立となる．最高得点は128点である．

▶表8　対象者の目標と支援内容

目標	項目	内容
長期目標	車椅子での生活	修道院でシスターとしての役割をもち，車椅子を利用して生活する
短期目標	座位姿勢の獲得	座位で安定していられること
	基本動作の獲得	立ち上がりなどの基本動作ができること
支援内容	理学療法	座位や立位の保持，基本動作の向上を目的とした訓練
	作業療法	上肢機能の向上，基本動作の向上，認知機能の維持・向上，ADLの拡大への支援と訓練

▶表9　作業療法における革細工計画

期間	活動項目	内容
作業療法開始時	革細工の基本練習（作業時間は約10分）	・栞やコースターの形状に切り分けられた革を用い，スタンピングで作品をつくる ・スポンジで水を含ませた革にスタンピングする
3週目～7日間	作業の定着	・革細工と作業手順に慣れる
4週目	認知課題の導入	・見本を参考にしながら柄を模倣する作業
4週目～	刻印柄の確認と模倣	・模倣する刻印数を増やす（4→6→8→10個） ・使用する刻印の図柄の種類を増やす
6週目～	作業範囲の拡大	・注意を向ける範囲を広げるために，栞づくりからコースターづくりへと扱う革のサイズを大きくする

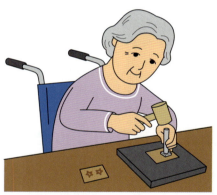

▶図1　対象者が車椅子座位で，体幹を前傾した姿勢での革細工の様子

位保持で手すりを上肢で把持する．革細工では，刻印を木槌で叩くスタンピング作業があり，重力に抗して繰り返しの動作がある（▶図1）．そのため，革細工を通して早期に上肢による把持機能を獲得できることを期待した．

座位でのスタンピングでは，対象者の体幹は前傾姿勢となって体重心が前方に移動する．これは立ち上がり動作の準備運動にもなる．また，認知機能の向上のために，卓上での間違い探しなどの認知課題を計画し，革細工の作業工程に認知課題を加えることとした[2,3]（▶表9）．

3 作業療法の経過

作業療法支援は2週ごとに主治医と経過を確認しながら行われた（▶図2）．作業療法の開始から2週間はベッドサイドで実施した．1週目は右上下肢の抵抗運動，左上肢の可動性の拡大と抵抗運動，上肢の使用を目的にギャッチアップ位でオーバーテーブルを使用し折り紙が行われた．

2週目に主治医より端座位保持が許可され，端座位での間違い探しなどの認知課題が追加された．3週目から車椅子への移乗が許可され，介助で立ち上がりや立位保持・移乗動作訓練ができるようになり，革細工を開始した．

5週目には1分程度の立位保持が可能となり，下衣の上げ下ろしなど排泄動作練習が行われた．8週目には起居・移乗動作を見守りで行えるようになり，排泄も軽介助で行えるようになった．上肢の筋力が改善し，車椅子の自己駆動練習を開始した．10週目に目標とした修道院へ戻ることができた．

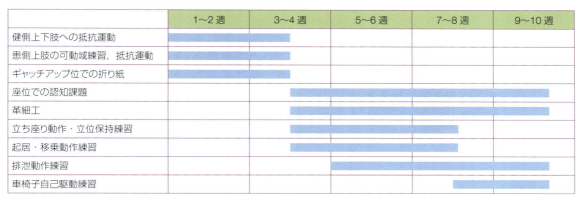

▶図2　作業療法支援の2週ごとの経過

4 作業療法の効果

　対象者は革細工開始より，傾眠することが減少した．作業に集中できるようになった4週目以降は，作業時間以外においても注意が逸れることは減少した．

　革細工で作成した作品を病床で使用すると，病棟職員から声をかけられることが増え，会話する機会が増えた．ADLは軽介助となった（▶表10）．対象者は，革細工を経験して傾眠の頻度が減少し，集中力と社会的交流の改善，コミュニケーション能力の向上などの効果があった．

▶表10　対象者の退院時ADL

項目	評価結果
FIM-運動項目	食事＝7，整容＝4，清拭＝1，更衣上半身＝3，更衣下半身＝5，トイレ動作＝5，排尿管理＝4，排便管理＝4，移乗＝5，トイレ移乗＝5，浴槽移乗＝1，歩行＝4，階段＝1
FIM-認知項目	理解＝6，表出＝6，社会的交流＝5，問題解決＝5，記憶＝5

●参考文献

1) 高木雅之, 他：地域住民に対するものづくり講座：ものづくりを通して健康になれる地域を目指して. 作業科学研究 7：19-26, 2013
2) 山口晴保：注意障害と認知症. 認知症ケア研究誌 3：45-57, 2019
3) 木村剛英, 他：地域で認知症を予防するために—認知症の予防に効果的な運動を認知機能訓練の探索. 日本プライマリ・ケア連合学会誌 42：174-180, 2019

3 マクラメの運動神経生理学

マクラメは，手でひもを結ぶ単純な作業を繰り返すものである．巻き結びや平結びなど複数の結び方を用いて，できた結び目を積み重ね，模様や形を形成する．基本的な結び方は「平結び」と「巻き結び」の2通りである．単純な糸結びの繰り返しではあるが，結び方のバリエーションにより幾何学的で複雑な模様をつくることもできる．

作業は道具をあまり必要とせず，どのような環境でも作業できる．作品の大きさや素材の変更，作業環境・姿勢を調整することで，体幹や上肢全体を用いる粗大運動から手指の巧緻動作まで幅広い動作の作業療法に応用できる．マクラメはいつでも作業を中断する・再開することが可能で，夢中になって長時間行わなければ疲労感の少ない作業である．

A 身体機能・構造

a ピンチ力（筋力・巧緻性）

マクラメは，糸をつまむ，押さえる，引っ張る，結ぶ操作を繰り返す．ひもの直径が太くなると，結び目をしっかりつくるためにより強いピンチ力を要する．そのため，ピンチ力の強化を図るときは太めの糸や硬めの素材が適する（▶図1）[1]．

ADLの自立にはピンチ力1 kgf以上を要すると報告されている[2]．マクラメを実施してピンチ力を発揮させる練習は，ADL自立に向けたアプローチとなる．ひもの直径を細くすることや緻密さが要求される模様・結び方を選択すると，手指の巧緻性が発揮される．

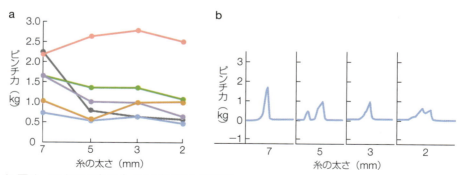

▶図1　マクラメ糸の太さとピンチ力の発揮

a：6名の被験者が異なる糸の太さで作業したときのピンチ力．マクラメの作業中に発揮されるピンチ力は，糸の太さにより，0.95±0.71 kg〜1.55±0.63 kgと報告されている．つまり，太いほど強いピンチ力が必要となる．b：平結び中のピンチ力の動態．糸が太いときは急激な立ち上がりがおこり（7 mmのとき），糸が細いときは緩やかに立ち上がり，持続時間が長い．糸を離さずに一度に結ぶと一峰性（7 mmと3 mmのとき）となる．最初は軽く結び，次に強く結ぶと二峰性（5 mmと2 mmのとき）に力が発揮される．
〔島崎悦子，横山真美，麦井直樹，他：マクラメ作業時のピンチ力測定の試み．作業療法 suppl 18：104，1999より改変〕

b 関節可動域

マクラメは机上でも壁面でも作業環境を限定せず実施できる．壁面を使用することにより上肢を挙上する粗大運動を誘導することができる．平結びを机上と壁面で行うと，肩関節の可動域は上肢の挙上を伴う壁面作業のほうが大きくなりやすい（▶図2）．

c 両手の協調運動による脳活動

マクラメではひもの引っ張りや結びの締め具合を調整しながら反復して均等の力で結ぶ．ひもの上下左右のバランスを均等にするため，両手・両上肢の協調運動を要する．

豊倉ら[3]は，両手の協調動作と大脳内側面に位置する運動関連皮質の活性化をfunctional MRIの矢状断を用いて調べたところ，補足運動野前方と後方，帯状回の運動関連皮質領域は，両手の交互動作と同時動作ともに賦活され，拮抗的動作のほうが補足運動野の活性は大きかったと報告している（▶図3）．

両手同時操作のうち，鏡像操作と非鏡像操作では，補足運動野，運動前野，頭頂葉，小脳が賦活する[4]．右利き健常者17名を対象に示指と中指のタッピング課題を1.5 Hzで反復実施したときの脳活動を調べたところ，補足運動野と運動前野が両手運動制御で役割を果たしていることが示されている（▶図4）．

また，左右で片手のみ運動時の脳活動を数理的に足し合わせ，両手協調動作時の脳活動と比較すると，両手を別々に動かす鏡像運動のときは，右前運動野に負荷が加わる（▶図4a）．補足運動野は鏡像運動時に高く，脳活動は左片手運動と同程度，両手鏡像運動は片手による運動よりも脳活動が低い．片手運動では，右前頭前野は右片手運動でのみ賦活している（▶図4a，棒グラフ）．

非鏡像運動では，両側の補足運動野が非活性化

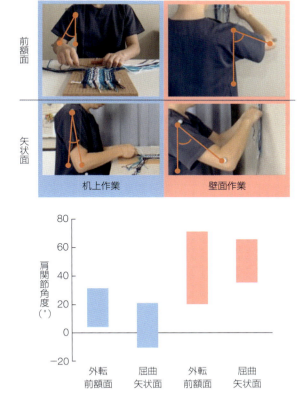

▶ 図2　作業環境の違いによる肩関節運動範囲

マクラメの作業環境を変更すると，作業中の肩関節屈曲-伸展，外転-内転の角度が変化する．壁面作業では，手指の巧緻運動獲得以外に，肩関節屈曲・外転など粗大運動が発揮される．

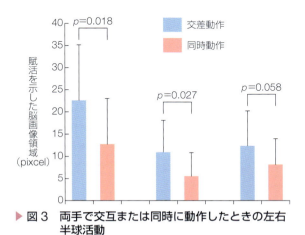

▶ 図3　両手で交互または同時に動作したときの左右半球活動

ジャンケンの「グー」と「パー」に相当する運動を，左右同時に手指の屈曲・伸展動作を行う「同時動作」と，左右反対に実施する「交互動作」を比較．「交互動作」のほうが賦活された脳領域が大きい．〔豊倉穣，室伊佐男，古宮泰三，他：両手の協調動作と大脳内側面に位置する運動関連皮質の活性化一機能的MRIを用いた分析．リハビリテーション医学37：662-668，2000より改変〕

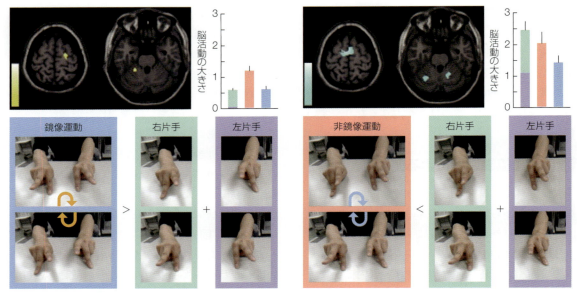

▶図4 両手動作中の運動野の賦活の違い
a：両手鏡像運動を行うと，片手指を運動させたときの左右の和よりも右運動野と左小脳が活性化する．
b：両手非鏡像運動を行うと，片手指を運動させたときの左右の和よりも両側補足運動野と小脳が不活性化する．右の棒グラフは，緑：右片手，紫：左片手，ピンク：両手非鏡像，青：両手鏡像，の運動したときの脳活動の大きさを表す．
〔Aramaki Y, Osu R, Sadato N : Resource-demanding versus cost-effective bimanual interaction in the brain. Exp Brain Res 203 : 407-418, 2010 より〕

する（▶図4b）．非鏡像運動では両手運動の神経回路は非利き手の動きを安定化させるために，より活動することが示唆されている．

d 両手動作訓練の神経生理

両手動作の訓練は，脳卒中片麻痺患者の運動機能改善に有効であることが示されている[5]．両側の手指運動訓練は左右の**皮質脊髄路（CST）**🔑と，大脳皮質運動野の**半球間抑制（IHI）**🔑にどのように影響を及ぼすかについて運動誘発電位で調べると，片手運動訓練では運動を支配するCSTの興奮性が高まり，非運動側に対するIHIが増強される（▶図5）．

両手独立運動は両側性にIHIを増強させるが，CSTの興奮には影響せず，両手協調運動ではIHIの減少とCSTの興奮性増強がみられる．両手運動を適切に設定することで有益な訓練効果が得られることが示されている．

e 両側性筋収縮の中枢性制御

軽強度の両側同時筋収縮中は，左右大脳半球の対称的な活動が報告されている（▶図6）[6]．軽強度の筋出力時の運動関連脳電位を相関分析すると，両側同時筋収縮中には，対象者は意識を利き手の筋出力調整に向けており，非利き手の筋出力調整にほとんど注意を払わず，もしくは補助的に注意を向ける．

また，右利き者の左半球の前運動野は，筋収縮と筋弛緩に重要な役割を果たしていることが知ら

> **Keyword**
> **皮質脊髄路** cortico-spinal tract（CST）．大脳皮質から始まり，運動の指令を脊髄へ伝達する線維束のこと．
> **半球間抑制** inter-hemispheric inhibition（IHI）．左右両側の脳が互いを抑制すること．適切なバランスで抑制することで目的の運動を実現している．

A 身体機能・構造 ● 137

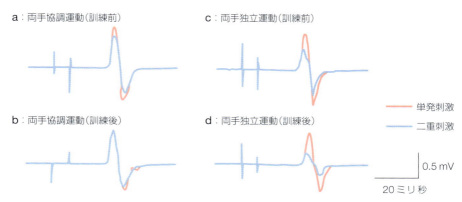

▶図5 両手運動訓練が半球間抑制（IHI）に及ぼす影響

経頭蓋磁気刺激による運動誘発筋電位の記録を示す．単発刺激は皮質脊髄路（CST）の興奮を示し，二重刺激では電位が下がり，CSTの抑制がおこる．両手協調運動の訓練前（a）に比べて訓練後はIHIが抑制されて二重刺激によるCSTの減少が生じない（b）．両手独立運動訓練の前（c）に比べて訓練後ではIHIが増強されてCSTの興奮性は低下する（d）．
〔田添歳樹：脳卒中片麻痺における両手運動の有効性．上原記念生命科学財団研究報告集 26：1-4，2012より〕

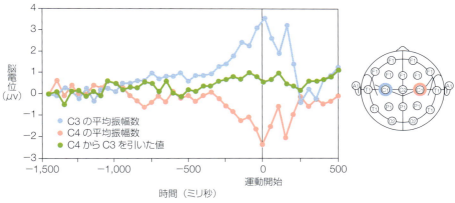

▶図6 軽強度の両側同時収縮時における左右半球の運動関連脳電位の対称性

C3とC4の平均振幅値を50 msごとに算出してプロットすると，左右半球の脳電位は筋力発揮開始時点まで全区間にわたりほぼ対称性を示す．
〔小田伸午：身体運動における右と左 新装版―筋出力における運動制御メカニズム．京都大学学術出版会，pp141-151，2001より〕

れている[7]．軽強度の両側同時筋収縮における筋出力調整においては，右利きの者では，左半球が中心となって筋出力を制御する左半球の**側性化**🔑があると考えられている．

🔑 Keyword
側性化 lateralization．脳の機能が左右の半球で異なる特性をもつ現象．これは人間の脳機能局在が左右非対称であり，特定の認知機能や神経系の活動が片方の大脳半球に依存していることを示す．

f 両手協調動作の利き手と非利き手の違い

両手同時運動で物体を操作する場合，利き手と非利き手の間に力学的相互作用が生じる．両手でマクラメを編むときは片方で固定，もう片方でひもを引くような動作があり，双方に役割が生じる．

両手の協調動作において，利き手と非利き手の複雑な優劣関係や，手の左右役割分担が生じるメ

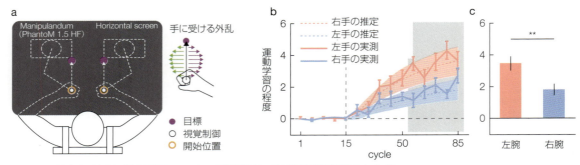

▶図7 外力を受けながら両手リーチング運動時における運動学習の左右差
a：実験設定．右利きの被験者は両手でロボットのハンドルを持ち，開始位置から手をのばす運動を目標に向かって正確に行うよう指示される．両ハンドルの位置は，被験者の腕を被っている水平スクリーン上の白いカーソルとして視覚化される．被験者はハンドルの片方から水平面で速度依存性にバネ抵抗で外乱を受ける．b：利き手で学習した群と非利き手で学習した群における無外乱の腕の全運動方向を平均した学習曲線のシミュレーション結果．実線は観察されたデータ，点線は行動データから推定されたデータ．点線の周りの塗りつぶし部分は95％信頼区間．グレー部分は統計的検定（c）に用いられたデータ．c：非利き手で運動学習を行ったグループは利き手の約2倍の学習量を示す（**p<0.005）．
〔Yokoi A, Hirashima M, Nozaki D：Lateralized sensitivity of motor memories to the kinematics of the opposite arm reveals functional specialization during bimanual actions. J Neurosci 34：9141-9151, 2014 より改変〕

カニズムの理解が進んでいる[8]．右利きの被験者には実験装置を両手で操作させ，画面に表示される2つのカーソルを別々の標的に命中させる課題を実施させる（▶図7）．課題中に片腕には外乱負荷が加わるが，運動学習によりその外乱に応じて正確に操作できるようになる．

右利きの対象者に対し，非利き手で負荷を学習するグループと利き手で学習するグループに分けて運動の正確性を比較した結果，非利き手で学習したグループは利き手に比べ学習がより迅速に進み，同量の練習において学習量は約2倍になっていた．この結果は両手が力学的影響に対応して運動を柔軟に調整する学習では，非利き手のほうが優れていることを示唆している[8]．

手の機能の左右差は，大脳半球間の相互作用の機能的意義から，両手動作を用いた効果的なリハビリテーション治療と運動スキル訓練手法の開発などにも参考にされている．

B 活動・参加

a マクラメの運動強度

ADLで更衣動作やトイレ動作に必要なエネルギー消費は2.0 METsとされている．3.0 METs未満の身体活動は運動量としてあまり高くないとされる．立位や座位での料理は2.0 METsと推定されており，マクラメも同程度の運動強度と考えられる[9]．

循環器および運動器系に障害のない対象者にマクラメを行わせると，酸素消費量と心拍数は安静時に比べて上昇する[10]．マクラメは身体的には低負荷な作業であるが，没頭しやすい細かい作業と姿勢保持の作業経過で自覚的負荷量は増える傾向があり，疲労には注意を要する（▶図8）．

Keyword
METs metabolic equivalents．運動強度の単位．安静時＝1.0として何倍のエネルギーを消費するかを活動強度として示す指標．歩行を含む家財道具の片付け，掃除機をかける，子どもの世話などは3.0 METs程度とされる．

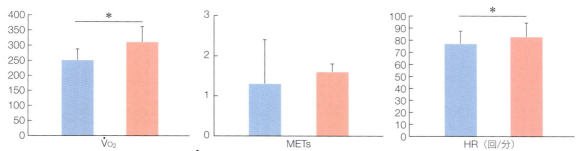

▶ 図8　マクラメによる酸素消費量（$\dot{V}_{O_2}$），身体活動量（METs），心拍数（HR）
*$p<0.01$．グレーは安静時，濃紺は作業時の値を示す．$\dot{V}_{O_2}$ と HR は作業時に増大するが，METs は変化しない．
〔妹尾勝利，東嶋美佐子，西本哲也，他：作業活動中の呼吸及び代謝機能の変化．川崎医療福祉学会誌 8：193-196，1998 より作成〕

b 座位と立位の練習

　マクラメを車椅子などの座位で実施する場合，背もたれから背を離して体幹前傾姿勢を保持させると，座位バランスや座位の耐久性が発揮される．マクラメの作業時間を調整すれば座位保持時間を ADL や趣味として活動できる水準まで目標として練習を計画できる．

　マクラメを立位で実施すると，体幹の伸展，肩関節挙上の運動を伴って，立位バランスと立位の耐久性を促進できる．この運動は対象者の起居動作など基本動作の改善として用いられる．

c 上肢の活動性を支援する福祉用具

　上肢筋力が低下している場合や耐久性が低い対象者には，**ポータブルスプリングバランサー**🔑を用いることや，対象者の膝上に作業ボードを用いて作業負荷を低くすることがある．ADL の活動スペースに応じて獲得すべき能力を，環境調整により段階づける．

> **🔑 Keyword**
> **ポータブルスプリングバランサー**　上肢を免荷して運動を補助する器具．上肢筋力が低い対象者の上肢と前腕をワイヤーで吊り，重さを軽減して上腕の動きをコントロールできるようにする．荷重量はワイヤーを引くスプリングの力を設定して免荷の度合いを調整する．

C 個人因子・環境因子

a 対象者への適用性

　マクラメは小児から高齢者まで，性別にかかわらず多くの人々に親しまれやすい手工芸の1つである．編み物などの作業に親しみがある対象者にとっては，導入しやすい活動といえる．

　マクラメは認知機能の向上や手指の巧緻性を発揮させる作業である．復職を考慮している対象者には，指示の理解や手続き記憶，作品を端正に完成させる能力は，職場でも活用できるスキルとして役立つ可能性がある．また，対象者の身体機能や注意・集中力に応じて作業を中断するなど，状況判断能力にもアプローチできる．これは社会適応能力の向上を目指した導入に適する．

b 環境的配慮

　マクラメ作業に必要な道具は少なく，ひもがあれば特定の場所や設備に依存せず，机がない環境でも壁面などを活用して実施でき，楽しむ機会を提供できる．マクラメはごみや匂い，埃が出にくい作業であるため，呼吸器疾患のある対象者にも用いることできる．

　マクラメ作業では目と手の協調運動を要するため，視力の低下がある対象者には太いひもを用意

し，ひもの色のコントラストをはっきりさせるなど工夫する．机上または壁面のコルクボードなどにマクラメひもを固定するためにピンを用いるときは，糖尿病を罹患している対象者は手指の表在感覚の鈍麻などにより針刺しの危険がある．手指の感覚障害がある対象者には視覚的代償を用いるなど，リスクを回避する手段を教示する．

● 引用文献

1）島崎悦子，横山真美，麦井直樹，他：マクラメ作業時のピンチ力測定の試み．作業療法 18：104，1999
2）笹山隆，石川肇，村澤章：RA の評価 特に上肢機能を中心に．第 54 回リウマチ学会総会・学術集会/国際リウマチシンポジウムプログラム・抄録集：315，2010
3）豊倉穣，室伊佐男，古宮泰三，他：両手の協調動作と大脳内側面に位置する運動関連皮質の活性化—機能的 MRI を用いた分析．リハビリテーション医学 37：662-668，2000
4）Aramaki Y, Osu R, Sadato N：Resource-demanding versus cost-effective bimanual interaction in the brain. Exp Brain Res 203：407-418, 2010
5）田添歳樹：脳卒中片麻痺における両手運動の有効性．上原記念生命科学財団研究報告集 26：1-4，2012
6）小田伸午：身体運動における右と左 新装版—筋出力における運動制御メカニズム．京都大学学術出版会，pp141-151，2001
7）Yokoyama N, Ohtaka C, Kato K, et al：The difference in hemodynamic responses between dominant and non-dominant hands during muscle contraction and relaxation: An fNIRS study. PLoS One 14: e0220100, 2019
8）Yokoi A, Hirashima M, Nozaki D：Lateralized sensitivity of motor memories to the kinematics of the opposite arm reveals functional specialization during bimanual actions. J Neurosci 34：9141-9151, 2014
9）Ainsworth BE, Haskell WL, Herrmann SD, et al：2011 compendium of physical activities：A second update of codes and MET values. Med Sci Sports Exerc 43：1575-1581, 2011
10）妹尾勝利，東嶋美佐子，西本哲也，他：作業活動中の呼吸及び代謝機能の変化．川崎医療福祉学会誌 8：193-196，1998

● 参考文献

11）日本作業療法士協会（編）：作業—その治療的応用 改訂第 2 版．協同医書，pp79-85，2003
12）中村隆一，齋藤宏，長崎浩：基礎運動学．第 6 版，医歯薬出版，pp186-202，2003

13）高橋諒，上月正博：呼吸器・循環器疾患における ADL 評価．The Japanese Journal of Rehabilitation Medicine 58：1005-1012，2021

D 上肢切断者のマクラメ作業

1 対象者の希望と目標

対象者は 60 歳代の男性．仕事中の事故で右肩関節**離断🔑**となった．対象者は職場復帰を希望し，**能動義手🔑**（肩義手）が処方された（▶ 図 9）．能動義手は，切断側と非切断側の肩甲骨外転の動きをコントロールケーブルに伝え，手先具を開き，外転した肩甲骨をもとに戻すことで手先具が閉じる構造である．

マクラメ作業は，両手の協調性，手指のピンチ力や巧緻性，構成能力や記憶などの認知機能，楽しみやモチベーションなどの精神機能を向上させる効果がある．対象者は義手を使用して両手でマクラメ作業を行うことで，①能動義手と非切断肢の協調した両手動作の獲得，②能動義手操作の耐久性向上を図り，職場復帰することを目標とした．

2 マクラメ作業による治療目的

マクラメは，ひものつまみ，結ぶ動作を繰り返す作業活動である．結び方を覚えれば，単純な動

🔑 **Keyword**

離断 上肢・下肢の一部が切り離され，その形態と機能を失った状態を，四肢の「切断（amputation）」といい，関節の構造体で切り離した場合を「離断（disarticulation）」と呼ぶ．

能動義手 失った身体部位の欠損部に装着して機能を補うものを義肢という．能動義手は，上肢帯や体幹の運動により，コントロールケーブルを介して，継手および手先具を操作する義手である．

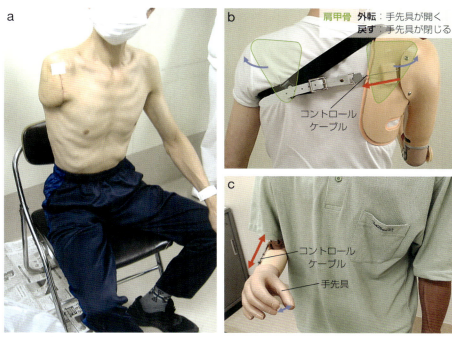

▶ 図9　右肩関節離断の対象者における能動義手の手先具の開閉操作
a：対象者の右上肢は肩甲上腕関節で切断され，肩甲骨は残存していた．
b：右上肢に能動義手を装着したところ（背面）．両側肩甲骨の外転運動で手先具に結合したコントロールケーブルが牽引されて手先具が開く．
c：ケーブルから牽引力がかからなければ手先具は閉じる．

作の繰り返しとなるため，作業へ没頭しやすく，能動義手の長時間の使用へつながる．その結果，能動義手操作と協調的な両手動作の習熟が図りやすい活動となる．マクラメを治療として用いる際は，マクラメひもの把持や固定などの能動義手の補助手としての役割の認識ならびに円滑な両手動作の獲得を図ることを目的とする．

3 義手の操作習熟までの課題

片側切断の場合，能動義手は補助手としての役割を果たす．多くのADLは非切断肢のみで行えるが，義手を使用（物品を把持する・押さえて固定する）することで円滑な両手動作が可能となる．

能動義手の重量は上腕能動義手で約1,200 g，前腕能動義手で約800 gであり，能動義手を長時間使用すると肩甲帯や肩関節などに疲労が生じやすい．特に，能動義手操作に慣れていない練習の初期段階では，義手の長時間の装着や反復した手先具の開閉操作が苦痛となり，使用を断念する恐れがある．対象者には義手の重量と操作に慣れるまでは，義手を使う利点を感じてもらいながら，ハーネスや手先具から伝わる感覚を頼りに操作練習を反復して行うことを計画した[1]．

4 精神的課題

切断した対象者の多くは，身体損失だけでなく精神的な喪失感を抱いていることが多い．義手の操作能力が向上したとしても，切断前の手の機能には遠く及ばない．そのため，義手操作時に感じる困難感に十分に配慮する必要がある．

マクラメでは同じ動作の繰り返しが多く，工程数も少ないため，初めて行う対象者にも導入しやすい．結び方を間違えても，ほどいて前の工程に戻せることは，失敗体験につながりにくく，安心

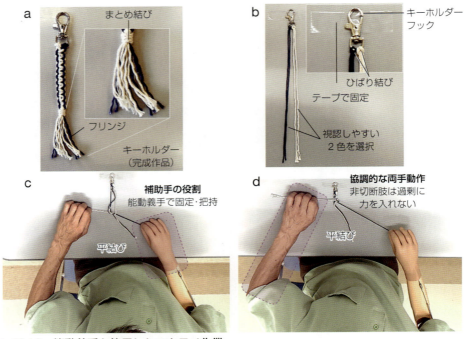

▶図10　能動義手を使用したマクラメ作業

a：平結びで作成するキーホルダー．b：作業のしやすさを考慮して，ひもは2本の異なる色にして机にテープで固定する．ひもの長さは完成作品の約3倍の長さとする．c：平結びは，能動義手側が補助手としての役割（マクラメひもの把持・固定）を担う．d：非切断肢に過剰な力が入っていないかを確認しながら義手の使用を促す．

して取り組める活動といえる．また，マクラメはひも結びの手順に慣れてくれば自分で工夫してオリジナル作品をつくることができ，作業活動として発展しやすい特徴をもつ．作品づくりのなかで，義手の操作方法を学びながら，楽しみやモチベーションの向上につながることを期待し，マクラメでの作品づくりを計画した．

5 作業手順

　対象者はマクラメでの作品づくりは未経験な作業活動であったため，段階づけとして平結びでつくるキーホルダーを選択した（▶図10）．対象者が能動義手を使用してキーホルダーを作製する工程を表1に示す．作業工程において対象者の能力に応じた支援が計画された．

6 経過と治療的配慮

　マクラメ導入時には，色の異なる2本のひもを選択した．判別しやすい色を選択することで，平結びの手順を視覚的に確認できるよう配慮した．

　マクラメひもを結ぶ工程では，最初はマクラメひもを把持・固定することが困難であり，非切断肢が過剰に力んだ状態で両手動作を行っていた．そのため，作業療法士は対象者に非切断肢に過剰に力を入れないように助言した．また，作業は30分間ごとに休憩を挟むようにした．

7 治療効果
a 治療効果

　対象者は平結びを繰り返し，能動義手によるひ

▶表1 キーホルダーを作成する工程

工程	作業要領	支援
マクラメひもの準備	・ひも2本を準備し，色は識別しやすい2色を選ぶ ・ひもの長さは完成作品の約3倍とする ・ひもを切る際は能動義手でひもを把持し，はさみは非切断肢で使用する	・色の選択は視認性を考慮する ・義手に補助手としての役割を体験させる
キーホルダーフックの準備	・ひもをキーホルダーフックにひばり結びで固定する ・能動義手でキーホルダーフックを把持し，非切断肢でひもを結ぶ ・結び終わったあと，キーホルダーフックをテープで机に固定する	・作業の安定性を高めるためキーホルダーフックを固定する
マクラメひもを結ぶ	・平結びを繰り返す工程では，能動義手でひもの固定や把持を行い，非切断肢で結ぶ	・能動義手の使用を促す ・非切断肢に過剰な力が入っていないかを確認する
マクラメひもの始末	・マクラメひもを1本準備し，まとめ結びをする ・フリンジを作成するために櫛でほぐす	・フリンジ作成は能動義手でひもを固定し，非切断肢で櫛を使ってほぐしていく
完成	・すべての工程を経て，キーホルダーを完成させる	・作品を参照し，必要に応じて微調整する

もの固定や把持に慣れ，両手動作が円滑となった．作品完成時の疲労感の訴えは軽度であった．

b 目標の達成

目標であった，①能動義手と非切断肢の協調した両手動作の獲得，②能動義手操作の耐久性向上を図ることができ，職場への復帰につながった．

c 平結びの効果

平結びは，左ひもが上の平結び（左上平結び）と右ひもが上の平結び（右上平結び）を交互に繰り返していく結び方である．左上平結びと右上平結びでは，能動義手の把持や固定の方法が異なるため，反復して結んでいくなかで能動義手と非切断肢の協調的な両手動作が促された．

d 生活行為への影響

能動義手で歯ブラシを把持して歯磨きペーストをつける，両手で靴ひもを結ぶ，能動義手でハンガーを把持して洗濯物を干す，能動義手で食材を押さえて調理をするなど，両手動作場面での能動義手の使用が促され，協調的な両手動作が可能となった．

e 能動義手操作の耐久性

作品づくりのなかで手先具の開閉操作や固定を反復して行うことで，能動義手操作の耐久性向上につながった．対象者は職場復帰のために能動義手を装着して長時間の作業を行うことが目標の1つであった．作業に没頭しながら長時間，能動義手を操作し，作品の完成に向けてモチベーションを維持できたことは目標達成に有効であった．

f 今後の展望

今回導入としてキーホルダーを作製したが，作品完成後にはコースターやクッションカバーなどほかの作品をつくることにも対象者が興味を示した．今後は趣味活動としてより難易度の高い作品をつくることも検討している．

●引用文献

1) Nakagawa M, Sasao K, Ishioka T, et al：Development of the fundamental training and evaluation tool for the prosthetic body-powered split hook：A preliminary correlational study. Journal of Prosthetics and Orthotics 31：104-111, 2019

作業と精神心理

1. 対象者の心身機能の回復と社会参加を促進するための作業活動を適切に選択，実施，評価するための判断力を身につける．

- **1-1)** 作業療法における作業活動の心理的効果を理解できる．
  - ☐ ①作業活動が対象者の心理面に与える影響を説明できる．
- **1-2)** 作業活動がもたらすフロー体験の条件と効果を理解できる．
  - ☐ ②フロー体験の条件を満たす作業活動を計画できる．
- **1-3)** 作業活動の各工程がもつ精神心理機能への影響を理解できる．
  - ☐ ③作業活動の各工程がもつ治療的意義を説明できる．
- **1-4)** 集団作業療法の治療的因子を理解できる．
  - ☐ ④集団作業療法の利点と治療的因子を列挙できる．
- **1-5)** 作業活動を通じた社会参加支援の方法を理解できる．
  - ☐ ⑤作業活動を通じた社会参加支援の具体例をあげることができる．
- **1-6)** 作業活動の適応年齢，性別，疾患への考慮点を理解できる．
  - ☐ ⑥対象者の適応年齢，性別，疾患に応じた作業活動の選択ができる．
- **1-7)** 作業活動における注意点と禁忌事項を理解できる．
  - ☐ ⑦作業活動実施時の注意点と禁忌事項を説明できる．
- **1-8)** 作業活動に用いる材料，用具の特性と治療的意義を理解できる．
  - ☐ ⑧作業活動に用いる材料，用具の特性を理解し，適切に選択できる．
- **1-9)** 作業活動の文化的背景を理解し，その意義を理解できる．
  - ☐ ⑨作業活動の文化的背景を踏まえた介入計画を説明できる．
  - ☐ ⑩作業活動の効果を評価し，介入計画を修正する方法を説明できる．

 2. ケーススタディの分析・理解を通じて，作業療法の臨床実践における理論的根拠と実践的アプローチを習得する．

- **2-1)** 対象者の疾患に適用する作業の必要性について理解できる．
  - ☐ ①対象者の病歴と症状を適切に把握し，作業療法の必要性を説明できる．
- **2-2)** 作業療法の目標設定と作業選択の過程を理解できる．
  - ☐ ②対象者の作業療法の目標設定が，作業種目の目的と一致していることを確認できる．
- **2-3)** 選択された作業の治療的意義と適用理由を理解できる．
  - ☐ ③作業の治療的意義が，対象者の心理的あるいは社会的な利益をもたらすことについて討議することができる．
- **2-4)** 作業療法の実施過程と治療的配慮について理解しできる．
  - ☐ ④作業を行っている対象者への治療的配慮について説明できる．
- **2-5)** 作業療法の効果判定方法と，その結果の解釈について理解できる．
  - ☐ ⑤対象者の変化をとらえるための評価項目とその判定基準を1つ以上あげることができる．
- **2-6)** 作業療法を通じた対象者の変化と，退院後の生活への影響を理解できる．
  - ☐ ⑥ケーススタディの対象者が，作業によってどのように心理的あるいは社会的に変化したかについて述べることができる．

1 陶芸の精神・心理学

A 陶芸の心理

1 陶芸への没入

陶芸には人々を没入させる魅力があり，粘土に触れることで時間の感覚を失うほどに集中する現象が観察される．チクセントミハイ（Csikszentmihalyi）によると，①目的の明確さ，②迅速なフィードバックの存在，③スキルとチャレンジのバランスの3点がフロー体験を促進する条件とされており，これらは陶芸の過程において自然と満たされる（▶図1）．

目標が明確で，即座のフィードバックが得られ，スキルと難易度のバランスがとれているとき，注意力は完全に目の前の作業に集中する．そのとき，先の不安や過去の後悔など，不適切な感情をあちこちに散らす余裕はなく，意識は作業体験で満たされる．

フロー状態を誘発し，心地よい疲労感と幸福感を提供する作業に没入する経験とそのプロセスは，精神的な満足感と達成感を提供する．また，適度な疲労感とともに自尊心や情緒の安定をもたらすものであり，作業療法においても利用される重要な要素である．

2 陶芸の工程と精神心理機能

陶芸の工程には作業の特徴があり，それぞれ得られやすい心理効果がある（▶図2）．

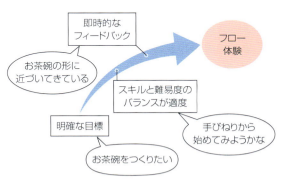

▶図1 陶芸を通じたフロー体験の例

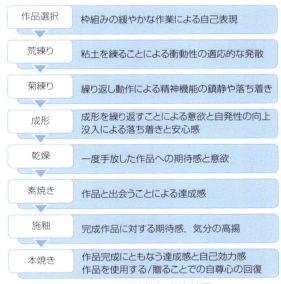

▶図2 陶芸の各工程と精神心理的効果

a 作品選択

陶芸は，まずどのような作品をつくるかを決めることから始まる．つくるものやその形，大きさ

や色を自由に決めることのできる陶芸は，枠組みの緩やかな自由度の高い作業であり，自己表現の機会となる．また，陶芸は，誰かに贈ることを想像して作品を選択することもある．それは作業に対する意欲を高める．

b 練り（荒練り・菊練り）

次の工程である「荒練り」は土の軟らかさを均一に整えることを目的として，よく粘土が混ざるように両手で上から体重をかけ，また内側へ重ねて押し潰すことを繰り返す．「荒練り」は全身を使った身体活動であり，身体エネルギーが消費される．粘土の塊を力一杯押し潰すことで，歪んだ衝動性が身体エネルギーに変換され，衝動性の適応的な発散がもたらされる．

粘土中の空気を抜く「菊練り」は，技術の習得に訓練を要し，経験を積むことで徐々に熟達する．技術の習得は自尊心の回復をもたらす．「菊練り」の周期的な作業は，精神機能の鎮静や落ち着きに影響し，不安が軽減される．

c 成形

陶芸の素材である粘土の「成形」は，可塑性に富み，乾燥・焼成までは納得できるまで何度でもやり直しが効くことから失敗体験になりにくい．また何度も成形し，自分のイメージする作品に仕上がるよう繰り返すことで，次第に作業への意欲と自発性が引き出される．

また，成形は作業への没入を最も経験しやすい工程であり，時間の感覚を忘れて目の前のことに没入し，注意は粘土へと集中する．先の不安やこれまでの後悔の感情は，いまの作業へと集中することで和らぐ．

d 乾燥—素焼き

成形された粘土は，完全に「乾燥」させるための時間が必要である．作品を一度手放し，「乾燥」を待つ間の期待感は，創作活動に対する意欲や自発性を高める効果がある．「素焼き」の工程により，

成形された作品は粘土本来の可塑性を失う．もとは土の塊だったものから，陶器へと変化した作品に出会うことで，完成のイメージへと大きく近づくこの工程は，対象者に達成感と満足感をもたらす．

e 施釉—本焼き

作品に色付けをする「施釉」の工程は，最終的な焼き上がりを決める大切な工程である．色見本を見ながら，出来上がり作品のイメージを膨らませることで，作品に対する期待感が高まる．

「施釉」が終わるといよいよ「本焼き」の工程である．高温で焼き上げられることにより，素地はより焼き締まり，溶けたガラス質の釉薬は作品の表面を綺麗に覆い，独特の発色を放つ．長い時間をかけて自分の力で完成させた世界で1つの作品の完成は大きな達成感と自己効力感をもたらす．

このように陶芸の工程は，対象者に達成感や情緒の安定をもたらす．

B 陶芸を用いた活動・参加支援

1 集団療法としての陶芸
a 作業を介した他者との交流

作業療法における陶芸は集団で行うことが多い．特に成形の工程においては，目の前の作業に没入する特性をもつため，交流をもつタイミングは少ない．しかし，陶芸には人の心に安らぎをもたらす作用があり，土に触れることによりもたらされた安らぎは，場に対する居心地のよさへと波及する．

場の安心感により，対象者と同じ場にいる作業療法士や他者との交流が促進される．作業の途中で一息ついたり，うまく成形できたときなど，ほかの人と感情を共有したいと感じる瞬間が自然に

▶表1　集団がもたらす11の治療的因子

希望をもたらす	同じ思いをもつ人の集まりは，「ここに来るとほっとする」「なんだかもう一度やれそう」という希望をもたらす
普遍的体験	同じ障害や悩みをもつ人たちとの出会いやかかわりは「自分だけではない」という安心感をもたらす
受容される体験	自分の存在そのままが他者に受け入れられる経験により，自分自身を受け入れることができる
愛他的体験	他者に喜ばれ，自分が必要とされる体験は，自分自身を大切にする気持ち（自己尊重）へとつながる
情報の伝達	同じ病や障害を生きている人たちからの情報は，ほかの情報に比べ強い説得力をもつことが多い
現実検討	他者と自分を比べることで自分のおかれている状況や自分の能力を確認し，客観的に評価することが可能になる
模倣・学習・修正	他者の好ましいと思う面を，模倣したり取り入れたりすることで，これまでのパターンを修正し，新しい行動パターンを学ぶ
表現・カタルシス	安心して自分の思いを語り，その自分を受け入れてもらえる人とのかかわりのなかで，解放感や安心感を体験する
相互作用・凝集性	世界で一集団のまとまりや参加者相互に親密さが生まれ，お互いがより深いかかわりをもつようになることで所属意識が高まる
共有体験	作業を介したコミュニケーションは，親密感が比較的早く生まれやすい
実存的体験	他者とのかかわりを通して現実世界の限界を知ることにより，あるがままを受け入れることを体験する

生まれる．また道具の共有を介した自然な交流もみられやすい．

　言葉を介した交流は自然なもので，会話はなくても不自然ではない．ただ同じ場所で，同じ作業を，同じように没入することも経験が共有される．作品が完成したときは嬉しいし，作業が一段落して心地よい疲労感に包まれる感覚も，みな共通のものである．このような経験と感情の共有は，集団を用いた作業療法における大切な要素であり，対人交流によい影響をもたらす．

🄑 集団の治療的因子

　集団がもたらす11の治療的因子[1]を**表1**に示す．作業を介した集団での作業療法は，言語のみを介した集団精神療法よりも，治療的因子を活かしやすい．陶芸という同じ作業を介した「共有体験」はお互いの親密感を高め，自分の存在がそのまま受け入れられ，周囲から「受容される体験」により，自分自身を受け入れることができる．お互いの結びつきの高まりにより，さまざまな「情報

の伝達」が促進され，自分だけではないという「普遍的体験」が促進される．

　土いじりや粘土遊びは，誰しもが子どものころに経験している．粘土のもつ独特の感覚刺激により，人は童心を思い出し，自然で適応的な退行が促される．自然な退行や安心感は自己開示へとつながり，同じ病をもつもの同士の交流はさらに効果的なものとなる．

　このような場は，陶芸を通じて集まる人と作業療法士によって生まれる．誰もが受け入れられる雰囲気をもつ場は，安心感，希望の感覚を集まる人たちに与えることができる．集団が対象者に「希望をもたらす」ことは，治療や支援を行う際の最も基本であり重要な効果であるとされている．

　また陶芸は，自分の作品をほかの誰かに贈ることもできる．自分の手で完成させた作品が他人に喜ばれ，役立つことで，人々は自分が必要とされていると感じることができる．これは愛他的体験として知られており，自己尊重や自己価値の感覚を高める．

2 陶芸を通じた社会参加支援

a 作品展示

作業療法では，作品展示を治療プロセスの重要な要素としてとらえている．陶芸作品は，実用的であり，芸術的なものでもある．陶芸は自由度の高い作業であり，作品の大きさや形を自由に決めることができる．形の歪みやねじれは，それ自体が作品の特徴となり，個人の自己表現を反映する．

また，作品の展示は他者からの称賛につながり，作業に社会的な意味を与える可能性がある．たとえば，病院内の文化祭や行政が企画するイベントへの出展など，多様な展示の機会は，それ自体が社会参加への支援となる．作品展示の機会は，対象者の自尊心と自己愛を満たし，さらなる社会参加の意欲へとつながる可能性がある．

b 陶芸を通じた地域コミュニティとのつながり

陶芸は，作業療法士が利用する治療手段のなかでも芸術的で創造的なものの1つである．リハビリテーションの一環としてだけでなく，障害をもつ人と地域とのつながりを深め，社会参加を促進する手段としても有効である．地域にある陶芸教室やサークルへの参加は，病院での治療からより広い社会への移行を助ける役割を果たし，それが対象者の生きがいにつながる可能性がある．

この過程は，作業療法士による余暇活動の支援と密接に関連している．作業療法士は，対象者が自分らしい生活を取り戻すことを支援するとともに，対象者の社会参加を促進する．対象者が地域の陶芸コミュニティに参加することにより，社会的スキルを向上させ，ストレスを軽減し，自尊心を高めるなどの多くの利点を享受できる．

また，陶芸を通じた社会参加は，地域コミュニティに対してもメリットをもたらす．障害をもつ人が地域の活動に参加することで，地域住民は多様性と包摂性の重要性を学ぶ機会を得ることができる．このような活動を通じて，地域社会はより結束力が強く，協力的なコミュニティに成長することが期待される．

C 陶芸と個人因子・環境因子

1 陶芸と個人因子

a 適応年齢，性別

陶芸を用いた治療の適応範囲は広く，年齢や性別にかかわらず，子どもから高齢者に至るまでの幅広い対象者に適用できる．陶芸は，子どもにとっては普段の粘土遊びの延長線上にあり，成人にとっては非日常的で魅力的な作業である．子ども向けの作業を高齢者に提供すると，自尊心を傷つける経験となる可能性があるが，陶芸の場合は伝統文化に触れる機会として受け入れられるため，そのようなリスクは低い．作業療法で用いる作業には，たとえばビーズ細工などには女性的な，木工などには男性的なイメージがあるが，陶芸は性別を選ばず取り組みやすいという特性がある．

適用幅の広い陶芸ではあるが，治療の効果を最大限に引き出すためには，個々の能力やニーズに応じた活動の内容や難易度の調整が重要である．たとえば，小児期の対象者の場合，「絵付け」体験のような，簡単でありながらも創造力を刺激するようなものがよいかもしれない．一方，高齢者の場合には，細かな手指の動きで脳の活性化につながる認知機能の維持に寄与する作業がよいとされる．

b 疾患

陶芸の治療的効果は，特に精神疾患を対象とした研究において示されている．たとえば，うつ病患者を対象とした**ランダム化比較試験（RCT）**

C 陶芸と個人因子・環境因子 ● 151

では，陶芸によりうつ病による気分の落ち込みが軽減し，日常生活の機能や幸福感が改善することが示されている[2]．また，陶芸のような芸術療法は，統合失調症に伴う意欲や興味関心の低下（陰性症状と呼ばれる）を改善する効果があることが示されている[3]．

統合失調症やうつ病をはじめとした精神疾患は，脳の機能がうまく働いていない状態としてとらえられることが一般的である．先の不安やこれまでの後悔，自分に対する自責の念で頭のなかがいっぱいな状態では，脳の機能はうまく働かない．作業療法では，個々の興味や関心を中心に作業を提供し，作業によって対象者の脳機能を適切な状態に戻すことを支援する．

陶芸により，目の前の作業に没入することで，自分の症状から離れて，安心できる時間をもつことができると，対象者の生活は自然と健康的な方向に向かい始める．また個々の症状や状態に合わせて用いることで，落ち着いた安心できる時間と場を提供することは，疾患を問わず精神心理機能の維持・回復が期待できる．

C 注意点

陶芸は粘土を用いるため，汚れやすい作業である．強迫症のある人にとっては，陶芸の際に爪の間に土が挟まったり，衣服が汚れたりすることが不快に感じられることがある．認知症のある人には，食べ物でないものを口に入れてしまう「異食」という行動の危険があるため，これらに注意をはらう必要がある．また，陶芸は材料の特性上中断しにくい作業である．そのため比較的時間にゆとりがあるときに実施するとよい．

🔑 Keyword

ランダム化比較試験（RCT） randomized control trial. 治療法の効果を評価するために参加者を無作為に実験群と対照群に分ける方法．実験群には効果を評価したい治療法を提供し，対照群には標準治療やプラセボを用いる．最終的に，両群の結果を比較して治療法の有効性を科学的に証明することが可能である．

2 陶芸と環境因子

a 材料

主な材料は粘土と釉薬であり，これらを治療的に活用するには，それぞれの素材の特性を理解することが重要である．粘土は，それに触れることで，童心が思い出され，懐かしい気持ちになる．また粘土に触れると，最初はひんやりと冷たいが，成形していくにつれ徐々に肌を通して体温に温められ，手になじんでいく感覚が得られる．

素材自体が引き出す幼少期の経験や，素材から得られる感覚は人の心にポジティブな影響をもたらす．また陶芸で使用する釉薬は，たくさんの色を表現することが可能である．釉薬は色だけでなく，その質感を楽しめることも魅力の1つであり，それはガラス質のツヤツヤしたものから，光沢のないマットなものまでさまざまである．

b 道具

ろくろや窯など，陶芸には比較的大掛かりな設備が必要である．成形の工程の仕上げ作業では，粘土を切る，表面をなめすなどの目的のためにさまざまな道具が使用される．たとえば，かぎべらや切弓などの道具を用いて粘土を切ると，粘土の適度な抵抗を感じながら，まるでバターのように切り分けられ，切れ目は綺麗な直線を描く．水で湿らせたなめし革の軟らかさが，粘土の微細な傷や凸凹を優しくなめす．

このように，陶芸で用いられる道具は比較的扱いやすいものが多く，目的に応じて対象者自身が使用しやすいものを選択することができる．道具はうまく使えると達成感を得ることができる．

c 文化背景

陶器は古くから日本の伝統文化の中心であり，その価値と魅力は今日でも多くの人々によって高く評価されている．これは，古代から継承され，数多くの技術革新と文化的影響を経て，今日に至

るまで発展を遂げてきた．陶芸を行うということは，日本の豊かな歴史と文化に触れることである．陶芸作品は芸術的な鑑賞物としても価値があり，その作品を生活に取り入れることも可能である．

●引用文献

1) 山根寛：ひとと集団・場．pp45-71，三輪書店，2018
2) Nan JKM, Ho RTH：Effects of clay art therapy on adults outpatients with major depressive disorder：A randomized controlled trial. J Affect Disord 217：237-245, 2017
3) Isabelinha B, Cruz-Ferreira A, Maximiano J, et al：Effects of body-oriented therapies on the negative symptoms in people with schizophrenia：A systematic review. J Bodyw Mov Ther 33：189-201, 2023

●参考文献

4) 山根寛：ひとと作業・作業活動．三輪書店，2015
5) 日本作業療法士協会（編）：作業―その治療適応用．協同医書，2003
6) Csikszentmihalyi M（著），大森弘（訳）：フロー体験入門―楽しみと創造の心理学．世界思想社，2010

D うつ病のある対象者の陶芸

1 対象者の希望と目標

対象者は40歳代後半の男性．家族は妻と子ども3人の計5人．職業は高校教諭で，職場での業務と責任が重く感じられ，食欲不振と不眠があった．その後，自責感が強くなり，日常生活が思うように営めなくなり病院を受診した．診察では対象者には思考機能低下と精神運動機能低下がみられ，医師により抑うつ障害群（うつ病）と診断された．

外来通院で治療していたが症状の改善がみられず，2か月間の休養のため入院した．入院初期には生活リズムの乱れとセルフケア能力の低下があった．対象者にはほかの患者との交流がみられ

なかった．

薬物療法と休息により入院から2週間で症状は改善し，作業療法が処方された．対象者には目標である復職に向けて焦りがあった．本人の意向と体調を考慮して，導入時は1対1の個別作業療法が実施された．作業療法室でのほかの対象者との交流は受動的であった．

作業療法を実施して2週間後には心身機能全般が回復し，生活リズムが安定した．対象者と作業療法士が面接して，次の課題は社会生活に向けた対人交流をすることとした．対象者には小学生のときに陶芸を体験したことがあったこともわかり，集団で陶芸をすることが計画された．

2 陶芸を治療的に用いる理由

陶芸は作品の種類が豊富で，箸置き，板皿，茶碗，コップなどは完成品のイメージがしやすい．対象者にはうつ病による思考機能低下があったため，工程が理解しやすく，日常的な品物でなじみのある物をつくる陶芸が適すると考えられた．

陶芸は，対象者の状態に合わせた成形方法で難易度を設定しやすい．また，成形をやり直せるので，失敗体験につながりにくい．さらに，成形中でも粘土が乾燥しないように保管すれば中断と再開ができ，体調に合わせて取り組める利点がある（➡65ページ）．

3 作業手順

集団の構成員は5名程度のセミクローズドグループとし，全員が個々に同じ物をつくること

🔑 **Keyword**

セミクローズドグループ 集団作業療法におけるグループ形式の1つ．メンバー構成は一定期間固定されたあと，特定の条件のもとで新しいメンバーの加入が可能となる．この形式ではグループ内の安定性と新たなダイナミクスの導入がバランスよく管理され，参加者間の信頼関係の構築や安全で支持的な治療環境の提供が可能となるとされている．

とした．作品は板皿とコップをつくることにした．実施頻度は週2回，対象者は体調に合わせて休憩と，途中離席ならびに欠席を許容した．工程と使用する物品を**表2**に示す．

4 実施の経過と治療的に配慮した点

対象者を含む参加者には完成品を呈示して，成形と施釉，焼成のイメージを助けた（▶**図3**）．対象者には作成した板皿とコップは家族との食事で使うことを想定させて動機づけをはかった．

ほかの患者との交流を促進するため，メンバー全員が1つの作業台に集まって作業できるよう配置した．作業療法士は，作業中に対象者が失敗体験を得ないように1人ひとりに気を配り，作業が中断しないよう指導者的立場でかかわった．メンバーには相互に話しやすいように雑談を交えて促し，集団の安全を保障して成功体験の場となるよう配慮した．

5 経過

対象者は，最初は緊張した様子だったが，スムーズに集団の陶芸に参加できた．工程の進め方と，道具の使い方では作業療法士からの指示を要する場面もあったが，これらは思考機能低下の影響と思われた．対象者は疲労感や注意集中力の持続に配慮して数回の休憩を入れながら遂行した．ほかの患者との交流は受け身的ではあったが，徐々に会話を継続する場面がみられた．

たたらづくりで板皿をつくったあと，ひもづくりでコップをつくった．作業時間を延長することができ，ろくろ，弓型など道具を増やして段階づけた．徐々に能動的なコミュニケーションもみられ，道具や材料の準備や片づけも自発的に行うようになった．

6 効果判定（陶芸から1か月後）

対象者は「陶芸作業を通して自身の回復を感じられ，他者と交流するきっかけになった．うまく焼き上がるか不安やドキドキ感もあり，よい意味で感情を揺さ振られた」と話した．陶芸を体験し

▶ **表2 板皿づくりの工程と準備**

工程	物品・備品
① 荒練り	粘土1kg
② 練った粘土を四角に整える	―
③ 型紙の大きさになるよう叩いて平たくする	型紙
④ たたら板を粘土に合わせる	たたら板
⑤ 切糸で削る（表面をきれいにする）	切糸
⑥ 成形コテで表面を滑らかにする	成形コテ
⑦ 型枠に合わせて竹串で土を削る	竹串
⑧ 縁を上げる（皿の形にする）	―
⑨ 乾燥	乾燥用の棚
⑩ 素焼き	電気窯
⑪ 施釉	釉薬，筆，絵付け皿
⑫ 本焼き	電気窯

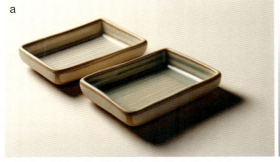
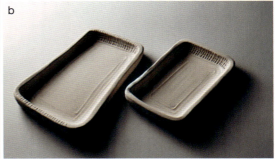

▶ **図3 板皿の完成品（a）と成形した見本（b）**

▶表3　評価結果

ベック抑うつ質問票第2版(BDI-Ⅱ) 🔑	初期評価25点(中等度)から再評価14点(軽度)へ改善
カナダ作業遂行測定(COPM)	「息抜き」と「家族団欒」で遂行度と満足度が改善
セルフケア	食事，睡眠，整容・更衣，服薬自己管理，コミュニケーション理解の領域で改善
作業遂行特性	指示の理解，集中・注意持続，工程・結果の予測，作業速度，問題対処，身体的耐性，ストレス耐性，参加・交流，主張・意志表示の各項目で改善

た対象者は回復を実感し，他者との交流ができた．作業中の感情の起伏が対象者の自己認識や他者との交流に肯定的な影響を与えたと考えられる．評価結果は**表3**に示す．

対象者は，予定どおり入院期間2か月で退院し，現在は外来作業療法を利用しながら復職への準備を進めている．

●参考文献

1) 長﨑重信(監修)：作業療法学ゴールド・マスター・テキスト 作業学．第3版，pp70-85，メジカルビュー，2021

2) 山根寛：精神障害と作業療法 新版—病いを生きる，病いと生きる 精神認知系作業療法理論と実践．pp376-382，三輪書店，2017

3) 障害者福祉研究会(編)：ICF 国際生活機能分類—国際障害分類改訂版．pp57-167，中央法規，2002

4) 市川まどか，西川理：陶芸を導入したところ認知症が改善された1例—陶芸にあえてよかった．長野県作業療法士会学術誌 24：12-14，2006

🔑 Keyword

ベック抑うつ質問票第2版(BDI-Ⅱ)　Beck Depression Inventory-Second edition. 大うつ病性障害の診断基準の多くを変更した，米国精神医学会による精神障害の診断と統計マニュアル第4版(DSM-Ⅳ)の出版に応じて開発されたBDIの1996年の改訂版．BDI-Ⅱは21の質問が含まれており，各回答は0〜3のスケール値(63点満点)で採点され，合計点が高いほどより重度のうつ病症状を示す(29点以上が重度)．

2 革細工の心理学

革は古くから人間の生活になじみ深い天然素材のひとつであり，革素材の作品は人工物とは違った風合いや経年変化を楽しむことができる．革細工は，手作業を通じて対象者が創造的に表現し，認知機能の向上や精神的な満足を促すことができる．革細工を用いた作業療法では，身近で実用的な物から完成度が高く精緻な作品づくりまで応用して，対象者の精神心理に奏効させる．

A 精神心理機能

革細工がもつ治療的要素とその実施に際して考慮すべき点を「個別療法としての利用」「物質的側面」「精神心理機能への影響」「認知・心理状態への配慮」に整理した（▶ 表1）．

B 活動・参加

ここでは，作業療法で作成するコインケースの工程を例とする．

1 型紙作成

型紙作成は，革細工の最初のステップであり，対象者の認知機能や心理状態に影響を与える重要な工程となる．対象者はこの活動を通じて集中力や注意力を高め，完成する作品を想像して期待感を得る（▶ 表2）．

▶ 表1　革細工を用いた作業療法の治療的要素

治療的要素	項目	説明
個別療法	選定から完成まで	・対象者は作品の選定，絵柄のデザインなど，作業療法士とともに完成までの工程を楽しむ
	作品の多様性	・半日で作成可能なものから数か月を要する作品まで，対象者の能力に応じた作業を提供する
物質的側面	素材の選択	・耐久性や簡便性から牛革が使用される ・小物作品には厚さ1.3〜1.4 mmの革が用いられる
	身体的要求	・カットする革の硬さ，スタンピングやカービング時の筋力と姿勢保持
精神心理機能への影響	精神的耐久性向上	・注意・集中力 ・作品完成による精神的な耐久性向上
	動機づけの向上	・完成した作品が次の作品への意欲を引き出す
認知・心理状態への配慮	修正の難しさ	・革の特性上，修正が難しい工程がある ・対象者の視空間認知や完成精度への期待，不安感に応じた配慮を要する
	安全性への配慮	・使用される道具には，革包丁やはさみなどの刃物も含まれる ・特に自殺企図がある対象者には細心の注意と配慮を要する

2 牛革のカット

カットの工程は，正確な切断技術だけでなく，注意力と心理的な耐性が要求される（▶ 表3）．

156 ●【第 III 章：作業と精神心理】2. 革細工の心理学

▶ 表 2　型紙作成の治療要素

項目	材料・要素	目的・用途・影響
道具と材料	トレーシングペーパー	• 型紙見本をトレースする
	カーボン紙	• トレースした図案を厚紙に転写する
	厚紙	• 最終的な型紙の材料
	トレースモデラ	• 型紙の細部を正確に描く
	はさみ	• 型紙をカットする
認知機能	道具の使用方法の理解	• 各道具の機能と正しい使い方を理解する
	遂行機能	• 型紙作成の手順を正確に実行する能力
	注意機能	• 見本を正確にトレースし，転写する集中力
心理機能	作品への希望・期待	• 作成中の作品に対する前向きな期待感
	緊張感	• 正確に型紙をつくろうとする際のプレッシャー
	焦燥感	• 型紙がうまく描けないときの焦り

▶ 表 3　カットの治療要素

項目	材料・要素	目的・用途・影響
道具と材料	牛革, 型紙, 筆記用具, 革包丁, はさみ	• 牛革をカットするための道具
認知機能	道具の使用方法の理解	• 道具の正しい使用方法を理解すること
	遂行機能	• 作業手順を正しく実行する能力
	注意機能	• 刃物を安全に扱う際の集中力
	危機管理	• 切断作業中の危険を管理する能力
	想像力	• 作品の完成形を想像しながら作業する能力
心理機能	緊張感	• 刃物を扱う際の緊張や，切断作業のプレッシャーから生じる感情
	高揚感	• 革をスムーズに切り込めたときや，型紙どおりに切りとれたときに感じる満足感や喜び
	憂鬱	• 革が予想以上に硬かったり，うまく切り取れなかったりしたときの陰性気分
	焦燥感	• 作業がうまく進まないときに感じるイライラ感や急かされる感情

▶ 表 4　図案トレースの治療要素

項目	材料・要素	目的・用途・影響
道具と材料	図案, トレーシングペーパー, スポンジ, トレースモデラ, カットした革	• 図案を革に転写する
認知機能	道具の使用方法の理解	• トレースモデラなどの使用方法を理解する
	遂行機能	• 作業手順を正しく実行する能力
	注意機能	• 図案を正確に写しとる際の集中力
	想像力	• 完成した作品を想像しながら作業を進める
心理機能	作品への希望・期待	• 完成に向けた希望や期待感
	不安感	• 革を湿らせて傷をつけやすくなること • 修正できないことに対する不安
	緊張感	• 使用経験の少ない道具を使って巧緻動作の遂行に伴う緊張
	憂うつ	• 革が硬かったり，うまく切りとれなかったりした場合の気分
	焦燥感	• 図案集からの選択に迷ったり，選べなかったりすることによる焦り

③ 図案のトレーシング

　この工程は，革細工のなかでも特に精密さが求められる部分であり，完成品に対する期待とともに，作業遂行中の緊張感や不安感など，さまざまな心理的側面がかかわる（▶ 表 4）．

④ 革の彫刻（カービング・スタンピング）

　この工程では，対象者の個別性が強調され，創造性や独創性が発揮される．同時に，作業を進めるなかでさまざまな感情が生じ，それらを乗り越えることで高い達成感や満足感を得ることができる（▶ 表 5）．

B　活動・参加 ● 157

▶ 表 5　彫刻の治療要素

項目	材料・要素	目的・用途・影響
材料・道具	フェルト，ゴム板，木槌，スポンジ，スーベルカッター，刻印，カットした革	・カービング・スタンピングの下敷き，刻印などに用いる
認知機能	道具の使用方法の理解	・スーベルカッターなど独特な操作と手順を理解する
	遂行機能	・図案に沿って革をカットする ・模様を組み合わせる手順に沿って実行する
	注意機能	・切り込みや刻印を正確に行うための集中力
	想像力	・完成するデザインを想像しながら進める
	企画力	・図柄の展開や組み合わせる創造性
	独創性	・個別のデザインを生み出す創造力
	空間認知	・目と手の協調と距離感の把握能力
心理機能	作品への希望・期待	・完成に向けたポジティブな期待感
	達成感	・作業を通じて目標を達成したときの満足感
	高揚感	・作業が順調に進んだときの喜び
	爽快感	・刻印を打ち込む際に生じる感覚的な快感
	満足感	・イメージどおりに作品が完成したときの充実感
	不安感	・作業中に生じる失敗への不安
	緊張感	・刃物を扱う際や正確な作業を行う際の心理的圧力
	憂鬱	・期待とは異なる結果になったときの落胆感
	焦燥感	・期待どおりに進まない作業に対するイライラ感
	コミュニケーションのきっかけ	・集団活動での導入時に他者との交流を促す作品評価やアドバイス

▶ 表 6　染色の治療要素

項目	材料・要素	目的・用途・影響
材料・道具	染料，布タンポ，梅皿・小皿，彩色筆，面相筆，刷り込み刷毛，平刷毛，ビニール手袋	・染色の道具 ・染色方法によって筆や刷毛，布など ・染料が手指につかないように注意する
認知機能	道具の使用方法の理解	・各種道具の正しい使用方法を理解する
	適切な道具の選択	・イメージした色彩領域に応じて道具を選択する
	遂行機能	・染色の手順を正しく実行する能力
	注意機能	・染色作業中の集中力を維持する
	想像力	・完成する作品の色彩を想像する
	独創性	・染料の色使いによって創造性を発揮する
心理機能	作品への希望・期待	・完成に向けたポジティブな期待感
	高揚感	・イメージどおりに染色ができたときの喜び
	満足感	・染色が期待どおりに仕上がったときの充足感
	困惑	・イメージどおりに発色しないときの迷いや戸惑い
	緊張感	・正確な染色を行うための心理的圧力
	嫌悪感	・染色が思いどおりにならないときや染料が指についたときの不快感

5　染色

　染色は，革細工における重要な工程のひとつであり，作品に個性を加える重要なステップである．この工程は，高い注意力，独創性，そして慎重な作業が求められるが，同時に作品の完成に向けた期待感や満足感を得る機会でもある（▶表6）．

6　穴あけ

　この工程では，革をかがるための穴あけを行う．穴をあける位置を決めてから，ディバイダー（革用コンパス）で線を引き，目打ちで等間隔に穴をあける（▶表7）．

7　レザーレーシング

　この工程では，革の端を牛レースでかがることできれいに仕上げ，2枚の革を合わせてコインケースの形へ成形する（▶表8）．

▶ 表7　穴あけの治療的要素

項目	材料・要素	用途・目的
材料・道具	フェルト，ゴム板，木槌，3本ハトメ抜き，1本ハトメ抜き，ディバイダー	・穴あけ作業の用具
認知機能	道具の使用方法の理解	・木槌とハトメ抜きの正確な使用方法を理解する
	適切な道具の選択	・作業内容に応じた最適な道具を選択する
	遂行機能	・手順に従って作業を進める
	注意機能	・穴あけの位置を調整し，革のずれが生じないように注意する
	空間認知	・2枚の革を合わせた際の穴の位置合わせ
心理機能	達成感	・穴をあけるごとに進行する達成感
	高揚感，爽快感	・力を込めた作業による気分の高揚や爽快感
	満足感	・正確な穴あけによる作品の出来栄えへの満足感
	不安感，緊張感	・穴の位置のずれや手を打つ危険への不安や緊張感
	焦燥感，苛立たしさ	・円滑に進まない作業や修正不可能なミスによる感情

▶ 表9　金具（ホック）取りつけの治療要素

項目	材料・要素	用途・目的
材料・道具	フェルト，ゴム板，木槌，金具（ホック），ハトメ抜き，打ち台，カシメ打ち，ホック打ち	・金具（ホック）取りつけに必要な用具
認知機能	道具の使用方法の理解	・金具（ホック）形状に合わせた道具の使用を理解する
	適切な道具の選択	・形状に合った道具を選択する
	遂行機能	・手順に沿って作業を進める
	注意機能	・手順と道具の使用に持続した注意力
	空間認知	・革の形に合わせて取りつけ位置を設定
心理機能	達成感，高揚感	・完成に近づくにつれて感じる高揚感
	満足感	・作品の出来栄えに対する満足感
	焦燥感	・修正の困難さを体験 ・革へのダメージからくる焦燥感
	疲労感	・緻密な作業と力加減による心理的疲労感
	愛着	・作品への愛着が生まれることがある

▶ 表8　レザーレーシングの治療的要素

項目	材料・要素	用途・目的
材料・道具	フェルト，ゴム板，革すき，牛レース，レース針，ゴムのり	・レザーレーシングに用いる
認知的側面	道具の使用方法の理解	・レースの先端を革すきで薄く削り，レース針に通す
	適切な道具の選択	・レーシングの手法に合わせて道具を選択する
	遂行機能	・手順を正確に遂行する
	独創性	・レースの色を選択し，独創的なデザインをつくり出す
	注意機能	・一定の力でレーシングを行い，穴の位置や針の向きに注意する
	空間認知	・革レースの表裏と穴の位置，針を差し込む向きを調整する
心理的側面	達成感，期待感	・針通しで完成に近づき，達成感と期待感が得られる
	高揚感	・作業の進行とともに気分が高揚する
	満足感	・コインケース本体とレースの色合いを確かめながら作業を進め，満足感が得られる
	疲労感	・かがり穴が小さく，力を込めてレース針を入れる必要がある場合に疲労を感じる

8 金具（ホック）の取りつけ

　金具の取りつけでは，作品（この場合はコインケース）の機能部分を完成させる（▶ 表9）.

9 仕上げ作業

　革細工の仕上げ工程における材料と道具，発揮される認知機能および心理機能を示す（▶ 表10）. 革細工が完成に近づくと，対象者は出来栄えを確認し，達成感と満足感を得られる（▶ 図1）.

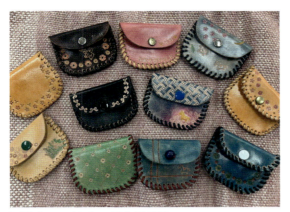

▶ 図1　コインケース作品の例

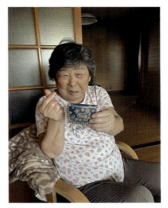

▶ 図2　作品を介した交流例

対象者が作成したコインケースを家族や友人へ贈ると，好意的な関係性を保ち，社会生活への意欲醸成にも役立つ（本人の許可を得て掲載）。

▶ 表10　仕上げ作業の治療的要素

項目	材料・要素	用途・目的
材料・道具	レザーバインダー，レザーコート，平刷毛，金巻き刷毛，へり磨き	・下塗り用，色止めやひび割れ防止 ・上塗り用，表面コーティング
認知機能	道具の使用方法と遂行機能 注意機能	・仕上げ剤の順番や刷毛を理解して使用する ・仕上げ剤を均一に塗布し，気泡が入った場合は息を吹きかけて泡を消す
心理的側面	達成感と満足感 作品への愛着	・作品の出来栄えを確認し，つくり上げたことによる達成感と満足感 ・完成した作品に対する愛着
工程の目的と効果	色止め つや出しと色落ち防止	・染料を革に定着させる ・コーティング，ひび割れ防止と防水効果

▶ 表11　革細工の環境因子・個人因子

分類	要素	内容
環境因子	物的環境	・使用する道具の刃物や木槌など，取り扱いに注意を要する ・革の彫刻や穴あけなどの工程で大きな音が発生する ・染色時の有機溶剤の刺激臭に注意する
	人的環境（集団）	・他者からの関心や称賛などのプラス面 ・他者との比較による焦りや不安などマイナス面
	人的環境（個別）	・作業に過度に集中すると疲労しやすい ・適度な休憩と声かけを要する
個人因子	ジェンダー思考	・趣味としての縫い物や刺しゅうは女性，木工細工や金属細工，革細工は男性と関連づけられることがある ・男性らしさ，力強さをイメージする特定の男性に好意的に受け入れられる ・実用性と審美性のある作品は女性も取り組みやすい
	治療応用	・繊細さと大胆さを併せもつ作品づくりが可能であり，これを治療にも応用する
	作品へのかかわり	・作品を仕上げることで得られる満足感や自己効力感 ・作品を使用することで生じる愛着が次の作品への意欲向上につながる ・作品を介して対人相互作用のきっかけとなることがある

C　個人因子・環境因子

　革細工を用いた作業療法では，人的環境や物的環境に配慮し，個人のジェンダー観や作品へのかかわり方を考慮することが重要である（▶表11）．これらの要素を理解し適切に応用することで，治療の効果を高めることが期待できる（▶図2）．

●文献

1) 谷合義旦：革細工．古川宏，他：つくる・あそぶを治療にいかす　作業活動実習マニュアル　第2版．pp34-50，医歯薬出版，2018
2) 鈴木明子（監訳）：フィドラーのアクティビティ論—現実とシンボル．p100，医学書院，2007

D 統合失調症のある対象者の革細工

1 病状の進行と治療

a 初期症状までの様子

　対象者は30歳代の女性で，統合失調症の治療を目的として精神科病院に入院している．内向的な性格で高校生のころから精神的に不安定であった．高校卒業後，服飾関係の専門学校を卒業し，服飾業界で約1年間勤務した．

　初期症状は結婚後，「向かいの住人が悪口を言っている」と幻聴により不穏になり，懐疑的になって家族の電話を盗聴するなどの行動がみられた．被害的な言動を心配した夫とともに精神科を受診し，統合失調症と診断された．

b 治療中断と被害妄想の増悪

　対象者は通院治療を続けていたが，自ら服薬を中断し，「テレビに監視されている」「男に追われている」と幻覚を訴え始めるようになった．ある日，泣き止まない子どもに危害を加えかけたため，警察に通報され，措置入院が決定した．

　入院後は薬物療法により一時的に混乱は収まったが，ベッド上で布団を頭からかぶって過ごすことが多く，しばしば耳を塞ぎながら「うるさい」と叫ぶことがあり，幻聴は続いている様子があった．作業療法導入時の面接では，表情の変化がなく，独り言をつぶやいていた．対象者は服飾業の経験があったためか，作業療法室にあった革細工のアクセサリーに興味を示していた．

2 治療目標と革細工の目的

a 作業療法の目標

　主治医の指示は「対象者が幻聴・妄想から距離をおき，病的状態から早期離脱すること」であった．

▶ 表12　革細工の目的と適用理由

適用条件	目的および適用理由
活動への没我性の要素	• 革細工に集中することで周囲の雑音や幻聴が気にならなくなる「選択的注意機能」を利用する
短時間で完結する	• 対象者は亜急性期で薬物療法により疲労していたため（寛解後の疲弊病相），休息と活動のバランスを軽度な作業で保つ
個人のペース	• 不安や混乱を引き起こす危険のある工程を避け，容易な工程で安心感を提供する
対象者の興味	• 面接で対象者はアクセサリーに関心を示したことから，革細工は内発的動機づけに適していた

▶ 表13　革細工の作業工程

工程	作業内容
型取り，裁断	• 型紙を革の裏面に置き，筆記具でなぞり，はさみで裁断する
刻印	• 革の表面を湿らせて，刻印でスタンピングする
染色	• 水で薄めた染料を小皿に準備し，布タンポでふき染めする
仕上げ	• 染料が乾燥したあと，レザーコートを刷毛で塗り，仕上げる

作業療法では，対象者が幻聴・妄想によって困惑状態にあることから，幻聴に左右されない時間をの確保するため，革細工の小物づくりを計画した．

b 革細工の適用理由

　革細工は対象者にとって精神的な焦点を再定義する手段として機能し，幻聴や妄想からの一時的な解放を促す目的があった（▶ 表12）．

3 作業療法の経過

　対象者には，革のコースターを作成することを提案し，工程を示した（▶ 表13）．対象者は当初，作業療法室では感情表出がほとんどなかった．しかし，革細工を始めるとわからないところは「こうしたらよいですか？」と作業療法士に尋ねながら自ら進められた．型取りや裁断の工程は服をつくる工程と似たものがあり，手が止まることは少なかった．

4 治療的配慮

a 工程の選択

対象者が作業に没頭しやすいよう，変化が少なく同じ動作を繰り返してできる工程にした．

b 治療環境

作業場所はほかの患者も同時に活動しているところとした．ただし，他者と作業空間を共有しているが直接的な交流はなく，対象者自身のペースで作業できるようにした．これは幻聴や妄想などの症状に対処しながら治療に取り組む対象者にとって，精神的な安定を促す目的があった．

c 支援方針

対象者には，革細工中に「幻聴の聞こえるときは集中できる何かに取り組む」という対処方法を実感させた．作業後に作業療法士は対象者へ「作業が終わると安心した表情に見えました．耳に入る声はどうでしたか？」と尋ね，対象者が作業中には幻聴に気づかなかったときは，「病棟でも何かに集中できるとよいかもしれませんね」と作業中は症状が減っている体験への気づきを促した．

5 効果判定

a 対象者の気づき

対象者に作業後に何か不快な言葉が聞こえなかったか尋ねたところ，「そういえば…」と漠然と思い出しながら「イヤな言葉は気にならなかった」と答えた（▶図3）．

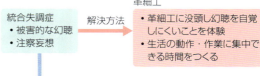

▶図3　治療課題と解決方法

b 治療の展開

作業療法開始から1週間で2つの作品を完成させた．対象者が「病棟でも何か取り組めることがあれば嫌な気分が減るかもしれない…」と話したため，マフラーを編むことを提案した．

c 退院へ

対象者は活動に没頭すると幻聴に左右されないことに気づき，入院から3か月後に退院できた．作業に集中すると幻聴を意識せずにいられることから，これが対処方法となった．対象者は退院後も自ら試行錯誤しながら何かに集中できる活動を行い，日常生活を続けることができるようになった．

●参考文献

1) 山根寛：精神障害と作業療法 新版―病いを生きる，病いと生きる 精神認知系作業療法の理論と実践．pp269-278，三輪書店，2017
2) 日本作業療法士協会（編著）：作業―その治療的応用．pp251-254，協同医書出版社，1985

3 レクリエーションの心理作用

A レクリエーション

1 用語の定義

レクリエーションはラテン語の recreatus（"再び創る" = "元気を回復する"の意）と考えられているが，『大辞林 第四版』（三省堂）によると「仕事や勉強の疲れを癒やし，元気を回復するために行う娯楽」とされている．また別の書には「レクリエーションは，遊びを基盤としており，主として余暇時間に行われ，基本的には自発的な行為・活動であり，楽しさや喜びといった感情を伴い，心身の健康や幸福な生活あるいは人生の開発に貢献する活動」[1]と定義されている．

レクリエーションの概念は，第二次世界大戦後に米国から日本へ輸入されたものとされ，その時点ですでに米国では therapeutic recreation（治療的レクリエーション）や recreational therapy（レクリエーション療法）という用語があり，レクリエーションは治療に用いられていた．

2 心身への作用

レクリエーション療法は古くから作業療法の専門分野の1つに含まれていた[2]．1950年に出版された『Occupational Therapy：Principles and Practice』[3]（Williams & Wilkins）には，recreation therapy について「自由で自発的かつ表現的な活動：運動，感覚，精神が，広がりのある遊び心に

よって活性化され，奥底にある楽しさによって維持され，健全な感情の解放によって引き起こされるもの．治療の手助けとして医学部門によって処方される」と記されている．

1961年の米国医師会の声明には，レクリエーションの効果として，①より積極的な健康に貢献する，②病気の予防に貢献する，③病気の治療に貢献する，④身体的・情緒的・社会的・知性的な可能性を回復させるのに役立つと示されており，レクリエーションは医学的に「楽しむ体験」以上の作用が期待されていたと考えられる[1]．近年の調査においても，40歳以降のレクリエーション活動の維持は，身体活動レベルの継続的な維持よりも晩年の認知レベルと強く関連していることが報告されている[4]．

3 治療的活用

レクリエーションを治療手段として活用するには，単に対象者を楽しませることだけでなく，疾患や障害に合わせて適切に計画することが重要である（▶ 表1）．作業療法では，専門的な治療的視点に基づいて評価と計画的な作業分析が行われる．

B 人的環境因子

1 発達期における役割

作業療法におけるレクリエーションの多くは集

団を対象とする．レクリエーションの種目は，対象者の発達段階とその時期における集団との関係で治療的に適用される（▶表2）[5]．

2 集団の構造因子

作業療法士が行うレクリエーションでは，治療的意義をもって集団がつくられる．集団の構造因子は，集団の機能評価とレクリエーションの計画に用いられる（▶表3）．集団の構成員は，その後の活動と**集団凝集性**🔑に影響を及ぼす[6]．

集団は「二人またはそれ以上の人々から構成さ

🔑 Keyword

集団凝集性 集団が構成員を引きつけ，その集団の一員であり続けるように作用すること．性別・年齢・障害の種類などの同質性が高いほど仲間意識が得られ，凝集性が増し，目標達成が容易になりやすい．

れ，その人々の間に相互コミュニケーションが見られ，なんらかの規範が共有され，地位や役割の関係が成立し，外部との境界を設定して一体性を維持している人々から成立する社会的なシステム」[7]とされている．このような心理学の考え方は作業療法に参考されている．また，集団の構成員それぞれに「役割」があるとされており，集団内で誰が何の役割を担うのかを考慮して，参加者やスタッフの人数が決められる．

3 集団形成の目的

レクリエーションを治療手段として効果的に活用するには，集団を形成する目的を明確にし，それに応じた目標を設定する．参加者にとっての目標は「楽しむこと」とし，作業療法士は治療的な目標を設定する．治療目標のために集団の目標を参加者には明らかにしない場合もあるが，作業療法士が認識しておかなければレクリエーションは治療要素として成立しない．集団の目標は，「楽しむ体験を通して両手を使う」「楽しむ体験を通してコミュニケーション力を高める」など，その集団に合わせたものとする（▶表4）．

▶ 表1 レクリエーションの治療的意義

要素	治療的意義と留意点
治療的視点	・治療的レクリエーションとレクリエーション療法の理念に基づき，活用する ・レクリエーションが基本的に娯楽や楽しみを提供する活動であるため，治療の視点を維持し，単なる「遊び」にならないよう意義が保たれる
専門性の必要性	・専門家として疾患特性や障害の程度を考慮して適用する ・単なる「娯楽・楽しみ」の提供は専門的な医療福祉の介入を要しない
対象（個人と集団）	・障害のある人たちに治療効果を意識して「楽しむ体験」を提供する ・集団での実施が特に有効である ・作業療法では，集団療法が広く実施されており，対人交流や社会技能の向上を促す
評価と作業分析	・ICF（国際機能分類）に沿った評価を行う ・対象者の個人評価，集団評価，使用するレクリエーションの作業分析を用いる

▶ 表3 レクリエーションの集団構成

構造因子	治療的計画
集団の規模	・レクリエーションの種類により4〜5人から10数人程度 ・構成員の人数は会場の環境に制限を受ける
構成員の役割	・性別，年齢，疾患の種類や程度，能力，参加動機などから役割を考慮する
集団の目標	・「楽しむ体験を通して両手を使う」など，目標は具体的で集団に合わせる

▶ 表2 発達期別の役割と適用

発達段階	目的	機能	関係の拡張
幼児期	・親との二者関係 ・家族との遊び	・他者とのかかわりと信頼感を育てる	・家族へと拡がる
学童期	・学校の友達との交流	・社会的な役割や社会生活のルールを学ぶ	・地域やクラブ活動
成人初期	・社会人としての役割	・二者関係や権威関係からの自立	・会社や地域社会
高齢期	・自立支援の集団	・自立のための拠り所	・特定の支援集団

▶ 表4　回復期リハビリテーション病棟での集団手工芸例

構成項目	設定条件の例
種目と頻度	ペーパークラフトや革細工など，週2回，全6回，3週間以内に完成させる
集団の規模	作業療法士2人，参加者3〜6人，合計5〜8人前後
集団の目標	公表：リハビリテーションのない時間を手工芸で楽しむ 実際：1クールごとに目標を決める
集団の開放度	クローズド，招待制
構成員	性別，年齢，障害の種類や程度を揃える．招待制で意欲の低い人も参加できる
評価視点	疾患に合わせて，個人の活動と集団の動向を評価する レクリエーションを通じて個人と集団の活動性を高める

4 集団の開放度

　集団には対象者が参加しようとするときの条件として開放度がある（▶ 表5）．

5 集団構造の種類

　集団構造には，特別な交流などはなく，その場面を共有するだけのパラレルな場合や[4]，集団内で小さなグループに分かれるサブグループ，グループ全体が一丸となる単一のまとまり，指導者にほかの者が従うカリスマ型などがある（▶ 図1）．レクリエーションに参加する対象者に活動性を促すため，種目と集団構造の種類を選ぶ．

6 集団内の相互作用

　集団内では，参加する個人による相互作用（＝力動）が生じる．私たちは自分の姿を鏡で見なければ確認できないように，性格や思考の特徴などについても自分ひとりでいても自覚できないことがある．
　集団に属すると，対人交流が生まれることや集団の規範などが設定されていることで，自分の行動や発言に対するリアクションなどで他者を通して自分を知ることができる．このような心理背景は「ジョハリの窓モデル」として知られて集団の心理介入に用いられている[8]．
　レクリエーションを複数人で行うと，同じ事象に対する反応や対処行動の違いから，個人や集団の考え方を知る機会が得られやすい．集団内での相互作用は，ひとりで思い描いていたことだけでなく，他者と共感したり，意見を受容したり，現実を検討することができる．レクリエーションでは，集団の相互作用があり，意図的にこれらを活用して参加者の能力に働きかける．

7 レクリエーションの発達段階と適用

　レクリエーションでは，参加者の身体機能，認知機能，言語能力，対人技能を把握し，対象者が楽しめる体験を選ぶ．レクリエーションは治療として能力を維持・向上させていく意義をもたせられる．たとえば，発達領域のレクリエーションでは，大人と違い月齢により能力が異なり，対象児の発達段階が参加の要件となる．年齢により日常生活，学校などの集団活動，対人関係などに違いがある（▶ 図2）．
　遊びは生活技能の練習の意義もある．子どもは多くの時間を遊びに費やすことから，レクリエーションを選ぶ際のヒントも遊びのなかにある．ピアジェの理論にある，発達段階における遊びと手段について表6に示す．

🔑 Keyword

ジョハリの窓　Johari window. 自分自身を4つの領域（開かれた窓，盲点の窓，秘密の窓，未知の窓）に分けて自己理解を深める心理学モデル．「開かれた窓」は，自分と他人が共有する情報．「盲点の窓」は，他人は知っているが自分が気づいていない情報，「秘密の窓」は，自分が知っていて他人に隠している情報，「未知の窓」は，自分と他人がどちらも知らない情報．

▶表5 集団への参加の開放度

集団の種類	開放度	例
開放集団（オープン）	・誰でも出入り自由 ・特定の参加条件はない	・病棟で開催されるクリスマス会などの季節の行事
閉鎖集団（クローズド）	・決められた人のみが参加 ・参加者の条件が限定	・目標をもったレクリエーション活動
部分開放（セミオープン） 部分閉鎖（セミクローズド）	・開放集団と閉鎖集団の要素を併せる ・集団活動に支障がない範囲で参加者の流動性を許容	・目標達成のために参加者の条件を管理

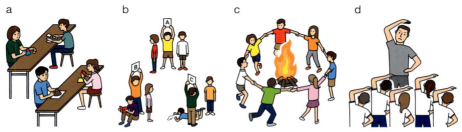

▶図1 集団の種類
集団の治療的目的に応じてグループ形成が行われる．a：個人が同じ作業場を共有するが，干渉の少ないパラレルなもの．b：サブグループで活動を行い，協調性や競争意識を促す．c：協調性を発揮させるための多人数の単一グループ．d：指導者がリーダーシップをとり，模範と到達目標を高める集団．

▶表6 ピアジェの理論による発達段階

発達区分	感覚運動的段階 ①感覚運動段階						表象的段階 ②象徴的思考段階	③直感的思考段階	④具体的操作段階	⑤形式的操作段階
	第1段階	第2段階	第3段階	第4段階	第5段階	第6段階	前操作的段階		操作的段階	
年齢			1〜2歳未満				2〜4歳未満	4〜7歳未満	7〜12歳未満	12〜15歳
使う手段			動作・知覚				言葉・心像		言葉・概念	
とらえる対象			現実				現実		現実	非現実
			実践遊び（練習遊び）				象徴遊び		ルールのある遊び	
遊び		第一次循環反応	もの遊び，第二次循環反応，遊びのための遊び	もの調べ，ひとり遊び，やりとり遊び	第三次循環反応	象徴遊び：あるものをシンボルとして使う（箱を車にみたてる）ふりをする	模倣 役割ごっこ 想像・空想		協力 競争 義務を必要とする集団の遊び	

〔岩﨑清隆：標準理学療法学・作業療法学 専門基礎分野 人間発達学．第2版，p84，86，医学書院，2017をもとに作成〕

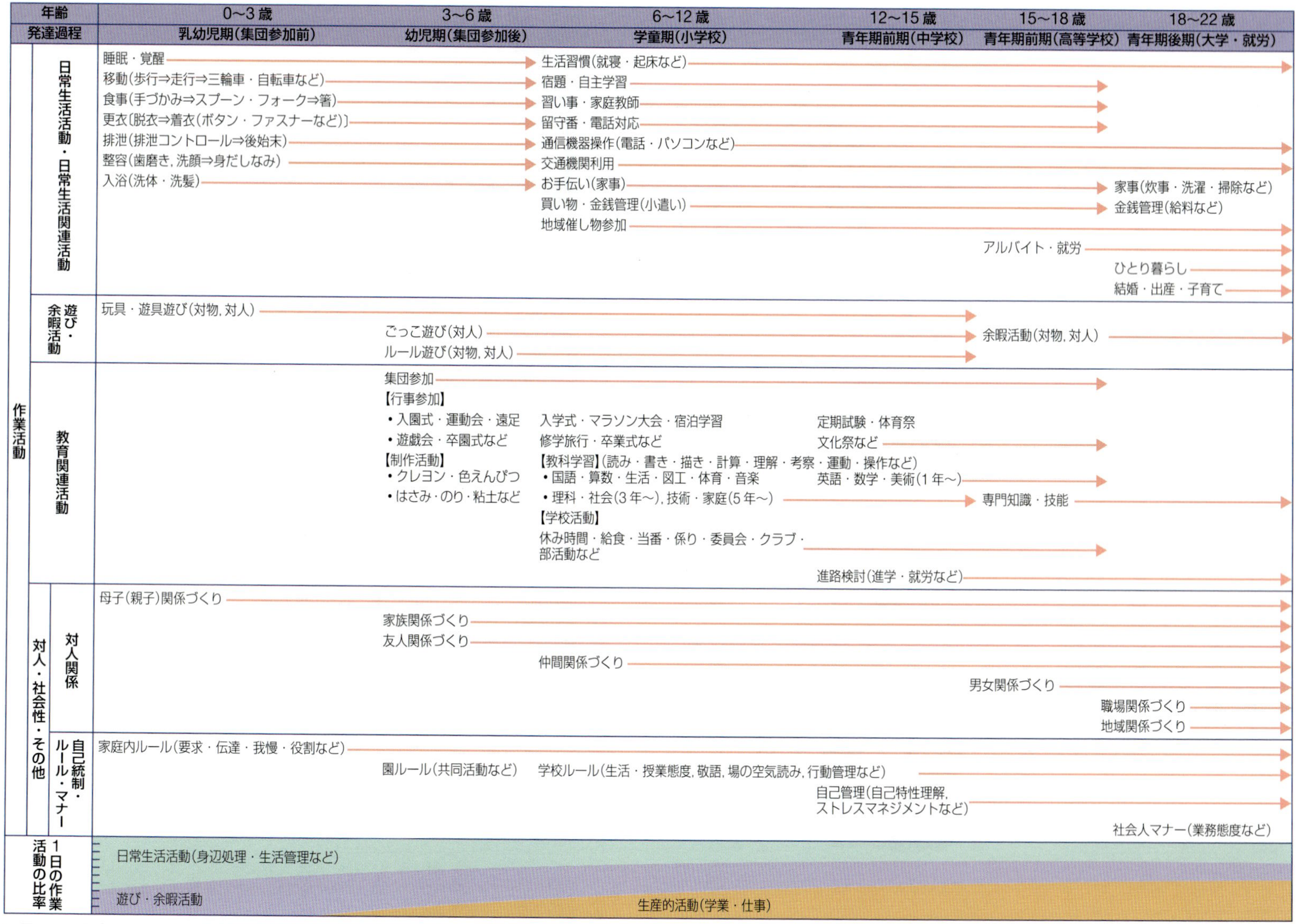

図2 発達過程と作業活動

年齢／発達過程	0〜3歳 乳幼児期（集団参加前）	3〜6歳 幼児期（集団参加後）	6〜12歳 学童期（小学校）	12〜15歳 青年期前期（中学校）	15〜18歳 青年期前期（高等学校）	18〜22歳 青年期後期（大学・就労）
作業活動：日常生活活動・日常生活関連活動	睡眠・覚醒／移動（歩行→走行→三輪車・自転車など）／食事（手づかみ→スプーン・フォーク→箸）／更衣（脱衣→着衣（ボタン・ファスナーなど））／排泄（排泄コントロール→後始末）／整容（歯磨き・洗顔→身だしなみ）／入浴（洗顔→洗体）		生活習慣（就寝・起床など）／宿題・自主学習／習い事・家庭教師／留守番・電話対応／通信機器操作（電話・パソコンなど）／交通機関利用／お手伝い（家事）／買い物・金銭管理（小遣い）／地域催し物参加		アルバイト・就労	家事（炊事・洗濯・掃除など）／金銭管理（給料など）／ひとり暮らし／結婚・出産・子育て
余暇・遊び活動	玩具・遊具遊び（対物・対人）	ごっこ遊び（対人）／ルール遊び（対物、対人）		余暇活動（対物、対人）		
教育関連活動		集団参加 【行事参加】・入園式・運動会・遠足・遊戯会・卒園式など 【制作活動】・クレヨン・色えんぴつ・はさみ・のり・粘土など	入学式・マラソン大会・宿泊学習／修学旅行・卒業式など 【教科学習】・国語・算数・生活・理解・計算・描き・書き・図工・体育・音楽 ・理科・社会（3年〜）、技術・家庭（5年〜） 【学校活動】休み時間、給食・当番・係り・委員会・クラブ・部活動など	定期試験・体育祭・文化祭など／考察・運動・操作など／英語・数学・美術（1年〜）／進路検討（進学・就労など）	専門知識・技能	
対人関係	母子（親子）関係づくり	家族関係づくり／友人関係づくり／園ルール（共同活動など）	仲間関係づくり		男女関係づくり	職場関係づくり／地域関係づくり
対人・社会性・その他／ルール・マナー・ルール統制	家庭内ルール要求・伝達・我慢・役割など		学校ルール（生活・授業態度・敬語・場の空気読み・行動管理など）	自己管理（自己特性理解、ストレスマネジメントなど）		社会人マナー（業務態度など）
活動の比重（1日の作業）	日常生活活動（身辺処理・生活管理など）／遊び・余暇活動					生産的活動（学業・仕事）

▶ 表7 心身機能へ作用するレクリエーション例

分類	効果	具体的な活動例	目的・治療的意義
身体機能	視覚・聴覚への刺激	• パターゴルフ, 聖徳太子ゲーム	• 注意を集中して見る, 聞く • 感覚機能の維持・向上を図る
	上肢機能の向上	• 風船バレー, ダーツ大会, 卓球大会	• 上肢を動かして筋力や関節可動域の維持・向上を図る
	目と手の協調性	• スプーンボールリレー, 黒ひげ危機一髪	• 目で確認しながら上肢を動かすことで協調性の維持・向上を図る
	巧緻性の向上	• あやとりゲーム, ちぎり絵	• 手指の巧緻性を維持・向上を図る
	下肢機能の向上	• 散歩, リズムゲーム	• 下肢を動かすことで筋力や関節可動域の維持・向上を図る
	発声機能の向上	• 言葉当てゲーム	• 声を出す活動で発声機能の維持・向上を図る
心理機能	達成感・意欲の向上	• 創作活動	• 成し遂げた感覚を活動で得て自信につなげる • 挑戦できる感覚とやる気を刺激する
	思考力・集中力の向上	• 粘土細工, 陶芸 • 革細工, 木工	• 自由度のある作業で思考力の維持・向上を図る • 注意を集中した活動で集中力の維持・向上を図る
	他者交流の機会 協調性の発揮	• 集団スポーツ	• チームワークで対人交流を促す • 役割分担で協調性や社会性を育てる

C 集団活動で促せる心身機能と社会機能

1 心身機能

レクリエーションは身体的および心理的機能へ効果がある（▶表7）.

2 活動・参加

対象者が日々の生活活動にかかわれるようにすることが作業療法の目的のひとつである[9]. 日々の生活には家庭の生活だけでなく, 学校生活, 職業生活, 地域生活も含まれる. 目標は, 領域にかかわらず対象者が「住み慣れた地域で暮らしていくこと」を実現することであろう. この目標を達成するには, 個人で完結する活動のほかに, 対人交流や集団とのかかわりが重要である.

作業療法士が治療の対象とする「作業」には「セルフケア・仕事・余暇」があり, 人の作業には本来「楽しむこと」が含まれている. レクリエーションは, その活動の意義として機能面の改善とともに, 生活動作のレパートリーや趣味, 社会活動の範囲を広げたり, 人生の豊かさを深めたりするものである.

●文献
1) 財団法人日本レクリエーション協会（監修）：福祉レクリエーション総論. 中央法規出版, 2000
2) Willard HS：Occupational therapy：A new profession. Occupations：The Vocational Guidance Magazine 17：293-298, 1939
3) William RD：Occupational therapy：Principles and practice. Am J Nurs 51：152, 1950
4) Gavett BE, Widaman KF, McKenzie C, et al：Self-reported mid- to late-life physical and recreational activities：Associations with late-life cognition. J Int Neuropsychol Soc 30：209-219, 2024
5) 山根寛：ひとと集団・場 新版―治療や援助, 支援における場と集団のもちい方. 三輪書店, 2007
6) 山蔦圭輔：心理学・臨床心理学概論. 第3版, p121, 北樹出版, 2010
7) 梅津八三, 他：心理学事典. p364, 平凡社, 1957
8) Saxena P：JOHARI WINDOW：An effective model for improving interpersonal communication and managerial effectiveness. SIT Journal of Management 5：134-146, 2015
9) World Federation of Occupational Therapists：About Occupational Therapy https://wfot.org/about/about-occupational-therapy （最終閲覧日：2024/10/1）

▶ 表8　対象者の情報

発達歴	
出生時	出生時体重 3,100 g，在胎週数 39 週
1歳6か月児健診	始歩1歳1か月，保育園開始後の適応困難（大泣きが2か月続く）
2歳児健診	絵カードを使用した言葉の確認は可能
3歳児健診	アイコンタクトと指示の理解が困難

現在の保育状況	
保育園	週4回
発達支援事業所	週1回，保育士と作業療法士の連携による発達支援

ICFカテゴリー，活動・参加，個人因子	
課題遂行	一斉指示や長文指示に不応，動作の遅れがある
対人関係	1人で過ごすことが多い．他児とのかかわりが増えつつある
興味・関心	特定のキャラクター，動きのある遊具（トランポリン，滑り台，ブランコ）

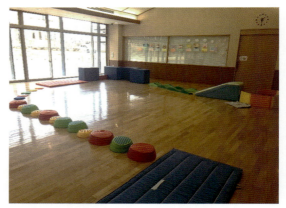

▶ 図3　サーキットトレーニングの環境
対象児を含め，参加する児童の運動機能を事前に把握して設定する．

D 自閉スペクトラム症のある男児の例

1 対象児の目標

　対象は5歳の男児．家族構成は父，母，弟．診断名は自閉スペクトラム症・注意欠如・多動症（▶表8）．対象児は現在，保育園を週4回，発達支援事業所を週1回利用している．

　パーテンの自由遊びにおける社会的交渉の6型[1]（①何もしていない行動，②ひとり遊び，③傍観者的行動，④平行遊び，⑤連合遊び，⑥協同遊び）のうち，対象児によく確認できるのは「ひとり遊び」と「傍観者的行動」である．「平行遊び」は本人の興味・関心が高い活動やスタッフの支援があればみられる．対象児にはグループダイナミクスを利用して他者とかかわることの楽しさを経験させ，仲間遊びの発達を促すことを目的にサーキットトレーニング🔑を実施する．

2 トレーニングの準備

　対象児の通う発達支援事業は，送迎後，朝の会→午前中の主活動→昼食→午後の主活動→帰りの会，という流れで集団生活が展開され，対象児を含めて5名（男児4名，女児1名）が参加している．サーキットトレーニングは予定表ボードに写真とひらがなを添えて説明される．トレーニングの部屋は広い空間で，遊具が用意されている（▶図3）．

　対象児と一緒にサーキットに参加する児童が興味・関心をもって遊べるように，それぞれが興味のあるキャラクターを帽子や服に貼る．作業療法士は保育士2名とともに児童のそれぞれの運動能力，認知機能，社会的機能に合わせて支援し，個々に成功を体験するように配慮する．対象児は失敗を経験するとその後は活動に戻らない様子があるため，失敗させないように支援する（▶表9）．

> 🔑 **Keyword**
> **サーキットトレーニング**　複数の駅（ステーション）を設け，それぞれの駅で異なる活動や課題に取り組むことで，子どもたちの身体的，認知的，感覚的，社会的スキルを総合的に促進するプログラム．発達障害がある子どもの発達支援に用いられる．

▶ 表9　サーキットトレーニングの設定

項目	準備と配慮
サーキットの構造	・スタートとゴールが設定され，進む道にフラフープ，島，平行棒，はしご，トンネル，ボールプール，スクーターボード，ボール，コイン，魚釣り遊具などを配置する ・サーキットは全体が見えるように配置し，児童が次に何を行うかわかるようにする
段階づけの工夫	・各児の発達レベルに応じたバランス機能，四肢や体幹/目と手の協調，注意・集中，対人交流技能などの難易度を調整する
社会的・対人交流の促進	・活動中に他児が視界に入り，キャラクターになりきってアクションを行うことで交流が生まれ，集団での協力や順番を守ること，成功を分かち合う体験機会をつくる
肯定的なフィードバック	・さまざまなアクション（乗り物で逃げる，ボールを当てる，アイテムを集めるなど）を通じて，褒められる場面が多く設けられる

▶ 表10　サーキットトレーニングの効果判定

判定項目	効果
表情と言葉の変化	・回を重ねると新しい表情や言葉の表出がみられるようになった
社会的交流の進展	・対象児は他児との協力や連合遊びを経験し，準備・片づけにも協力できるようになった
遊びの展開	・スタッフの支援割合を減らしながら，他者との活動を継続する

ようにし，児の表情や情動の変化を丁寧に観察して対応した．

4 効果判定

トレーニング実施後には対象児の経過確認表に基づいて目標達成度を振り返った（▶ 表10）．作業療法士は対象児の興味や活動レベルに適応したレクリエーション活動を提供し，これを通じて社会的スキルや自己表現能力の向上が図られた．対象児が好むキャラクターや遊具を活用した課題を設定し，他児との適切な社会的交流や協調性の獲得が促された．活動中のサポートは，対象児が新たなスキルを身につけるために環境が整えられた．

これらの過程は対象児の発達支援事業所での日常的な活動の一部として組み込まれた．対象児はレクリエーションを介して他者とのかかわりの楽しさを感じられるようになり，対人交流技能の発達をできたと考えられる．

3 トレーニングの様子

回数は他児も含めて5周（15分程度），その後はクールダウンのためにマットを布団に見立ててキャラクターがパワーを回復させる，というインターバルで行われた．対象児は初回からキャラクターになりきって参加できた．対象児には最初から集団で他者とかかわると戸惑いや混乱することが予想されたため，スタッフが支援に入り，他児と一緒に過ごす時間をつくった．

対象児は自分の思いどおりに行いたい様子があり，サーキットの順番を守ることが難しく，スタッフから多くの支援が必要であった．サポーティブな声かけとして，「○○君のジャンプカッコイイ！」「□□君が終わるまで待っていようね！」など，対象児の表情や動きに合わせて，他児を少しずつ意識する機会を計画した．

トレーニングへの参加回数を重ねる経過で，対象児は他児と協力してゴールまで進むなど，連合遊びを経験した．対象児に言語表出がなかったとしても，他者とかかわることの楽しさを味わえる

● 引用文献

1) Parten MB：Social participation among pre-school children. J Abnorm Soc Psychol 27：243-269, 1932

● 参考文献

2) 日本作業療法士協会（編）：作業―その治療的応用．改訂第2版，pp420-429，協同医書出版社，1985
3) 日本作業療法士協会学術部（編）：作業療法事例集．pp200-205，日本作業療法士協会，1996
4) 福田恵美子：【ゆっくり発達している子どもが輝く】遊びの処方箋．シービーアール，pp38-47，2017
5) 中川信子：保育園・幼稚園のちょっと気になる子．pp67-95，ぶどう社，2020

もっと深く学ぶために

1. 身体機能を回復させる作業療法を運動学の観点から理解するために，作業が運動器に作用する機序について学ぶ．

 1-1) 人間が物を静的に保持しているとき，または道具を手で把持して使用しているときに生じている筋力を，てこの原理から計算することができる．
- ①てこの原理において支点が力点と作用点の間にあるとき，作用点にかかる力(F1)と作用点から支点までの距離(L1)，力点にかかる力(F2)と力点から支点までの距離(L2)の関係式を解くことができる．
- ②１つの力(F)を同じ働きをする２つの分力(F1とF2)の方程式を，三角関数を用いて記述することができる．
- ③両手で箱を体の前面に持ち上げて静止したときの橈骨に作用する力の合成と分解の様式を図式化することができる．

1-2) ADLの活動中に生じている筋力について，その筋収縮様式を例示して説明することができる．
- ④骨格筋の横紋構造を図示することができる．
- ⑤骨格筋の伸張性収縮と短縮性収縮の特徴について概略を説明することができる．
- ⑥ADLでの上肢の運動において，開放連鎖運動と閉鎖連鎖運動が効率的に働く例を示すことができる．

1-3) 対象者の安全な姿勢保持のために取らせるべき肢位と，物理的環境の操作について，端座位または立ち上がり動作を例にして述べられる．
- ⑦人体が立位を保持しているときの体節区分と重心とを図に示すことができる．
- ⑧人体が姿勢を保持するときと，移動するときの重心支持基底面の変化について図に示すことができる．
- ⑨静的座位姿勢保持を支援するために対象者の上肢で支持基底面を作る利点について，体節区分と重心，重心支持基底面の関係から説明することができる．
- ⑩立ち上がり動作またはリーチ動作の観察演習を行い，身体部位の運動を図示し，その変化を分析することができる．

 2. 身体機能を回復させる作業療法を神経生理学の観点から理解するために，筋力の発生とその制御機構について学ぶ．

 2-1) 随意的に発揮筋力を徐々に上昇させるときに用いられる運動制御について，動員と発火頻度調節の２点から説明することができる．
- ①α運動ニューロンと筋線維からなる運動単位について，繊細な運動と粗大な運動とに分けてその特徴を述べることができる．
- ②運動単位における運動制御の２つの戦略について説明することができる．
- ③表面筋電図より得られた値を比較するために正規化の手続きができる．

2-2) 机上のコップを手で持って口に運び，再び机上に戻す動作を行ったときの上腕二頭筋と上腕三頭筋の筋電図より，その動態を筋収縮の様式と運動制御機構から推論することができる．
- ④コップを持って口に近づけたときの肘関節屈筋群の収縮について説明することができる．
- ⑤コップを口元から離して机の上に置いたときの肘関節屈筋群の収縮について説明することができる．
- ⑥相反抑制(reciprocal inhibition)の機序を説明することができる．

2-3) ADLを行うときに必要な筋活動レベルとその維持に必要なレジスタンストレーニングの運動負荷量について推論することができる．
- ⑦ADLにおいて上肢を使用するとき，最大筋力を基準にしてどの程度の筋力で動作を行っているかについて推察することができる．
- ⑧椅子から立ち上がるときに大腿部の膝関節伸展群の収縮を表面筋電図で測定したとき，最大収縮を基準にしたときの活動量を推定することができる．
- ⑨筋力トレーニング後にみられる筋肥大を参考にして上肢の筋力を増強させるときの運動量を推測することができる．

GIO，SBO，修得チェックリスト ● 173

2-4） 感覚運動脳地図の研究によって解明されてきた脳の可塑性について，末梢からの刺激が脳の反応変化と運動制御にかかわる点について討議することができる.

□ ⑩現在でも参照されているペンフィールドが 1950 年に示したヒトの感覚運動脳地図によって進展した脳機能局在論について，その歴史的背景から概略を述べることができる.

□ ⑪シェリントンが提唱した「すべての運動は脳に制御されたものではなく，感覚刺激への反応が誘発するものであり，脊髄反射がこれを制御する」という仮説を部分的に証明したメルゼニッチの研究手法（1983 年）について概略を述べることができる.

□ ⑫脳卒中患者の CI 療法開発の原点となったタウブの実験について概略を述べることができる.

2-5） 運動イメージを行うと随意運動の学習が促進される現象を例に，ニューロリハビリテーションを応用する作業療法の概略を説明することができる.

□ ⑬脳機能を計測する装置について例をあげて説明することができる.

□ ⑭運動誘発電位（MEP）の原理について概略を述べることができる.

□ ⑮非侵襲的脳刺激の原理と効果について述べることができる.

□ ⑯運動イメージや運動を補助する装置を集学的に用いたニューロリハビリテーションの例を参考に，作業療法の可能性について述べることができる.

GIO
一般教育目標
3. 対象者が自発的に活動を行い，それを自らの生活で持続する仕組みを作業療法に応用するために，作業と心理が相互に作用する機序を理解する.

SBO
行動目標
3-1） オペラント条件づけとレスポンデント条件づけについて，それぞれの行動例をあげて説明することができる.

□ ①オペラント行動について例をあげて説明することができる

□ ②レスポンデント行動について例をあげて説明することができる.

□ ③コーヒーを飲むときを参考にして，行動に先行する刺激と随伴する刺激とを列記することができる.

3-2） 行動学習の理論を参考にして，片麻痺者の着衣動作の練習例を計画することができる.

□ ④着衣動作を複数の行動要素に分けてみることができる.

□ ⑤片麻痺者と健常者の着衣動作を比較してみることができる.

□ ⑥片麻痺者の着衣動作を行動連鎖の観点から組み立てて練習例を記述することができる.

3-3） 標的となる行動を誘発する先行刺激を記述してその量を計り，対象者がこれらを手がかりにする練習法を立案することができる.

□ ⑦動作の方法とその利点を表に示しながら，標的行動を設定することができる.

□ ⑧視覚的プロンプト，言語プロンプト，身体的ガイダンス，モデリングを組み合わせた先行刺激を整理することができる.

□ ⑨時間遅延法とフェイディング法を用いてプロンプトを効果的に与えるための配置を工夫することができる.

3-4） 生得性および習得性強化刺激の報酬としての価値（報酬価）をもとに，より高い報酬が得られるような行動が探索的に学習されることについて，例をあげて説明することができる.

□ ⑩「できるだけたくさんの練習を繰り返してください」と「10 分間の練習を 1 日に 2 回行ってください」という指示のどちらが対象者にとってより強い動機づけとなるかについて話し合うことができる.

□ ⑪生得性強化刺激と習得性強化刺激について例をあげて説明することができる.

□ ⑫行動学習が進むと対象者は強化刺激を予測することができるようになり，強化刺激が呈示されないと行動が弱化することを，予測報酬誤差，時刻，強化刺激の減衰定数からなる方程式から解くことができる.

3-5） 片麻痺患者の起居動作を例に，行動連鎖を支援する強化刺激を配置して行動レパートリーを習得する方法を計画することができる.

□ ⑬片麻痺者がベッドから起き上がって端座位になるときの行動連鎖を模倣することができる.

□ ⑭強化刺激を対象者へ呈示するときの留意点を列記することができる.

□ ⑮片麻痺者がベッドから起き上がって端座位になるまでの先行刺激，行動，後続刺激を配置した練習計画を立案することができる.

GIO 一般教育目標 4. 対象者の作業療法の目標を正確に設定できるようになるために，標的行動を定めてこれを測定し，人間の行動の課題とその経過を分析する．

SBO 行動目標
4-1）対象者の活動を測定する要素を，時間・頻度・要素数・比率などに分けてみることができる．
　□ ①作業を測定する項目として，その種類と内容を表にまとめることができる．
　□ ②対象者の活動を測定するために，活動の要素を分けることができる．
　□ ③行動比率について例をあげて説明することができる．
4-2）身体機能または精神機能に障害のある対象者を事例として，対象者の行動を誘発するために，対象者に示す標的行動と目標値の見通しを長期的または短期的な観点から作成することができる．
　□ ④標的行動の長期的見通しと短期的見通しを記述することができる．
　□ ⑤達成可能な目標に配慮して見通しを段階的に示すことができる．
　□ ⑥認知機能が障害されていた場合は新たな行動を学習することが困難であることに配慮して，プロンプトの長さや頻度を工夫することができる．

GIO 一般教育目標 5. 対象者の自発的で生活に有効な行動を誘発し，それを継続できるように支援するために，作業が対象者に変化をもたらす背景にある行動学習の理論を学ぶ．

SBO 行動目標
5-1）対象者の好ましい行動を継続させるために，強化刺激を複数整備し，そのスケジュール例を作成することができる．
　□ ①連続強化と間欠強化のそれぞれの利点について例をあげて説明することができる．
　□ ②定比率強化スケジュールと変化率強化スケジュールを場合によって使い分けることができる．
　□ ③練習が進むにつれて取り組む行動が弱化する原因を行動練習の問題点を参考にして説明することができる．
5-2）作業療法によって対象者が新しい行動様式を学習したときの効果判定を行うために，行動を測定して検証するデザインを事例に応じて選択することができる
　□ ④事例をもとに，対象者の行動回数を計測して記録できる．
　□ ⑤対象者の標的行動の変化を比較するための分析方法を選択することができる．
　□ ⑥対象者の自発的で生活に有効な行動を誘発し，それを継続できたことが確認できたとき，作業療法がなぜ対象者に変化をもたらすことができたかについて話し合うことができる．

GIO 一般教育目標 6. 作業療法場面での対人関係を学ぶために，面接のコミュニケーションスキルを理解し，実践できる能力を身につける．

SBO 行動目標
6-1）作業療法の初回面接場面でのロール・プレイを通じて，適切なコミュニケーションスキルを実践できる．
　□ ①作業療法の初回面接場面を想定したロール・プレイに積極的に参加できる．
　□ ②作業療法士役として，適切な言語的・非言語的コミュニケーションスキルを用いることができる．
6-2）作業療法士役，対象者役，オブザーバーの各役割を理解し，適切に遂行できる．
　□ ③対象者役として，設定されたシナリオに基づいて適切に演じることができる．
　□ ④オブザーバー役として，作業療法士役のコミュニケーションスキルを客観的に観察し，記録できる．
6-3）ロール・プレイ後のフィードバックを通じて，自己の課題を認識し，改善点を見出すことができる．
　□ ⑤ロール・プレイ後のフィードバックセッションで，建設的な意見を述べることができる．
　□ ⑥他者のフィードバックを受けて，自己の課題を認識し，改善点を明確にすることができる．
　□ ⑦作業療法における初回面接の目的と重要性を説明できる．
6-4）作業療法における対象者とのコミュニケーションの重要性を理解し，説明できる．
　□ ⑧作業療法士が使用すべき主要なコミュニケーションスキルを 3 つ以上列挙できる．
　□ ⑨ロール・プレイを通じて学んだコミュニケーションスキルを，実際の臨床場面に応用する方法を考察できる．
6-5）作業の指導方法（言語的，非言語的）を適切に選択し実践できる．
　□ ⑩作業療法における対象者との信頼関係構築の重要性を理解し，その方法を説明できる．

1 作業と運動

A 作業と力

1 一定の関節角度で発揮される力

a 物体に作用する力

人は，骨格筋を収縮して骨を動かすことによって動作を行い，物体に力を及ぼしている．たとえば，女性が買い物袋を前腕に提げている場面を想像してほしい（▶図1a）．買い物袋には，ダイコン，ニンジン，ネギなどの食材がたくさん入っていて5kgの重さがある．キログラムという単位は物体の**質量**🔑を表しているが，図1aをよく見ると，実際にはこの買い物袋に重力が作用していることがわかる．つまり，女性の前腕には買い物袋の質量に**重力**🔑が加わった力が作用しているということになる．

運動学では，このような力の単位をN（ニュートン）と呼ぶ．1Nは1kgの質量をもつ物体に1m/秒²の**加速度**🔑を生じさせる力に相当する．また，地球では1kgの質量をもつ物体には，約9.8Nの重力が作用している．つまり，図1aの女性の前腕には49Nの力が作用しているということになる．

図1aの女性は肘を屈曲して買い物袋を提げているが，この場面をもう少し詳しく表現すると，図1bのように上腕二頭筋の力が肘関節を支点として橈骨に作用し，肘関節を屈曲することによって買い物袋を保持していると言い換えることができる．つまり，買い物袋の持ち手に作用している

49Nの下向きの力と同じだけの上向きの力が上腕二頭筋によって前腕に作用しているために買い物袋を保持できているのである．

b てこの原理

図2は，作業療法士が筋力計を前腕の中央部あるいは遠位部に当てて肘屈曲の等尺性随意最大筋力を測定する場面を表している．はたして，筋力計で測定される力は，前腕中央部と遠位部のどちらで大きいだろうか．この問題を考える際には，てこの原理を理解する必要がある．

🔑 **Keyword**

質量 mass．物体そのものが有する固有の量のこと．重力・温度・圧力の大きさの違いなど，どのような状況下にあっても質量は変化しない．たとえば，バネばかりで測定される重量は，重力の違い（地球と月の重力差など）に応じて変化する．一方，天秤で測定される質量はどのような状況下でも一定である．また，質量には重力質量（物体が重力によって引かれる力の強さ）と慣性質量（物体に作用する加速度の変化しやすさ）がある．

重力 gravity．地球が地上の物体に及ぼす万有引力と遠心力の合力のこと．万有引力とは地球上の物体が互いに引き合う力Fをいう．質量m_1とm_2の2つの物体が距離rだけ離れているときの万有引力の大きさは，

$$F = \frac{Gm_1m_2}{r^2}$$

（G：万有引力定数 $6.673 \times 10^{-11} \mathrm{N \cdot m^2/kg^2}$）で表される．また，質量$m$の物体が半径$r$の円周上を角速度$\omega$で運動するときの遠心力$f$の大きさは，$f = mr\omega^2$ で表される．

加速度 acceleration．ある時点における速度の変化のこと．時刻tから$t+\Delta t$の間に，点Pが速度vから$v+\Delta v$に変化したとすると，Δt秒間の平均の加速度は$\frac{\Delta v}{\Delta t}$で表すことができる．さらに，$\Delta t$を限りなく0に近づけることによって時刻$t$における瞬間の加速度$a(t)$を計算することができる．

175

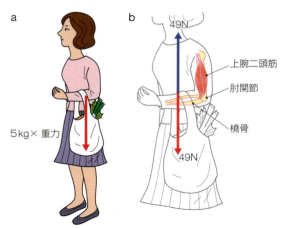

▶図1 前腕に作用する力

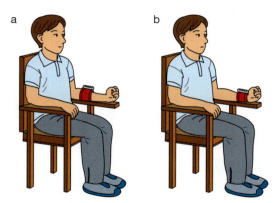

▶図2 作業療法士による筋力測定
a:前腕中央部で筋力測定. b:前腕遠位部で筋力測定.

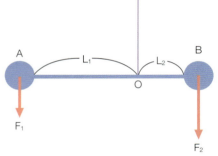

▶図3 てこの原理の概念図

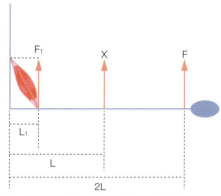

▶図4 作業療法士による筋力測定の図式化
F_1 =上腕二頭筋張力
X =上腕中央部に当てた筋力計により測定される力
F =上腕遠位部に当てた筋力計により測定される力
L_1 =上腕骨外側上顆(支点)から上腕二頭筋付着部(作用点)までの距離
L =上腕骨外側上顆(支点)から前腕中央部(作用点)までの距離

図3のように,棒の両端に2つの同じ質量の重りを固定し,点Oを支点として棒を吊るしたとする.棒の作用点Aに働く力(F_1)は,点Oを中心に反時計回りに回転させようとし,作用点Bに働く力(F_2)は,点Oを中心に時計回りに回転させようとする.

てこの原理とは,作用点にかかる力が支点から作用点までの距離に反比例する法則をいい,式(1)で表される.また,力が物体をある点のまわりに回転させる能力のことを力のモーメントという.力のモーメントの大きさは,物体にはたらく力(F)と,点Oから力の作用点までの距離(L)の積で表される.

$$F_1 \times L_1 = F_2 \times L_2 \quad \cdots\cdots 式(1)$$

◯ 筋力の測定

作業療法士が筋力計を前腕の中央部あるいは遠位部に当てて等尺性最大随意筋力を測定する場面を図4のように図式化する.上腕二頭筋による前腕に垂直な力(F_1)が最大随意収縮により一定であると仮定すると,てこの原理を利用してF_1と前腕遠位部に当てた筋力計で測定される力(F)および前腕中央部に当てた筋力計で測定される力(X)の関係は式(2)と(3)で表される.

$$F_1 \times L_1 = F \times 2L \quad \cdots\cdots 式(2)$$

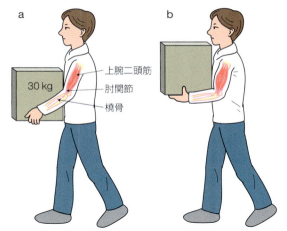

▶図5 橈骨に作用する力のモーメント
a：肘を少しのばして荷物を運ぶ（肘屈曲30°）．
b：肘を曲げて荷物を運ぶ（肘屈曲90°）．

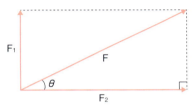

▶図6 力の合成と分解

$$F_1 \times L_1 = X \times L \quad \cdots\cdots 式(3)$$

また，F_1 と L_1 は一定のため，式(4)を導くことができ，さらに式(5)より前腕中央部では遠位端の2倍の力が測定されるということがわかる．

$$X \times L = F \times 2L \quad \cdots\cdots 式(4)$$
$$X = 2F \quad \cdots\cdots 式(5)$$

また，力のモーメントは力とアーム長の積で表されるため，図4の場合，前腕中央部における力のモーメント(M)は式(6)，前腕遠位部における力のモーメント(M)は式(7)により求められ，前腕中央部と前腕遠位端の力のモーメントが等しいことがわかる．

$$M = 2F \times L \quad \cdots\cdots 式(6)$$

$$M = F \times 2L \quad \cdots\cdots 式(7)$$

図1の女性が買い物袋を前腕に提げている場面を思い出してみよう．前腕の中央部と遠位部のどちらで買い物袋を提げるほうが楽だろうか．前腕中央部では遠位端の2倍の力が測定されるという式(5)の結果から，前腕中央部で買い物袋を提げたほうが遠位部で提げるよりも2倍楽ということがわかる．このように，てこの原理を知ることによって対象者の動作を具体的に理解することができるようになる．

2 異なる関節角度で発揮される力

a 力の合成

人は，さまざまな関節角度で骨格筋を収縮しながら動作を行っている．たとえば，男性が30 kgの荷物を運んでいる場面を想像してほしい．図5aは男性が肘を少しのばした状態（肘屈曲30°）で，図5bは肘を曲げた状態（肘屈曲90°）で荷物を運んでいる．肘関節に着目してこの場面を詳しく見てみると，両方の場面ともに上腕二頭筋の力が肘関節を支点として橈骨に作用し，肘関節を屈曲していることがわかる．はたして，橈骨に作用している力のモーメントは，肘屈曲30°と肘屈曲90°のどちらで大きいだろうか．

この問題を考える際には，力の合成と分解を理解する必要がある．図6のように，物体に2つの力（F_1 と F_2）が作用しているとき，F_1 と F_2 による効果と同じ働きをする1つの力（F）を F_1 と F_2 の合力という．また，F_1 と F_2 からFを求めることを力の合成という．式(8)のように，**三平方の定理**を用いることによって F_1 と F_2 の合力を求めることができる．

$$F = \sqrt{F_1^2 + F_2^2} \quad \cdots\cdots 式(8)$$

b 力の分解

一方，1つの力（F）を，同じ働きをする2つの力

(F_1 と F_2)に分けることを力の分解という．また，F_1 と F_2 を F の分力という．式(9)と(10)のように，**三角関数**を用いることによって F の分力を求めることができる．

$F_1 = F \sin\theta$ ……式(9)

$F_2 = F \cos\theta$ ……式(10)

図5の例を図7のように図式化する．式(11)，(12)のように，上腕二頭筋の張力(F_1)は，AB と AD に分解することができる．また，肘屈曲30°と90°とでは作用点までの距離が同じであるため力の向きのみを考慮すると，式(13)より，肘屈曲30°における AD は F_1 の力が半分に分解されたものであることがわかる．

$AB = F_1 \cos\theta$ ……式(11)

$AD = F_1 \sin\theta$ ……式(12)

$AD = F_1 \sin 30° = F_1 \times 0.5$ ……式(13)

一方，式(14)より，肘屈曲90°における AD は F_1 の力と等しいことがわかる．

$AD = F_1 \sin 90° = F_1 \times 1$ ……式(14)

図5の男性が荷物を運んでいる場面を思い出

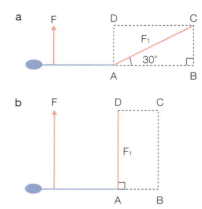

▶図7　橈骨に作用する力のモーメントの図式化
a：肘を少しのばして荷物を運ぶ．b：肘を曲げて荷物を運ぶ．
F_1 ＝上腕二頭筋張力
Fc ＝筋力計により測定される力

してみよう．肘を少しのばした状態(肘屈曲30°)と曲げた状態(肘屈曲90°)のどちらで荷物を運ぶほうが楽だろうか．

橈骨に作用している力のモーメントは，肘屈曲30°では F_1 の力が半分に分解され，肘屈曲90°では F_1 の力と等しいという式(13)と(14)の結果から，肘を90°に曲げたほうが2倍楽ということがわかる．ただし，実際に測定される力は**筋長**の変化や**協同筋**の影響も受けるため，分解された力と必ずしも等しくはならないことに注意が必要である．

> **Keyword**
>
> **三平方の定理**　Pythagorean theorem．直角三角形の直角を挟む2辺の長さ a と b および斜辺の長さ c が，$c^2 = a^2 + b^2$ の関係であること．ピタゴラスの定理とも呼ばれる．この式を，$c = \sqrt{a^2 + b^2}$ に変形することによって斜辺 c の長さを求めることができる．また，a と c で挟まれる角度が30°のときの三辺の長さの比は $1:2:\sqrt{3}$，a と c で挟まれる角度が45°のときの三辺の長さの比は $1:1:\sqrt{2}$ であることが知られている．
>
> **三角関数**　trigonometric function．三角形の角の大きさと線分の長さの関係を表す関数のこと．直角三角形の直角を挟む2辺の長さ a と b および斜辺の長さ c，a と c で挟まれる角度 θ の関係は，$\sin\theta = \dfrac{a}{c}$，$\cos\theta = \dfrac{b}{c}$，$\tan\theta = \dfrac{a}{b}$ で表される．また，半径1の単位円周上の座標(x, y)は，$(\cos\theta, \sin\theta)$ で表される．
>
> **筋長**　muscle length．筋の長さのこと．骨格筋を引きのばすと，筋節の構造を保持している弾性蛋白質であるコネクチンが引きのばされることによって静止張力を発生する．また，アクチン分子とミオシン分子の相互作用に基づく筋収縮によって活動張力が発生する．静止張力と活動張力の和を全張力という．静止張力が出現する筋長を静止長，活動張力が最大となる筋長を至適長といい，筋長の変化に伴って静止張力と活動張力が増減する．
>
> **協同筋**　synergistic muscle．主動筋と協同して収縮する筋のこと．骨格筋は骨における起始部と停止部の解剖学的位置に応じて屈曲・伸展・外転・内転・外旋・内旋などの関節運動を行う．各関節運動において，関節を動かす筋(主動筋)と協同して収縮する筋を協同筋，主動筋による関節運動と反対の方向に関節を動かす筋を拮抗筋という．関節の角度に伴って主動筋，協同筋，拮抗筋の骨に作用する力が変化する．

C 関節角度の変化

このように，動作中の関節角度に応じて骨格筋による張力はさまざまな比率に分解され，物体に作用する力が変化する．日常生活における動作は，図5で例にあげた男性が荷物を運ぶような等尺性収縮ばかりではなく関節運動を伴うことも多い．関節運動を測定する際には，関節の角度，角**速度**🔑，角加速度について考慮する必要がある．角速度は単位時間あたりの角度の変化量であるため，関節角度を**微分**🔑することによって求められる．角加速度は単位時間あたりの角速度の変化量であるため，角速度を微分することによって求められる．

たとえば，人が物体を手で取ろうとして肘をのばす場面を想像してほしい（▶図8a）．このときの手先の軌道は，ほぼ直線的になるが，時間に伴う肘関節角度の変化は図8bのようにS字型の変化を示す．それに対し，肘関節の角度を微分して得られる角速度は運動開始後に増加して軌道の中間付近で最大となり，その後減少するという釣り鐘形の変化を示す（▶図8b）．

さらに，角速度を微分して得られる角加速度は，運動前半の速度増加と後半の速度減少に応じて正負の2つの頂点からなる変化を示す（▶図8b）．また，人は動作することによって物体に力

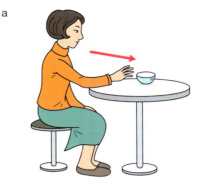

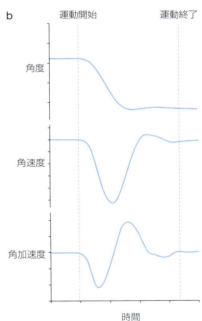

▶ 図8 肘伸展における角度，角速度，角加速度の変化
a：肘をのばして物体を取る．
b：肘関節伸展の角度，角速度，角加速度．

を及ぼして仕事を行っているが，1Nの力が物体を1m動かすときの仕事を1J（ジュール）といい，1秒間に1Jの仕事が行われるときの仕事率を1W（ワット）という．

🔑 Keyword

速度 velocity. ある時点における位置の変化のこと．時刻tから$t+\Delta t$の間に，点Pが位置xから$x+\Delta x$に変化したとすると，Δt秒間の平均の速度は$\frac{\Delta x}{\Delta t}$で表すことができる．さらに，$\Delta t$を限りなく0に近づけることによって時刻$t$における瞬間の速度$v(t)$を計算することができる．

微分 differential. 時間tの極限における$f(t)$の変化の割合を求めること．時刻tから$t+\Delta t$の間に，位置や速度などが(ft)から$(ft+\Delta t)$に変化したとすると，Δt秒間の平均の変化は$f(t+\Delta t)-f(t)\Delta t$で表すことができる．$\Delta t$を限りなく0に近づけることによって，$\Delta t \rightarrow 0$の極限における$f(t)$に関する瞬間の変化の割合を求めることができる．これを微分といい，微分によって求められる関数を導関数という．

●参考文献

1) 江原義弘，山本澄子，中川昭夫：PT・OT・PO 身体運動の理解につなげる物理学．南江堂，2015
2) 中村隆一（編），齋藤宏，長崎浩：臨床運動学．第3版，医歯薬出版，2008
3) 中村隆一，齋藤宏，長崎浩：基礎運動学．第6版，医

歯薬出版，2003
4) 山本澄子，石井慎一郎，江原義弘：基礎バイオメカニクス—理解が深まるパワーポイント．第2版，医歯薬出版，2015

B 作業時の筋活動と関節運動

1 骨格筋の構造と筋出力のメカニズム

　筋肉（muscle）は筋節（sarcomere，サルコメア）がある横紋筋（striated muscle）と，これがない平滑筋（smooth muscle）に分類される．横紋筋はさらに中枢神経により制御され随意運動を行う骨格筋（skeletal muscle）と，自律神経に支配され心臓を駆動する心筋（cardiac muscle）とに分けられる．

　私たちが日々何気なく行っている日常生活活動（ADL）は，400種類以上の骨格筋のなかから必要な部分が選択的に動員され，それらの発火頻度が調節されて初めて可能となる．横隔膜などの呼吸筋，口を動かす表情筋，眼球を動かす外眼筋も骨格筋である．

　全身の骨格筋の萎縮と筋力低下が進行する神経変性疾患である**筋萎縮性側索硬化症**🔑（ALS）の患者は，自立したADL動作だけでなく呼吸と意思伝達の手段までもが著しく制限される．

a 骨格筋の微細構造

　骨格筋は毛髪と同じくらい，またはそれより細い（直径20〜100μm）線維状の細長い細胞の集合体である．骨格筋細胞は，この特徴的な形状から筋線維と称せられることが多い．

　筋線維を**電子顕微鏡**🔑で観察すると，横紋構造と呼ばれる縞模様が見える（▶図9）．横紋構造の正体は，筋線維内をその長さの方向にわたって存在する筋原線維であり，筋線維の微細構造を構成する．明るく見える部分はI帯と呼ばれ，細い筋

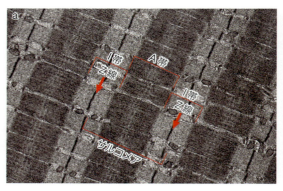

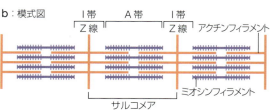

▶ 図9　骨格筋の構造
〔aは，鹿屋体育大学　故竹倉宏明教授のご厚意による〕

原線維アクチンフィラメントがあり，その中央にZ線が観察される．暗い部分は太い筋原線維であるミオシンフィラメントとアクチンフィラメントが重なっている部分で，A帯と呼ばれる．

　アクチンフィラメントは直接，ミオシンフィラメントはコネクチンまたはタイチンと呼ばれるひも状の高分子な蛋白質によってZ線に固定され

> 🔑 **Keyword**
>
> **筋萎縮性側索硬化症**　amyotrophic lateral sclerosis（ALS）．運動ニューロンの変性疾患の一種．半数の者で発症後3〜5年で重篤な筋萎縮と筋力低下が進行し，呼吸筋麻痺で死亡するといわれている．1年間に人口10万人あたり1〜2人程度が発症する．好発年齢は40〜60歳代で，男性が女性の2倍ほどを占める．
>
> **電子顕微鏡**　electronic microscope．通常の光学顕微鏡では，観察したい対象に光（可視光）を当てて拡大するのに対し，光の代わりに電子線を当てて拡大する顕微鏡のこと．光学顕微鏡では2つの点が「2つの点」として分離して観察される最短の距離（分解能）は100 nm程度で，これより小さな対象（例：ウイルス）を観察することはできない．一方，電子顕微鏡では，電子線のもつ波長が可視光線のものより短く，理論的には分解能は0.1 nm程度にもなる．

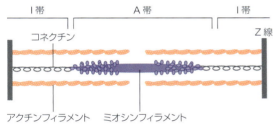

▶図10 コネクチン

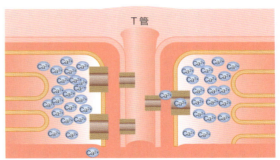

▶図12 活動電位が筋小胞体へ
活動電位がT管経由で筋小胞体へ→Ca²⁺放出

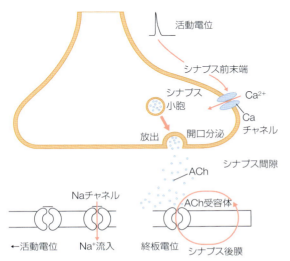

▶図11 活動電位の発生
神経終板にCa²⁺流入→Ach放出→終板電位→Naチャネル開口→Na⁺流入→活動電位発生

ている（▶図10）．Z線から隣のZ線までをサルコメアと呼ぶ．サルコメアは筋線維の機能的最小単位であり，サルコメア1つひとつが筋収縮時にマイクロモーターとして機能する．

🔲 骨格筋が収縮する仕組み

①脊髄前角細胞群🔑のα運動神経が興奮し，神経終板に活動電位が伝達されるとカルシウムイオン（Ca²⁺）が流入する（▶図11）．

> 🔑 **Keyword**
> **脊髄前角細胞群** anterior horn cells of spinal cord. 脊髄灰白質の前方に密集するα運動ニューロンの細胞体とその軸索部分の総称．α運動ニューロンプール（α motoneuron pool）とも呼ばれる．

②神経終板内のCa²⁺濃度上昇により，小胞体からアセチルコリン（Ach）が放出され，筋線維のアセチルコリン受容体が開口し，シナプス電位が発生する．次いでナトリウムイオン（Na⁺）チャネルが開口し，活動電位が筋線維膜を伝導する．

③筋線維膜に発生した活動電位は横行小管（T管）と呼ばれる輸送路を経由して筋線維内に伝わる（▶図12）．電位変化により筋小胞体からCa²⁺が筋線維内に放出され，アクチンフィラメントのトロポニンに付着する．次いでアクチンフィラメントとミオシンフィラメントとの結合を阻止していたトロポミオシンが移動し，アクチンフィラメントとミオシンフィラメントが結合する（クロスブリッジの形成）（▶図13）．

④ミオシンにあるATPアーゼがアデノシン三リン酸（ATP）をリン酸（Pi）とアデノシン二リン酸（ADP）に分解し，このときに発生するエネルギーでミオシンが首を振りアクチンフィラメントが滑走する．両フィラメントの長さ，およびA帯の長さは変わらないが，I帯の長さは各サルコメアで短縮する（▶図14）．

2 日常生活で必要な筋収縮様式と筋力

解剖学で学ぶ筋の「作用」は短縮（求心）性収縮（concentric contraction）であり，筋にはもう1つ

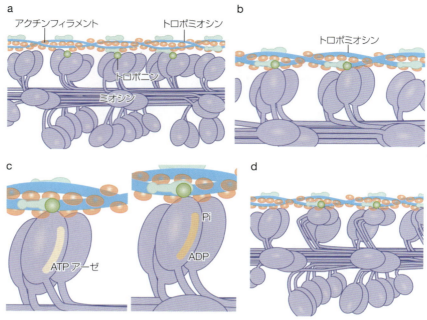

▶図13 アクチンフィラメントの構造変化
a, b：Ca²⁺ がトロポニンに付着→トロポミオシン移動→クロスブリッジ形成
c：ATP 分解
d：ミオシンが首を振りアクチンが滑走

の伸張（遠心）性収縮（eccentric contraction）と呼ばれる収縮様式がある．たとえば，テーブルから口元に運んだコップを，再びテーブルに戻すときに肘関節は伸展する．この肘関節伸展運動における関節トルクの発揮に貢献するのは，伸筋群ではなく屈筋群の伸張性収縮である．反対に，腕立て伏せにおける肘関節屈曲に主に関与するのは伸筋群の伸張性収縮である．

なお，医学，生理学で，求心性，遠心性という用語は**求心性インパルス**🔑（afferent impulses），遠心路（efferent pathway）のように，末梢から中枢あるいは中枢から末梢という電気的興奮が伝導する方向を示す場合に使用される．本項では，筋収縮様式の記載には短縮性，伸張性収縮という用語を使用する．

a 能動性張力と受動性張力

全発揮張力（total force）は能動性張力（active force）と受動性張力（passive force）の総和である．ゴードン（Gordon）らが発表した長さ-張力曲線では，取り出した筋標本のサルコメアの長さが 2.0〜2.25 μm のときに最も能動性張力が大きいことを示している（▶図15）[1]．

能動性張力の大きさは，アクチンフィラメントとミオシンフィラメントが重なり合う距離（クロスブリッジの数）に依存し，最も能動性張力が大きい筋長を至適長という．一方，受動性張力とは筋が伸張されたときにもとの長さに戻ろうとする張力であり，**コネクチン**🔑と呼ばれる蛋白質と筋組織の結合力により発生すると考えられている．

> 🔑 **Keyword**
> **求心性インパルス** afferent impulse．末梢組織から中枢神経組織に伝達される生体電気信号．感覚受容器から感覚神経，脊髄後根を介して外界あるいは体内情報が中枢へ伝わる．これに対して中枢から末梢に伝わる電気信号を遠心性インパルスと呼ぶ．

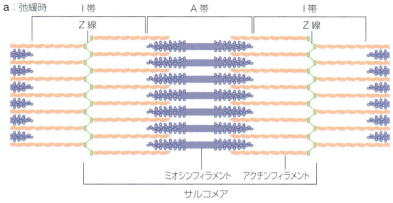

▶図14 骨格筋収縮の模式図
両フィラメントの長さ，およびA帯の長さは変わらないが，I帯の長さは各サルコメアで短縮する．

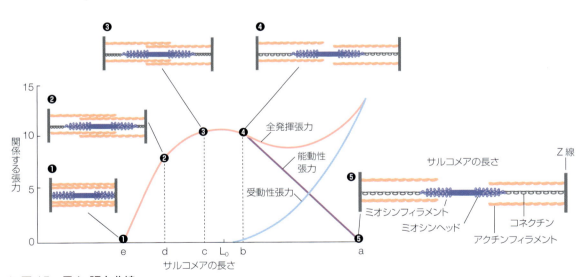

▶図15 長さ-張力曲線
Lo：クロスブリッジの形成に最適であり，能動性張力が最も大きい．
a-b：至適長より長くなるとクロスブリッジが形成できず，能動性張力が減少する．
c-e：右側のアクチンは同側のミオシンとのみクロスブリッジを形成することができる．
従って，至適長より短くなると対側のアクチンと干渉し，能動性張力が減少する．
〔Gordon AM, Huxley AF, Julian FJ：The variation in isometric tension with sarcomere length in vertebrate muscle fibres. J Physiol 184：170-192，1966をもとに一部改変〕

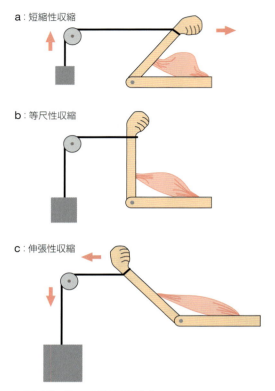

▶図16 3つの筋収縮様式
a：発揮筋力＞重り．関節角度が小さくなっていく
b：発揮筋力＝重り．関節角度は変化しない
c：発揮筋力＜重り．力を出しているにもかかわらず，関節角度が大きくなっていく

受動性張力は筋の至適長以上から発生することが多く，上昇した受動性張力が，減少してゼロに近づく能動性張力分を補い，全発揮張力は筋長に依存するという結果が得られる．

b 短縮性収縮と伸張性収縮

　四肢体幹の運動時における筋長の変化により，筋収縮様式は3つに分類される（▶図16）．

> **Keyword**
> コネクチン　connectin. 骨格筋の収縮にかかわる，長さ1μmを超える巨大な蛋白質．ミオシン蛋白質をZ線に連結し，骨格筋の収縮力発生に関与する．ギリシャ神話の巨人ティーターン（Titan）に由来して，タイチン（チチン）とも呼ばれる．

（1）短縮性収縮

　筋力を発揮しながら筋長が徐々に短縮する．解剖学でいうところの筋の「作用」に該当する運動を思い浮かべるとよい．マシンやフリーウエイトトレーニングにおける最大挙上重量（repetition maximum；1RM）ではこの筋収縮様式が用いられる．

（2）等尺性収縮

　筋力を発揮しながらも筋長はほとんど変化しない，すなわち関節角度の変化がない．筋力の発揮対象が固定されていることが多く，握力や背筋力など最大筋力測定には等尺性収縮が用いられる．

（3）伸張性収縮

　筋力を限界まで発揮しているが，徐々に筋長が長くなる．結果として筋の「作用」とは反対方向の関節運動が生じる．前述のコネクチンによる受動性張力と筋や筋膜の弾性が動員され，短縮性収縮より強い筋力が発揮される．日常生活では，対象物や身体の質量にかかわらず等しく作用する重力加速度を減じる，つまり物体が自然落下する速度を減じる場面で頻繁に観察される．

●引用文献

1) Gordon AM, Huxley AF, Julian FJ：The variation in isometric tension with sarcomere length in vertebrate muscle fibres. J Physiol 184：170-192, 1966

●参考文献

2) Gerald EL, et al：The motor unit and muscle action. Kandel ER, et al(eds)：Principles of Neural Science. 4th edition, pp674-693, McGraw-Hill, USA, 2000
3) 竹倉宏明：運動と筋肉. 春日規克, 他（編）：運動生理学の基礎と発展. 改訂版, pp55-79, フリースペース, 2006
4) 石井直方：筋の弾性と柔軟性. 吉岡利忠, 他（編）：筋力をデザインする. pp169-186, 杏林書院, 2003
5) 嶋田智明（監訳）：筋骨格系に必要な基礎知識. Greene DP, Roberts SL：キネシオロジー 日常生活活動の運動学. pp78-79, 98-99, 医歯薬出版, 2002

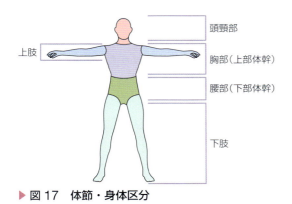

▶ 図17 体節・身体区分

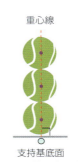

a：形状・質量が同じ物体

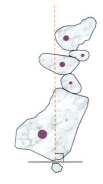

b：形状・質量が異なる物体

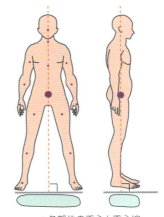

c：各部位の重心と重心線

▶ 図18 重心と重心線

C 運動を作業療法に応用するには

1 姿勢を保持する方法

　動物には複数の関節が存在し，それぞれが個別の運動方向を有している．それぞれの関節は，目的とする運動・動作・作業によって，協調的に運動が生じる構造をしている．これは生物学的に"体節構造"と呼ばれ，ヒトも同様にいくつかの体節もしくは身体区分がある（▶図17）．

　各体節は筋や靱帯などの弾性をもった支持組織で連結されている．手や足などの末梢の体節は，体幹など中枢の体節の支持を得ており，わずかな運動でも相互的に影響する．手や足などの末梢の体節を効果的に運動させるためには，中枢の体節が安定する必要があり，この中枢の安定は「姿勢の保持」または「姿勢の制御」として表現される．

　生体が姿勢を保持しているときは，常に重心が支持基底面内に位置している．形状と質量が同じ物体では，重心も同じ場所に位置する（▶図18a）．したがって，重心を通る線が支持基底面に対して垂直になると，前後左右のバランスが保たれる．一方，形状または質量が異なる物体では重心位置が異なる（▶図18b）．この場合は必ずしも重心が直線上に並ばないが，その連結した構造で姿勢を維持しているときに各物体の重心を合成すれば，重心線は支持基底面内に収まる．人体において各部位の重心を求めると，それらは重心線上に位置してはいない．立位時に合成された重心は仙骨前方に位置するとされる（▶図18c）．

　物体の重心は複雑な形状であっても比較的容易に算出できるが，人体のように各部位間に可動性があると，複雑なバランス機構となる（▶図19）．重心線が支持基底面の外に移動すると，バランスを崩し，姿勢を保持することができないため，重心移動に伴って支持基底面も移動または変形する（▶図20）．たとえば，歩行は重心が支持基底面の外と内を交互に行き来して移動する．つまり姿勢保持とは，体節の運動によって重心の移動が生じ，その重心を生体の剛性と筋力で支持基底面内

に保持しようとするものである．

a 身体を支える活動

人体には地球上で活動する限り常に重力が加わっており，重力に抗う"抗重力活動"を行っている．活動中の重力による影響は姿勢によって異なり，必要な筋力，筋活動も変化する（▶図21）．たとえば，物体を把持して上肢を挙上すると，物体の重量だけでなく，物体の重心位置，上肢と物体の重心位置の距離によって，上肢を保持するために必要な筋力が異なる．自己の重心と物体の重心が近いほど物体を把持したままの姿勢保持に必要な筋力は少なくなる．このとき，物体を操作する空間が狭くなるため，操作性は低下しやすい．物体を使用する環境と作業内容によって自己と物体の距離は選択されている．

b 体節間の連携

それぞれの**体節**は支持組織により連結されるため，単独の体節のみでは運動できない．反対に，複数の体節で一部の体節をコントロールすることが可能である．たとえば，頭部を大きく回旋すると，連鎖的に体幹も同方向に回旋する．立位で骨盤を後傾させれば，自ずと体幹は前屈する．このような体節間の運動の連続性を「運動連鎖」と呼ぶ．

運動連鎖には開放運動連鎖（open kinetic chain；OKC）と閉鎖運動連鎖（closed kinetic chain；CKC）

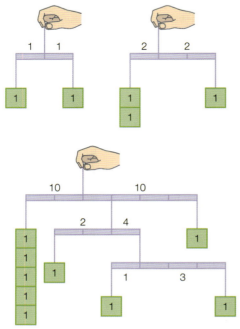

▶図19　複数の重心とバランス
複数の連結部がある場合，連結部ごとに平衡が保たれている必要はないが，作用点（図中では手）は合成された重量によってつり合っている．このつり合いは，1つの物体の重心位置が変化するだけで破綻してしまう．

> **Keyword**
> **体節**　somite．本来は，動物の体の構造にみられる体軸方向の繰り返し構造を指す生物学用語である．運動学の場面では英語のセグメント（segment）から派生して，体幹をベースに頭頸部，上肢，下肢の各パーツを称することもある．

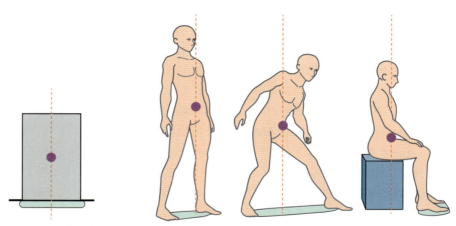

▶図20　重心線と支持基底面

がある（▶図22）．これらは，同じ運動方向であっても異なった筋収縮特性を示すため，観察による運動分析には注意が必要である．

姿勢に関連する活動では，OKCであるテンタクル活動，CKCであるブリッジ活動と呼ばれる特徴的な運動連鎖パターンがある（▶図23）．特にテンタクル活動は，運動の連鎖は末梢を起点に中枢に波及するという典型的な運動連鎖である．

C 運動時の重心をコントロールする活動

動作時の姿勢保持は，動作による四肢の位置が変化することで生じる末梢の抗重力活動の変化と，重心移動による中枢の姿勢変化が同時に生じる．重心が支持基底面を越えると，姿勢保持ができなくなるため，支持基底面の移動もしくは拡大が必要となる．四肢や体幹の運動による重心制御と，支持基底面の変化による重心制御は，同時に生じる場合と個別に生じる場合がある．多様な姿勢制御を選択的に使用する様は「姿勢戦略」と呼ばれ，クラインフォーゲルバッハ（Klein-Vogelbach）は「運動の広がりの支援活動」として，以下のように体系的にまとめている．

(1) カウンターウエイト
　　（counter weight；CW，図24a～d）

水平移動した体節によって生じた重心移動を，別の体節を反対側へ移動することで，つり合いをとる活動である．

(2) カウンターアクティビティ
　　（counter activity；CA，図24b，c）

もとの運動に拮抗する筋活動によって，姿勢を直接的に制動する活動である．

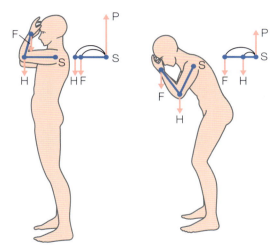

▶図21　姿勢による抗重力活動の違い
上肢が同じ角度で保持されていても，姿勢の変化によって重力の加わる方向が変わることで，保持に必要な筋力が変わる．一方で，体幹を屈曲すると，体幹へ加わる重力も変わる．
H：上腕に加わる重力，F：前腕に加わる重力，S：肩関節（力点），P：上肢帯を支えるために必要な筋力

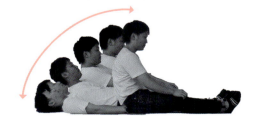

a：テンタクル活動（OKCの1つ）

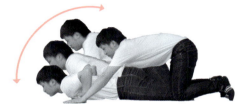

b：ブリッジ活動（CKCの1つ）

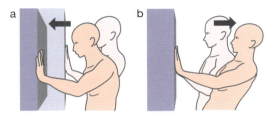

▶図22　OKC（a）とCKC（b）
同じように肘を突っ張る動作でも，aは手掌部で対象物を移動させている（a）．対して，bは手掌部を基底面にして体幹が運動している（b）．

▶図23　テンタクル活動とブリッジ活動
a：起き上がり動作の際，頭頸部，胸部，腰部の順に運動が生じている．
b：腹臥位から両手掌と膝を支持基底面として，中枢である体幹部をコントロールしている．

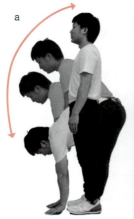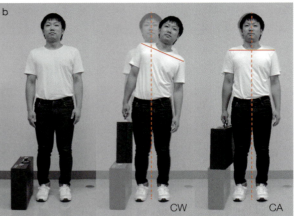
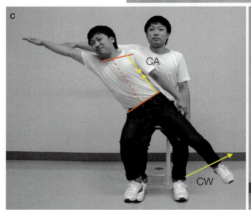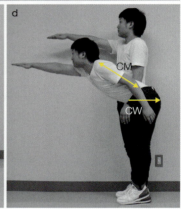

▶図24　運動の広がりの支援活動
a：立位での前屈；頭部が下方へ移動するにつれて，腰部が後方へと移動している（CW）．
b：重量物を持ち上げた際の，支援活動の違いによる姿勢の変化
c：右側方へのリーチ動作；左下肢は重心制御のため対側への移動がみられる（CW）．体幹もわずかに対側へ側屈し，左腹部で姿勢を保持しようとしている（CA）．
d：前方へのリーチ動作；殿部は後方へ移動し重心を制御している（CW）．目的動作である上肢と，重心制御を行っている腰部の間に位置する胸部は，最大限に伸展されている（CM）．

（3）カウンタームーブメント
　　　（counter movement；CM，図24d）

　2つの体節が異なる方向へ運動すると，その間にあたる部位（主に体幹）の可動域は最大限に引き起こされる．

d 姿勢保持の支援

　静的姿勢保持を支援するには，支持基底面の拡大が最も効果的である．各体節に加わる重力をサポートすることで，わずかな筋活動でも安定した姿勢の保持が可能となる．図23bのように，上肢での支持基底面をつくると，体幹部分はCKCの影響下となり，上下肢による体幹の姿勢制御が容易となる．たとえば，上肢の力で体幹を伸展させたり，わずかな力で座面をずらしたりすることが可能となる．

　身体を預ける机や椅子などと自身の身体との接触面は支持基底面に含まれる（▶図25a）．また，

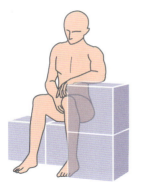 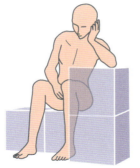 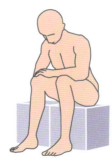

a：肘を置く　　b：頬杖をつく　　c：前腕部を大腿部に置く

▶図25　支持基底面の拡大の例

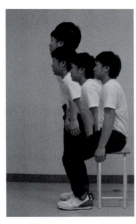 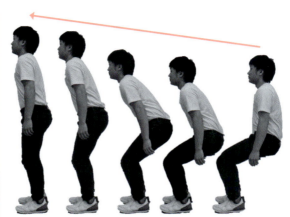

▶図26　立ち上がり動作時の各体節の挙動

自らの身体を支持基底面とすることもできる．たとえば，自分の手掌を頭頸部の支持基底面として利用したり（頬杖），前腕部を大腿部に置くことで新たに支持基底面を設け，上部体幹を支えたりすることができる（▶図25b，c）．

2 立ち上がり動作

座位時の支持基底面は，支持するものに接した足部，殿部，大腿部を結ぶ面で形成される．片足立位での支持基底面は床に接地した足底のみで狭いが，両足立位では両足底を囲む面となり広くなる．支持基底面は姿勢によって変更され，重心はそこを移動する．

立ち上がり動作を各身体区分で見ると，頭頸部，胸部，腰部は前上方へ移動し，上下肢はそれに追随している（▶図26）．安静座位時の重心線は大腿部から殿部に位置し，立位時は両足底間に位置する．このとき重心線は前方に，重心は上方に移動する．重心線を足底に移動する方法としては，頭頸部，胸部，腰部を屈曲させる方法と，足部を殿部へ近づける方法があるが，両方が同時におこる場合もある（▶図27）．

そのほか，日常生活場面においては，必ずしも左右対称性の運動ではなく，時に上肢を支持基底面とした立ち上がり動作（CKC）もみられる．この場合でも，重要なのは支持基底面内に重心線が位置していることである．

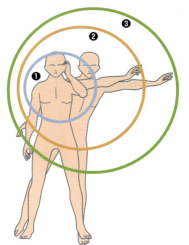
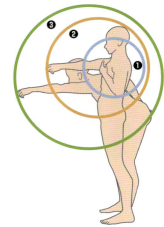

▶図28　リーチ範囲

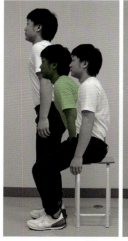
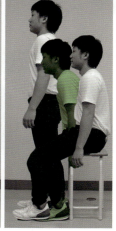

▶図27　立ち上がり動作のパターン
足部の支持基底面を重心線に近づけることで，頭頸部の前方移動が減少している．

3 リーチ動作

　更衣動作や入浴動作など，自身の身体に向かって上肢を使用する動作は「自身の身体に向かうリーチ動作」である（▶図28 ❶）．これは主に上肢のみで行われ，その他の身体区分は最低限の姿勢保持に使用される．

　上肢を最大限にのばした範囲内で行われるリーチ動作は「上肢長以内のリーチ動作」である（▶図28 ❷）．上肢の運動方向によってわずかに重心移動が生じるため，重心位置を保つための身体活動が生じる．

　上肢を最大限にのばしたうえに，頭頸部，胸部，腰部，場合によっては下肢まで使用するリーチ動作は「上肢長を超えたリーチ動作」である（▶図28 ❸）．目的方向に向かって重心を移動させる必要があり，支持基底面内にとどめるための身体運動（CW，CA，CM）が生じる．支持基底面が拡大できれば，容易にリーチ範囲を拡大することができる．

　これらの動作は重心位置の変化に伴う姿勢制御によってなされる．手に重量物を持った状態では，短いリーチ範囲でも，多関節の運動連鎖により全身へ運動が波及する．上肢を中心としたリーチ動作でもこれを分析するには全身に着目しなければならない．

●参考文献

1) Spirgi-Gantert I，他（著），野澤絵奈（訳）：クラインフォーゲルバッハのリハビリテーション―機能的運動療法 基礎編．丸善出版，2009
2) 山岸茂則（編）：運動連鎖―リンクする身体．文光堂，2011
3) 山本澄子，石井慎一郎，江原義弘：基礎バイオメカニクス―理解が深まるパワーポイント．第2版，医歯薬出版，2015

2 作業と神経生理

A 作業と筋電図

1 表面筋電図とは

表面筋電図(electromyography；EMG)は，標的筋上の皮膚表面に電位測定電極を貼りつけて，動作に伴い直下に生じた筋収縮に関連した現象を検出する際に使用される電気生理学的手法の1つである(▶図1)．

電子ゴニオメータにより記録されたデータと合わせて解析することにより，対象とする活動に関与する主動作筋，協働筋，拮抗筋の活動を時間的，量的に評価することができる．非侵襲的かつ簡易的な手法であるため，リハビリテーション，スポーツ，人間工学，産業保健など幅広い学術領域で古くから活用されている．記録されたEMG波形が意味するところの理解を助けるために必要な基礎知識を以下3項目で紹介する．

a 運動単位

脊髄前角の1つのα運動ニューロンと，これが支配する複数の筋線維を運動単位(motor unit)と呼ぶ(▶図2)．1つのα運動ニューロンが支配する筋線維の数を支配比という．外眼筋や手内在筋など繊細な制御が必要な運動単位の支配比は小さく，体幹や下肢など粗大な運動に関与する筋の支配比は大きい[1, 2]．

単一の運動単位の活動を記録するには，皮下に針電極を刺入し，狭い範囲で筋膜を伝導する活動電位を拾わなければならない．表面EMGは複数の運動単位における筋膜の興奮が混入した生体電気信号により構成される干渉波である．

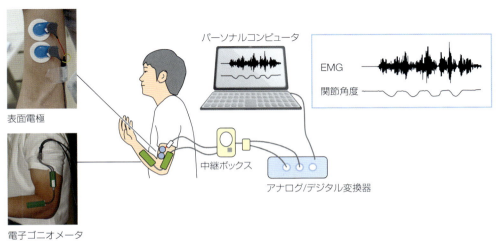

▶図1　EMGのセットアップ

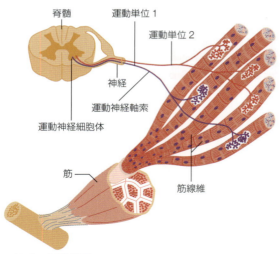

▶図2　運動単位

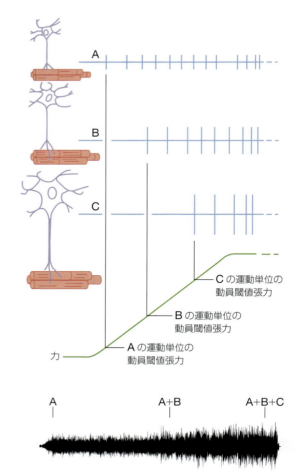

▶図3　サイズの原理と筋活動

b 動員と発火頻度調節

随意的に発揮筋力を徐々に上昇させるとき，この運動制御には2種類の戦略がある．1つは参加する運動単位を増やすことであり，動員（recruitment）と呼ばれている．弱い筋力の発揮には閾値が低く，収縮速度は遅いが疲労しにくい小さな運動単位（α運動ニューロンの細胞体が小さく，支配される筋線維も細い）が動員され，強い筋力が発揮されるときは，収縮速度は速いが疲労しやすい大きな運動単位がさらに動員される．これをサイズの原理と呼ぶ（▶図3）．

同時にもう1つの戦略である**発火頻度**🔑調節（rate coding）も行われている．動員された運動単位で活動電位が発生する間隔が短くなる，すなわち発火頻度を上げることにより発揮張力は大きくなる．EMGの振幅の増大は，α運動ニューロンからの興奮性出力と，これに応答する筋線維が増えていることを現している．

c EMG振幅の正規化

EMGの振幅は2つの電極間の電位差を表しており，ベースラインを境に＋と－の電位は線対称を示す．したがってその平均値を算出するには，－電位を＋に置き換えることが必要であり，これを整流と呼ぶ．

皮膚上で記録される表面EMGは，筋膜から細胞間組織，脂肪，真皮，表皮を経由して記録され，これらの量や質，状態によって振幅は増減する．したがって個人間だけでなく，個人内の複数の筋間でEMGの振幅値を絶対値で比較することは適切ではない．

> 🔑 **Keyword**
> **発火頻度** firing rate. 神経細胞に活動電位が生じる周波数（1秒間あたりの回数）で，ヘルツ（Hz）で表される．

A 作業と筋電図 ● 193

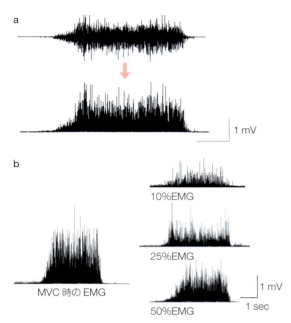

▶ 図4　EMGの整流(a)と正規化(b)

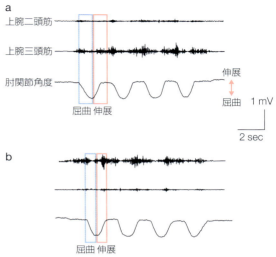

▶ 図5　腕立て伏せ(a)と飲水動作時の筋活動(b)と関節角度変化

被験者に最大随意収縮(maximal voluntary contraction；MVC)を行わせ，ほぼすべての運動単位が動員されたと推定される状態のEMGを記録する必要がある．分析対象の運動ではMVC時の何%ぐらいの振幅値であったか，というように相対値化する手続きを正規化という(▶図4)．

2 日常生活動作における表面EMGの記録と解釈

関節運動に関与する複数の筋から表面EMGを記録し，電子ゴニオメータによる関節角度の変化と同期させて観察すると，筋活動とその結果生じる関節運動との関係性を視覚的に理解することができる．

a 伸張性収縮の理解

図5は，肘関節の屈伸運動時の上腕二頭筋短頭と上腕三頭筋外側頭の表面EMGと肘関節角度の変化の記録である．図5aは腕立て伏せを，図5bは机上のコップを口元に運び，再び机上に戻す動作(飲水動作)をそれぞれ2秒間で1往復(0.5 Hz)のリズムで実施した．

腕立て伏せでは肘関節の屈曲相，伸展相ともに上腕三頭筋の活動が顕著に観察される．屈曲相は同筋の伸張性，伸展相は短縮性収縮である．反対に飲水動作では，屈曲相，伸展相ともに上腕二頭筋の活動が顕著である．屈曲相は同筋の短縮性，伸展相は伸張性収縮である．地球上のあらゆる物体には，自由落下運動時に**重力加速度**(9.8 m/秒^2)が等しく作用する．目の高さに持ち上げたコップから手を離して，胸元で受け止めてみれば，重力加速度を体感できる．日常生活動作(ADL)のスムーズな遂行には，自身の身体や対象物の自由落下運動を減速する伸張性収縮が不可欠である．

椅子座位からの立ち上がり(膝関節伸展)，およ

> **Keyword**
> **重力加速度**　acceleration of gravity．重力により生じる加速度で，単位にはメートル毎秒^2(m/秒^2)が用いられる．地球の地表付近では，どんな物体でも地面の方向への力(重力)を受けており，その大きさはその物体の質量に比例する．この比例定数が重力加速度で，その物体が自由落下する場合の加速度に一致する．地球の標準重力加速度は約9.8m/秒^{2}で1Gと表現されることもある．

び立位から椅子座位に戻る動作（膝関節屈曲）時に，膝関節伸筋である大腿直筋のEMGを記録すると，膝関節の屈伸相ともに大腿直筋の活動が生じていることが観察できる．膝関節屈曲時に大腿直筋は伸張性に収縮し，運動速度を減じることに作用する．

膝関節伸筋群の筋力低下により，椅子から立ち上がるときに手すりを使うなど上肢筋の補助が必要な対象者は，立位から椅子座位に移行するときにも同様の補助が必要であること，つまり安全な立位から椅子座位への移行に必要な膝関節伸筋群の伸張性収縮力も低下していることを理解することの一助になるだろう．

以上，繰り返しになるが，ADLにおいて，重力に逆らって身体または対象物が移動するときは短縮性収縮，重力加速度を減じてゆっくりとした動作を行うときは伸張性収縮がメインになる．

b 日常生活に必要な筋活動レベル

これまで述べてきたように，私たちは日々の生活で重力に抗い，また重力加速度を減じる身体運動を繰り返しているが，その結果筋肥大が生じ，筋力が上昇することはない．しかし，病気や障害により，この日常生活活動量が低下すると筋は萎縮し，筋力は低下する．私たちの日常活動において，最大筋力に対してどれくらいの力が発揮されているのだろうか．

20歳代の被験者を対象に日常生活（10時間）の筋活動レベルを調べた研究[3]によると，手指筋が活動した時間は22％（2.2時間），上腕の筋は15％（1.4時間），大腿の筋は9％（0.9時間）であった．反対にその活動レベルは手指，上腕，大腿筋でそれぞれ9，6，20％MVC（最大随意収縮時に正規化したEMGの相対値）であった．行う動作の内容により必要な筋活動レベルは異なり，各筋のEMG量が一時的に50〜90％MVCを記録することもあるが，その時間はきわめて短かった．

これらの結果は，上肢ではおよそ10％MVCレベルの活動を2時間，下肢では20％MVCレベル

で1時間活動することで，私たちの筋力は保たれていることを示している．また，椅子に座るときまたは立つときに，大腿部の膝関節伸筋群の伸張性収縮または短縮性収縮が生じ，そのEMG量は50％MVCを超えることも明らかにされた．日常生活でこの動作を反復することは稀であるが，意図的に繰り返せばこれはスクワットと呼ばれるトレーニングとなり，必要回数反復すれば筋肥大や筋力増強が期待できる．

2023年11月に厚生労働省から発表された，『健康づくりのための身体活動・運動ガイド2023』[4]では初めて高齢者も筋力トレーニングを週2〜3回行うことが推奨された．筋力トレーニングの内容として，負荷をかけて筋力を向上させるための運動，筋力トレーニングマシンやダンベルなどを使用するウエイトトレーニングだけでなく，自重で行う腕立て伏せやスクワットなどの運動も含まれるとしている．

徒手筋力検査法（manual muscle test；MMT）の実習時に各グレードのEMGを記録することにも意義があると思われる．若年健常被検者の上腕二頭筋の場合，グレード3（無負荷の抗重力活動）ではおよそ10〜15％MVC，グレード2（重力を限りなく除去した活動）では10％MVC以下の筋活動が記録される．

また，基礎作業学実習において，木工や陶芸などの創作活動が筋力増強に効果的か否かを検討するとき，その作業ではどの程度の筋活動レベルが必要とされるのかを把握しておくことは，根拠のある介入を実践する際に不可欠である．ちなみに，健常若年成人が行う木工の鋸引き運動における肩関節周囲筋の活動レベルは10〜15％MVC程度である．肩関節の著しい筋力低下がおこっている対象者にとっては，きわめて負荷強度が高い運動であることが推察できるであろう．

●引用文献

1) Enoka RM, 他（著），大木　紫（訳）：運動単位と筋活動．Kandel ER, 他（編），金澤一郎（日本語版監修）：

カンデル神経科学. pp756-775. メディカル・サイエ
ンス・インターナショナル, 2014
2) Duchateau J, Enoka RM：Distribution of motor unit
properties across human muscles. J Appl Physiol
132：1-13, 2022.
3) Kern DS, Semmler JG, Enoka RM：Long-term activity
in upper-and lower-limb muscles of humans. J Appl
Physiol 91：2224-2232, 2001.
4) 厚生労働省：健康づくりのための身体活動・運動ガイ
ド 2023（案）
https://www.mhlw.go.jp/content/10904750/
001171393.pdf（最終閲覧日：2024/10/1）

B 作業による脳の可塑的変化

1 脳の可塑性

まず，「可塑性（plasticity）」の対義語である「弾
性（elasticity）」とは，加えられた外力が取り去ら
れたときにもとの形に戻ろうとする性質である.
ゴムやバネを思い浮かべるとイメージが湧きやす
い. 一方，「（可）塑性」とは，個体の弾性限界を超
える力を加えて変形させたとき，その力を除去し
ても歪みが残る性質のことである. ちなみに「塑」
は，粘土などを変形して物の像をつくることを意
味する文字である. 粘土に圧力を加えると形が変
わるのは，粘土の可塑性である.

神経生理学的な脳の可塑性とは，神経と神経の
結合部分，すなわちシナプスの可塑性（シナプス
前膜における伝達物質の放出量，後膜における受
容体の増加などを含む伝達効率の増大）を意味し，
さらには特定の機能に分化した皮質が異なる機能
を営むような，広大な神経ネットワークの再編を
概念的に指すこともある.

脳卒中などによる中枢神経系ネットワークの損
傷後に低下あるいは，ほぼ失われた感覚運動機能
が，再編という過程を介して「回復」するという概
念，リハビリテーションにより中枢神経系が可塑
的変化を起こすという考え方が世の中に広く受け
入れられるようになったのは，近年にようやく医
科学界に浸透した概念であり，科学者たちが受け
入れるまでに長い時間がかかったことを知ってお
く必要がある. 以下，その系譜を簡単にたどる.

2 網状説からニューロン説，そして カハールのドグマ（教義）▶ 表1

1800 年代後半から，西欧諸国において，神経
細胞の構造に関する研究が進んだ. 神経細胞同士
は連続しているという網状説の Golgi と，神経細
胞間は断絶しているというニューロン説のカハー
ル（Cajal），逆ともいえる仮説を主張した 2 人が,
1906 年に「神経系の構造研究」についてノーベル
生理学・医学賞を共同で受賞した背景にはいった
いどのような事情があったのかは不明である. カ
ハールのニューロン説に軍配が上がるのは，彼の
死後，電子顕微鏡の発明まで待たなくてはならな
かった.

この一連の論争以上によく知られているのが,
「カハールのドグマ」である. 生まれつき脳に障害
をもった子どもが，その後に運動機能を獲得する
例から，新生児の中枢神経細胞が可塑性に富むこ
とは，古くから広く受け入れられてきた. しか
し，カハールが，1928 年に「成体哺乳類の中枢神
経系は損傷を受けると二度と再生しない」と述べ,
これが曲解されて成人の脳には可塑性はないとの
見解が支配的となった. この中枢神経の再生に対
する否定的な見解は，ドグマ（教義）として後世に
強い呪縛をかけ，中枢神経が再生するという可能
性を探る研究を抑圧してきたといわれている. さら
に，カナダのペンフィールド（Penfield）が 1950 年
にヒトの感覚運動脳地図を発表するなか，脳の局
在論が浸透し，一度役割が決まった神経細胞がほ
かの役割をもつ，つまり脳地図が書き換えられる
という仮説は否定的となった.

その後，さまざまな研究により，成熟した個体
でも中枢神経細胞の neurogenesis（神経発生，神
経新生）が生じることが確認されるようになった.

▶表1　神経細胞とシナプスの形状に関する研究の系譜

年・研究者	研究内容
1871 年 Joseph von Gerlach (ドイツ，1820〜1896 年)	• 神経細胞の網状説を提唱 • 「樹状突起が融合して神経網を構成する」
1873 年 Camillo Golgi (イタリア，1843〜1926 年)	• 鍍銀（ゴルジ染色）法により網状説を提唱 • 「神経細胞は互いに断絶せず網を形成し，神経の興奮は網状の回路を伝わる」
1891 年 Heinrich Wilhelm Gottfried von Waldeyer-Hartz (ドイツ，1836〜1921 年)	• 神経系の構造単位は，有核の細胞体，樹状突起および軸索からなることを報告 • 「neuron」と命名
1892 年 Santiago Ramón y Cajal (スペイン，1852〜1934 年)	• 神経細胞間には隙間があり非連続性であるとするニューロン説を提唱 • 「神経細胞は独立した機能単位であり，個々に独立した興奮性をもつ」
1906 年 Golgi と Cajal	• ノーベル生理学・医学賞を共同受賞（1932 年に電子顕微鏡が開発され，1950 年代にニューロン説に軍配が上がる）
1928 年 Cajal	• カハールのドグマ：いったん発達が終われば，軸索や樹状突起の成長と再生の泉は枯れてしまってもとに戻らない．成熟した脳では神経の経路は固定されていて変更不能である．あらゆるものは死ぬことはあっても再生することはない．

この「中枢神経の可塑性」の存在が証明されるまでの系譜も以下，簡単に紹介する．

3 シェリントンの反射制御説から脳の可塑性の証明へ（▶表2）

伸張反射や相反抑制を発見したシェリントン（Sherrington，1906 年ノーベル生理学・医学賞受賞）の反射学的仮説が当時の運動感覚制御の基本概念であった．彼はサルの感覚神経を遮断すると運動が発現しなくなることから，「すべての運動は脳に制御されたものではなく，感覚刺激への反応が誘発するものであり，脊髄反射がこれを制御する」と主張した．

1949 年にカナダの心理学者ヘッブ（Hebb）が提唱した，神経の可塑性の可能性を示唆する学説は，現在でも"Neurons that fire together wire together."として，シナプス長期増強研究の礎となっている．

1967 年，米国のポールバキリタ（Bach-y-Rita）が体性感覚情報により盲人が視覚情報を得た（二次元の図形情報を体幹皮膚への電気刺激で与えることで盲人がその形を理解する）ことを報告し

た[1]．ある感覚が失われた場合，ヒトの脳はほかの種類の感覚入力情報を活用して再獲得することができるという研究は現在でも行われ続けている[2]．

その後 1980 年代に入り，サルの正中神経を切断したあと，一次体性感覚野のこの支配領域が尺骨，橈骨神経の支配領域に置換したというマーゼニック（Merzenich）の報告[3]を受け，脳の可塑性の存在は決定的なものになる．

またタウブ（Taub）は，シェリントンと同様の実験を行い，両側上肢の感覚神経を切断されたサルが，摂食のために運動を行うようになること，また，一側上肢の感覚神経を切断後に反対の上肢を三角筋で固定すると，感覚神経を切断された側の手で餌を食べることを報告した[4]．そして，このときには顔面神経の感覚領域が手の感覚を受容する神経細胞群に置き換わっていた．これらの研究は，のちの脳卒中患者に対する constraint-induced movement therapy（CI 療法）の原点となった．しかし，当時のタウブは過激な動物愛護団体の標的となっており，動物虐待法違反の有罪判決を受け，一時的に研究者としての職を失うという憂き目に遭う（約 2 年後に無罪となった）．

▶表2　脳の可塑性に関する研究の系譜

年・研究者	研究内容
1906年 Charles Scott Sherrington （英国，1857～1952年）	・動物の感覚神経切断肢は不使用になるという観察から，「運動は脳指令ではなく，感覚刺激に誘発される」「脳は多数の反射を有機的に統合して複雑な運動をつくり上げる作用をもっている」（すべての運動を多数の反射の複合で説明できるという考え方） ・伸張反射，屈曲反射，相反抑制，除脳硬直現象の研究．「シナプス」の命名者． ・1932年ノーベル生理学・医学賞
1949年 Donald Hebb （カナダ，1904～1985年）	・「神経Aの発火が神経Bの発火を，繰り返しあるいは絶え間なく惹起するときに，二者間の結合は増強する（伝達効率が上昇する）」「シナプスに長期的な変化がおき，伝達効率が変化することが学習の仕組み」という仮説を提唱した ・Hebbian theoryと称され，のちのシナプス増強（long term potentiation；LTP）現象発見の予見と位置づけられている
1969年 Paul Bach-y Rita （米国，1934～2006年）	・2次元の図形情報を体幹皮膚への電気刺激で与えることで盲人がその形を理解する．体性感覚情報により盲人が視覚情報を得たことを報告した [1]．
1983年 Michael M. Merzenich （米国，1942年～）	・サルの正中神経を切断すると，一次体性感覚野（1野，3b野）の尺骨，橈骨神経領域が，切断前の正中神経対応領域を支配することを報告した ・「使わなければ奪われる」中枢神経系の競争的生存理論を提唱した
1993年 Edward Taub （米国，1931年～）	・サルの両側上肢の後根を切断すると両側肢使用すること，後根切断対側肢を固定すると切断側肢を使用することからSherringtonの反射制御理論を否定した ・learned non-use（学習された不使用）を提唱し，CI療法を考案した
1995年 Alvaro Pascual-Leone （スペイン，1961年～）	・経頭蓋磁気刺激を使用し，手指の連続運動課題訓練により，一次運動野内で磁気刺激に応答する手指の領域が拡大．運動イメージ訓練でも類似した現象が発現することを報告した [5]． ・ヒトの「ニューロリハビリテーション」に関するエビデンスを提示した
1996年 Randolph Nudo （米国，1953年～）	・リスザルの一次運動野内の脳地図は指の運動を行うと運動量に依存して手指領域が拡大し，前腕回内外のみを行うとこの領域が拡大し，手指領域が縮小することを報告した [6]．脳卒中後の機能回復における"use-dependent plasticity"を提唱した [7]．

その後1990年代に入り，**経頭蓋磁気刺激**🔑装置の発明により，ヒトの一次運動野の興奮性を非侵襲的に検索できるようになる．1995年以来，パスカル-レオーネ（Pascual-Leone）は，複雑な指運動を反復して練習すると使用した指を支配する一次運動野の局在が広くなること，同様の変化は運動イメージによっても生じること [5] など，成人の脳に生じる可塑的変化について現在も多くの報告をし続けている．

余談ではあるが，中枢神経細胞の再生を否定したカハールは，晩年（1934年）には残された神経回路の再編成に関心を示し，mental practice（運動イメージの一種）による脳の可塑性を主張していたとの記録もあり，パスカル-レオーネはカハールの主張に着想を得て，これらの研究を始めたとされている．タウブらが提唱した"Learned non-use"（学習された不使用），そしてマーゼニックとの共同研究によりヌドー（Nudo）らが提唱した"Use-dependent plasticity"（使用依存性の可塑性）は，中枢神経疾患患者の機能回復にリハビリテーションが不可欠であることを示すゆるぎない根拠となった．

●**引用文献**

1) Bach-y-Rita P, Callins CC, Saunders FA, et al：Vision substitution by tactile image projection. Nature 221：963-964, 1969
2) デイビッド・イーグルマン：脳の地図を書き換える―神経科学の冒険．早川書房，2022
3) Merzenich MM, Kaas JH, Wall J, et al：Topographic reorganization of somatosensory cortical areas 3b

🔑 **Keyword**

経頭蓋磁気刺激　transcranial magnetic stimulation（TMS）．電磁コイルに流れる渦電流により生じた急速な磁場変動により，被検者に苦痛を与えず標的とする中心や末梢刺激に微弱な電流を流し，興奮させることができる非侵襲的脳刺激法．

and 1 in adult monkeys following restricted deafferentation. Neuroscience 8：33-55, 1983

4）Taub E, Goldberg A, Taub P：Deafferention in monkeys：pointing at a target without visual feedback. Exp Neurol 46：178-186, 1975

5）Pascual-Leone A, Nguyet D, Cohen LG, et al：Modulation of muscle responses evoked by transcranial magnetic stimulation during the acquisition of new fine motor skills. J Neurophysiol 74：1037-1045, 1995

6）Nudo RJ, Milliken GW, Jenkins WM, et al：Use-dependent alterations of movement representations in primary motor cortex of adult squirrel monkeys. J Neurosci 16：785-807, 1996

7）Nudo RJ, Plautz E, Frost S：Role of adaptive plasticity in recovery of function after damage to motor cortex. Muscle Nerve 24：1000-1019, 2001

C ニューロリハビリテーション最前線

1 ニューロリハビリテーションとは

「ニューロリハビリテーション（ニューロリハ）」という用語からは，従来のリハビリテーションより洗練され，効果が高いような雰囲気が漂うかもしれない．しかし，この用語は，誰がいつ使い始めたフレーズなのかは明らかではなく，国際的な定義も定められていない．"neurorehabilitation" は，"neurologic rehabilitation"または"neurological rehabilitation"とも表記され，前者には「神経系疾患の」，後者には「神経学的な」という意味が含まれる．

国内における CI 療法の牽引者，道免和久（兵庫医科大学病院）編著の『ニューロリハビリテーション』（医学書院）では，「ニューロサイエンスとその関連の研究によって明らかになった脳の理論等の知見を，リハビリテーション医療に応用した概念，評価方法，治療法，機器など」と定義されている．この定義には，ニューロリハビリテーション分野を先端医療としてとらえ，この領域に

▶ 表3　エビデンスレベルの分類

エビデンスレベル	定義
高	良質な複数 RCT による一貫したエビデンス，もしくは観察研究などによる圧倒的なエビデンスがある．今後の研究により評価が変わることはまずない．
中	重要な limitation のある（結果に一貫性がない，方法論に欠陥，非直接的である，不精確である）複数 RCT によるエビデンス，もしくは観察研究などによる非常に強いエビデンスがある．もしさらなる研究が実施された場合，評価が変わる可能性が高い．
低	観察研究，体系化されていない臨床経験，もしくは重大な欠陥をもつ複数 RCT によるエビデンス．あらゆる効果の推定値は不確実である．

〔日本脳卒中ガイドライン委員会（編）：脳卒中治療ガイドライン2021〔改訂2023〕．協和企画，2023 より〕

▶ 表4　推奨度の分類

推奨度	定義	内容
A	強い推奨	行うように勧められる．行うべきである．
B	中等度の推奨	行うことは妥当である．
C	弱い推奨	考慮してもよい．有効性が確立していない．
D	利益がない	勧められない．有効ではない．
E	有害	行わないよう勧められる．行うべきではない．

〔日本脳卒中ガイドライン委員会（編）：脳卒中治療ガイドライン2021〔改訂2023〕．協和企画，2023 より〕

数多くの臨床家や研究者の参加を促したいという思いが込められている．さらに，同著では"neuro rehabilitation" は"neuroscience based rehabilitation"と換言できるとも述べている．以降，「神経科学的根拠に基づいたリハビリテーション」に関する知見を紹介する．

2 エビデンスレベルが高いニューロリハビリテーション・メニュー

『脳卒中治療ガイドライン 2021〔改訂 2023〕（日本脳卒中学会）』の上肢機能障害[1]で推奨されている介入方法は以下のとおりである．推奨度およびエビデンスレベルについては表3，4[1]を参照のこと．

①軽度から中等度の上肢麻痺に対しては，麻痺側上肢を強制使用させる訓練（CI療法）など特定の動作の反復を含む訓練を行うよう勧められる（推奨度A，エビデンスレベル　高）．
②ロボットを用いた上肢機能訓練を行うことは勧められる（推奨度A，エビデンスレベル　高）．
③brain-computer interface（BCI）を応用した訓練を，通常の上肢機能訓練に追加することを考慮してもよい（推奨度C，エビデンスレベル　高）．
④中等度から重度の上肢麻痺に対して，もしくは肩関節亜脱臼に対して，神経筋電気刺激を行うことは妥当である（推奨度B，エビデンスレベル　中）．
⑤他者の動作を観察しながら行う訓練や，バーチャルリアリティを用いた訓練を行うことは妥当である（推奨度B，エビデンスレベル　高）．
⑥経頭蓋直流電流刺激（tDCS），反復経頭蓋磁気刺激（rTMS），埋め込み型刺激装置を用いた迷走神経刺激を行うことを考慮してもよい（推奨度C，エビデンスレベル　中）．

CI療法，ロボット療法，電気刺激療法，メンタルプラクティクス（運動イメージ療法の一種）は，American Heart/Stroke Association（米国心臓/脳卒中学会）のガイドライン[2]でも推奨度が高いアプローチとしてあげられている．以下にそれぞれの介入方法について解説を加える．

3 CI療法

ヴォルフ（Wolf）ら[3]やタウブ（Taub）ら[4]が考案した，脳卒中後片麻痺患者が強制的かつ集中的に麻痺側を使用する訓練方法である．CI療法では原則として，活動時間の90％以上の間，健側上肢をミトン（指がつながった手袋）や三角巾で拘束することで使用を制限し，かつ1日6時間以上の集中的な麻痺側の運動訓練を2週間継続する（▶図6）．

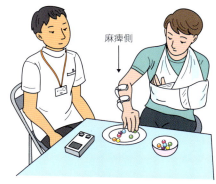

▶図6　CI療法

2006年に発表されたヴォルフ（Wolf）らの大規模臨床実験[5]で，約200名の脳卒中患者を従来のリハビリテーションのみを行う群とCI療法を行う群とに分けて2週間介入し，その直後および1年後に機能評価をしたところ，両時期ともにCI療法群に有意な機能改善効果が認められたとの報告を受け，CI療法は，脳卒中の上肢機能を改善するための信頼に値する介入方法として認知されるようになった．

一方で，CI療法を受ける対象者の身体的・心理的負担は大きく，受療中だけでなく，受療後の日常生活で麻痺側を積極的に使用する意識づけにも困難が生じる．この問題を解消し，CI療法により獲得した上肢機能を速やかに日常生活に移行させるための行動戦略として，transfer package[6]が開発された．

transfer packageは，作業療法士が集中的な訓練やADLにおける麻痺側上肢の使用を通じて，麻痺側上肢の現状や問題を対象者に理解させ，それらの問題を解決するための技法を指導する方策である．これらの手続きにより，対象者がADLにおける麻痺側上肢の使用頻度を上昇または維持し，使用時の動作の質を改善する，すなわち行動変容が生じることを目的としている．

竹林ら[7]は，まずこのtransfer packageを，対象者の考えや希望がよりよく反映される形式に改良し，CI療法のみを実施した群と改良版transfer

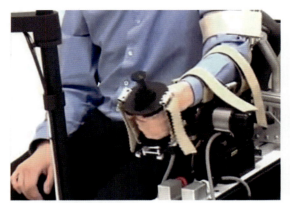
▶図7 手関節運動の動作支援型ロボット

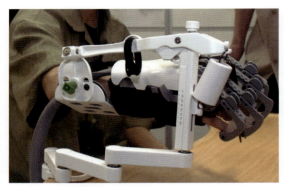
▶図8 外骨格型の手指運動の支援ロボット

package を用いた CI 療法群とで受療 6 か月後の運動機能は，改良版 transfer package を用いた CI 療法群のほうが有意に高かったと報告している．

近年では，没入型のバーチャルリアリティ・ゲームを使用した在宅での CI 療法が，上肢片麻痺の機能改善に有効だったという報告もある[8]．この場合，完全に自己管理で在宅リハビリテーションを行うより，定期的にオンライン会話により相談を受ける群で介入効果が高かった．開発者のタウブは，現役の研究者であり（執筆現在），この論文にも共著者として名を連ねている．

4 ロボット

脳卒中後の上肢機能回復を目的としたロボット療法では，肩・肘・手関節には動作支援型（▶図7），手指には外骨格型のロボット（▶図8）が使用されることが多い．比較的初期の RCT では，約50 名ずつの片麻痺患者が，ロボット療法と従来型のリハビリテーションをそれぞれ 12 週間行ったあと，および 36 週間後の上肢機能において両者間の有意な介入効果は認められなかったと報告された[9]．その後のロボット療法の潮流は，対象者が自主的に行う上肢機能訓練の質を向上するツールとして活用されるようになっている．また，CI療法とロボットによる自主練習の併用により，従来型のリハビリと比較して機能の改善だけではなく，日常生活における使用頻度のスコア（motor activity log；MAL）も有意に上昇したという報告もある[10]．

図8に示した外骨格型ロボット（Meltz®, MELTIN 社）は，独自のアルゴリズム AI により前腕の筋肉の電気信号を総合的に分析し，患者が行おうとしている手の動きを認識し，ロボットのアシスト量を正確に再現することができる．後述する brain computer interface ならぬ neuromuscular computer interface である．ロボットのアシスト量を固定したモードの受動型訓練群と比較して，AI がアシスト量を調節するモードを使用した群では，維持期の脳卒中患者の手指機能が有意に回復したという報告がある[11]．

今後は，エビデンスレベルが高い介入方法とロボット療法を適切に併用し，リハビリテーションの量と質をバランスよく向上させることが上肢機能の回復に重要になる．

5 BCI

運動イメージ（motor imagery）とは「実際の運動を伴わない運動の"心的シミュレーション（mental simulation）"または"心的リハーサル（mental rehearsal）"」[12]と定義される．想起する対象が動作ではなく回転する図形や身体部位である場合，心的イメージ（mental practice）と呼ぶ場合がある

C ニューロリハビリテーション最前線 ● 201

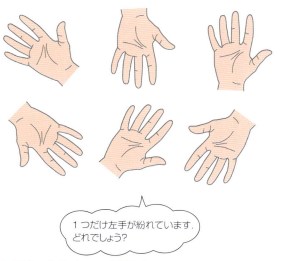

▶図9 心的イメージ（回転）

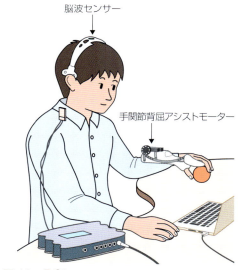

▶図10 BCI
手関節背屈運動をイメージし，実際の運動時と同様の脳波が検出されるとモーターが作動する．

（▶図9）．

いずれにしてもこれらを行っているときに，実際に運動を行うときと類似した複数の脳部位が賦活すること，また経頭蓋磁気刺激（transcranial magnetic stimulation；TMS）に誘発される運動誘発電位（motor evoked potential；MEP）の振幅が増大する（皮質脊髄路の興奮性が増大する）ことから，運動イメージは随意運動が困難な患者が中枢神経レベルで運動学習を行うために有効な介入方法であると考えられている[13]．

brain-computer interface（BCI）とは，このような運動イメージ中に，対象者の頭皮上に設置した電極から脳波を検出し，このなかから特徴的な成分を分析し，対象者が訓練用ロボット，コンピュータのカーソル，義手，車椅子，電気製品などを操作する技術のことである．脳卒中患者では，手指や手関節を屈曲する筋活動が病的に亢進し，これを伸展することが困難な例が多い．

対象者が実際に指をのばそうとイメージし，正しい脳波🔑が検出されたときのみ，手関節に装着したモーターが作動してイメージした運動の発生をアシストするというBCI（▶図10）を使った結果，使用前には観察されなかった手指伸筋群からの筋活動が記録されるようになることが報告されている[14]．機序としては，運動関連領野での正確な運動指令の生成→対応した筋の収縮発生→筋が動いた感覚（固有受容感覚）の体性感覚野へのフィードバック，というループを反復強化することにより，意図した随意運動の回復が促されたと考えられている．

近年は，BCIのfeasibility（実現可能性）向上のために，脳波情報を事前学習したAIを用いて頭皮上脳波の解読精度を向上させる研究が進んでいる[15]．また，使用するヘッドセットを簡易的に装着できるようになり，臨床現場でBCIを使用するときのfeasibilityが上がったという国内の作業療法士による報告もある[16]．今後，ますます多くのセラピストが，医工学領域の研究者とコラボレーションして，BCIを用いたニューロリハビリテー

🔑 Keyword
脳波 electroencephalogram（EEG）．頭皮上あるいは脳表上から記録される神経の電気活動を記録したもの．単一の細胞における発火ではなく，複数の神経細胞集団の電気活動の総和を意味する．脳の機能状態を簡便かつ無侵襲に検査・測定し，覚醒・睡眠の別，脳の機能障害（てんかん，意識障害など）の有無およびその程度や広がりなどを知ることができる．

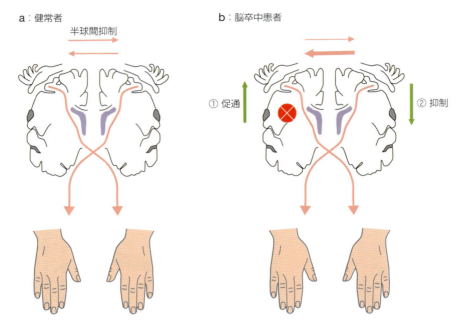

▶ 図 11　大脳半球間抑制と非侵襲的脳刺激
a：健常者では，半球間抑制は両側でバランスがとれている．
b：脳卒中患者では，非損傷半球から損傷半球への抑制が過剰となり，感覚運動機能の阻害要因となっている場合がある．このため，非侵襲的脳刺激で損傷半球を① 促通性に刺激するより，非損傷半球を② 抑制性に刺激するほうが介入効果が高いケースがある．
〔Dafotakis M, Grefkes C, Eickhoff SB, et al：Effects of rTMS on grip force control following subcortical stroke. Exp Neurol 211：407-412, 2008 をもとに作成〕

ションを推進する研究が進むことが期待される．

6 非侵襲的脳刺激（NIBS）

　対象者に痛みを与えることなく，頭皮上からの物理的なアプローチにより脳機能を変化させるテクニックを非侵襲的脳刺激（non-invasive brain stimulation；NIBS）という．脳卒中患者に適用する場合，NIBS 単独で感覚運動機能の回復を促すことは困難である．リハビリテーションによる脳の可塑的変化が誘導されやすいように，脳の興奮性を調整するコンディショニングツールとして，NIBS は位置づけられている．関節可動域拡大の運動を行う前に，筋を温めるホットパックのような存在である．
　一般的には損傷半球で低下した興奮性を促通的な脳刺激で上昇させるとよいと考えられがちであ

る．しかしながら，抑制性の NIBS の重要性も理解しておかなければならない．半球間抑制または促通という脳梁を介した神経連絡機構により，健常者の両側半球の機能はバランスよく調整されている（▶ 図 11）．脳卒中患者では，このバランスが崩れ，非損傷半球から損傷半球への過度な半球間抑制が，損傷半球による感覚運動機能の回復を妨害していることが明らかとなってきた[17]．国内では非損傷半球の興奮性を抑制する低頻度 rTMS（後述）と集中的な作業療法を併用する"NEURO®-15"の介入効果も報告されている[18]．
　2000 年以降，さまざまな NIBS ツールが開発され，脳卒中を代表とした身体障害領域だけでなく，発達，精神，高齢障害における中枢神経系疾患の治療効果が検証されてきた．そのなかで，治療効果の報告例が必ずしも一致せず，近年は効果を否定する論文も少しずつ増えてきた．現在は，

NIBSに反応する者としない者との間に存在する要因の解明も進んでいる[19]．主な原因として，性差，年齢，運動習慣から，服用する薬物，さらには脳神経由来成長因子に関する遺伝子に至るまで多くの要素があげられており，今後の詳細な研究がまたれる．

さらに近い将来，再生医療の急速な発展により，脳の可塑性を促すニューロリハビリテーションは，神経ネットワークの再編成だけでなく，神経細胞の再生を促通することを扱う時代が来る．一次運動野で再生された錐体細胞の軸索が，脊髄前角のα運動神経細胞を制御する過程において，効率的な神経ネットワークに育つか否かは，リハビリテーション・メニューを処方するセラピストのさじ加減によって決まるかも知れない．再生医療が当たり前となる時代の作業療法士は，ヒトが行う作業について，その行為の背景を社会学的，人類学的に幅広く抽象的に理解するとともに，作業が認知，運動，生理機能に及ぼす影響について熟知することが求められる．

①経頭蓋反復磁気刺激(repetitive transcranial magnetic stimulation；rTMS)

1985年にBarkerら[20]がTMSを開発したことにより，ヒトを対象とした大脳の研究が，非侵襲的に実施できるようになった．TMSでは，頭皮上に設置した刺激コイルに刺激装置から渦状の電流を流すことにより，ファラデーの法則に従い発生した磁場が，頭皮，頭蓋骨を通過して皮質に渦電流を発生し，主に皮質に平行に配列した介在ニューロンの機能を一過性に変化させることができる(▶図12)．原則的に低頻度rTMS(1 Hz以下)は抑制性に，高頻度rTMS(5 Hz以上)は促通性に脳機能の可塑的変化を誘導する．

欧州の脳神経内科医らが中心となって作成したガイドライン[21]では，推奨レベルAの疾患として亜急性期の脳卒中片麻痺，神経障害性疼痛，うつ病があげられている．国内でも2019年に薬剤難治性うつ病患者の左側の背外側前頭前野(dorsolateral prefrontal cortex；DLPFC)に高頻度rTMS

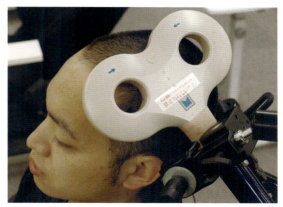

▶図12　経頭蓋反復磁気刺激(rTMS)

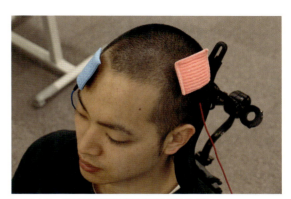

▶図13　経頭蓋直流電流刺激(tDCS)

を行うことが保険収載されている．

②経頭蓋直流電流刺激(transcranial direct current stimulation；tDCS)

tDCSでは導電性のゴム電極を，生理食塩水を浸したスポンジで包み，頭皮上に設置して微弱な電流(1～2 mA)を通電する(▶図13)．基本的に皮質興奮性は，陽極直下で促通性に，陰極直下では抑制性に変化する．欧州脳神経内科医チームが作成したガイドライン[22]では，推奨レベルBの対象疾患として，線維筋痛症，耳鳴り，うつ病，薬物中毒があげられている．

筆者らは，転倒予防教室に通う高齢者の補足運動野に促通性の陽極tDCSを行い，予測性姿勢調節の機能が一過性に向上することを報告した[23]．近年は，交流電流により脳の興奮リズムを変調す

る経頭蓋交流電流刺激(transcranial alternating current stimulation；tACS)[31,24]の研究も進んでいる．tACSとTMSとを組み合わせることにより，一次運動野の興奮性の上昇効果が増大したという報告もある[25]．さらには，個々の歩行周期に合わせてtACSを与えるクローズドループ刺激により，脳卒中後片麻痺[26]，パーキンソン病[27]患者の歩行機能が改善したという臨床研究報告もある．介入効果はrTMSより，やや劣るがtDCS，tACSは対象者が運動を行っているときでも適用が可能であり，特にtACSの至適な周波数，刺激時間などが確立され，臨床応用が進むことが期待される．

③ **経頭蓋静磁場刺激**(transcranial static magnetic stimulation；tSMS)

静磁場を利用し，単に強力な**ネオジム(NdFeB)永久磁石**🔑を頭皮上に置くだけで脳機能を抑制するというtSMSがある(▶図14)．2011年にOlivierloら[28]が，一次運動野上に15分間ネオジム永久磁石を設置しただけでMEP振幅が20％低下したと報告して以来，新たなNIBSツールとして注目を集めている．

TMSやtDCSは電流により神経細胞の興奮性を調節するのに対し，静磁場そのものが細胞膜のリン脂質構造に作用し，ナトリウムやカルシウムチャネルの開口速度を低下させることが作用機序として考えられている[29]．筆者らの研究チームも，このtSMSによって，一次感覚運動野における体性感覚[30,31]および痛覚情報の処理過程[32]，補足運動野における予測性姿勢調節機能[33]，上側頭回における視空間認知機能[34]，DLPFCにおける脳律動と認知機能[35,36]，などをモデュレートできることを報告してきた．

> 🔑 **Keyword**
> **ネオジム(NdFeB)永久磁石** neodymium magnet．ネオジム，鉄，ホウ素を主成分とするレアアース磁石の1つで，現存する永久磁石のなかでは最も強力とされている．

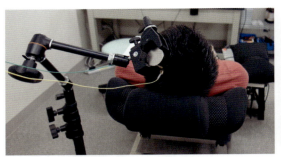

▶図14　経頭蓋静磁場刺激(tSMS)

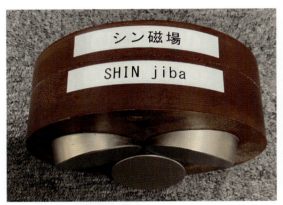

▶図15　"シン磁場(SHIN jiba)"刺激
芝田純也教授(新潟医療福祉大学)のご厚意による．

このようにtSMS，rTMSやtDCSより安全，簡易そして低コストでその代用ツールとなりうる可能性を秘めている．rTMSやtDCSと比較したtSMSの弱点として，脳深部への刺激が困難であることがあげられる．この弱点を克服するために，筆者の共同研究者である芝田純也(新潟医療福祉大学)は，3つのネオジム磁石に角度をつけて組み合わせることにより，従来の単体磁石より深部に強力な静磁場を与える"シン磁場(SHIN jiba)"刺激を開発した(▶図15)[37]．

また，tSMSの臨床応用として，一次運動野の過剰な脳活動を抑制することにより，抗パーキンソン病薬の過剰投与によるジスキネジア[38]，筋萎縮性側索硬化症[39]，脳卒中後上肢片麻痺[40]の症状が改善したとの報告がある．

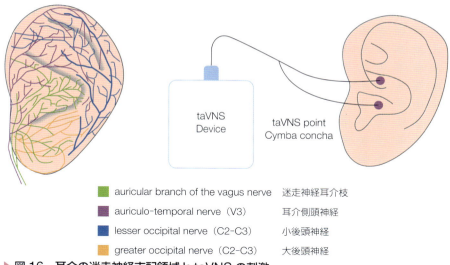

▶図16　耳介の迷走神経支配領域とtaVNSの刺激
〔Dumoulin M, et al：Transcutaneous auricular VNS applied to experimental pain：A paired behavioral and EEG study using thermo nociceptive CO2 laser. PLoS One 16, e0254480, 2021 より〕

④ 経皮的耳介迷走神経刺激（transcutaneous auricular vagus nerve stimulation；taVNS）

迷走神経刺激療法（vagus nerve stimulation；VNS）は，頸部迷走神経に電極を埋め込み，直接電気刺激を行う治療であり，難治性てんかんに対する最初の電気刺激療法として1994年に欧州連合，1997年に米国で承認され，日本では2010年7月から保険診療として可能になった．さらに2021年には，慢性期脳卒中患者の上肢運動障害に対するリハビリテーションを促進するツールとして米国食品医薬品局（Food and Drug Administration；FDA）で承認された．

しかし，迷走神経刺激療法は電極の埋め込み手術を伴うだけでなく，体内に埋め込んだバッテリー交換が5〜7年で必要となる侵襲性が問題視され，近年は経皮的に迷走神経を刺激する非侵襲的ニューロモデュレーション療法が注目されている．経皮的迷走神経刺激では迷走神経耳介枝が分布する耳甲介舟からアプローチするtaVNSが一般的であり，欧州連合では患者自らが装着して在宅で使用することが可能である（▶図16）[41]．

近年では薬剤難治性てんかん[42]，片頭痛[43]，脳

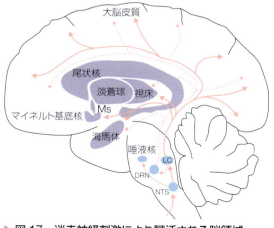

▶図17　迷走神経刺激により賦活される脳領域
Ms：内側中隔核，LC：青斑核，DRN：背側縫線核，NTS：孤束核
〔Broncel A, et al：Vagal nerve stimulation as a promising tool in the improvement of cognitive disorders. Brain Res Bull 155：37-47, 2020 より改変〕

卒中後リハビリテーションにおける上肢感覚運動麻痺[44]，気分障害[45]，COVID-19（新型コロナウイルス感染症）後遺症[46]など，さまざまな病態に対するtaVNSの有効性が報告されている．脳機能イメージング研究により，taVNSによりノルアド

レナリンの主要供給源である孤束核，青斑核が賦活されることが確認されてされており（▶図17）[47]，taVNSがさまざまな疾患の治療に奏効する作用機序として有力視されている．

筆者らは，taVNSにより，コリン作動性神経回路も活性化することを報告した[48]．コリン作動性神経回路の機能が低下するパーキンソン病や認知症患者の在宅ニューロリハビリテーションに有益なツールとして発展することが期待される．

●文献

1) 日本脳卒中学会脳卒中ガイドライン委員会（編）：脳卒中治療ガイドライン2021［改訂2023］．協和企画，2023
2) Carolee JW, et al：Guidelines for adult stroke rehabilitation and recovery：A guideline for healthcare professionals from the American Heart Association／American Stroke Association. Stroke 47：e98-e169, 2016
3) Wolf SL, et al：Forced use of hemiplegic upper extremities to reverse the effect of learned nonuse among chronic stroke and head-injured patients. Exp Neurol 104：152-132, 1989
4) Taub E, et al：Technique to improve chronic motor deficit after stroke. Arch Phys Med Rehabil 74：347-354, 1993
5) Wolf SL, et al：Effect of constraint-induced movement therapy on upper extremity function 3 to 9 months after stroke：the EXCITE randomized clinical trial. JMMA 296：2095-2104, 2006
6) Morris DM, et al：Constraint-induced movement therapy：characterizing the intervention protocol. Eura Medicophys 42：257-268, 2006
7) Takebayashi T, et al：A one-year follow-up after modified constraint-induced movement therapy for chronic stroke patients with paretic arm：a prospective case series study. Top Stroke Rehabil 22：18-25, 2015
8) Gauthier LV, et al：Video game rehabilitation for outpatient stroke (VIGoROUS)：A multi-site randomized controlled trial of in-home, self-managed, upper-extremity therapy. EClinicalMedicine 43：101239, 2022
9) Lo AC, et al：Robot-assisted therapy for long-term upper-limb impairment after stroke. N Engl J Med 362：1772-1783, 2010
10) Takebayashi T, et al：Robot-assisted training as self-training for upper-limb hemiplegia in chronic

stroke：A randomized controlled trial. Stroke 53：2182-2191, 2022
11) Murakami Y, et al：New artificial intelligence-integrated electromyography-driven robot hand for upper extremity rehabilitation of patients with stroke：A randomized, controlled trial. Neurorehabil Neural Repair 37：298-306, 2023
12) Decety J：The neurophysiological basis of motor imagery. Behav Brain Res 77：45-52, 1996
13) Hanakawa T：Organizing motor imageries. Neurosci Res 104：56-63, 2016
14) Shindo K, et al：Effects of neurofeedback training with an electroencephalogram-based brain-computer interface for hand paralysis in patients with chronic stroke：A preliminary case series study. J Rehabil Med 43：951-957, 2011
15) Hayashi M, et al：Neurofeedback of scalp bi-hemispheric EEG sensorimotor rhythm guides hemispheric activation of sensorimotor cortex in the targeted hemisphere. Neuroimage 223：117298, 2020
16) Nishimoto A, et al：Feasibility of task-specific brain-machine interface training for upper-extremity paralysis in patients with chronic hemiparetic stroke. Journal of Rehabilitation Medicine 50：52-58, 2018
17) Datta A, et al：Cranial electrotherapy stimulation and transcranial pulsed current stimulation：a computer based high-resolution modeling study. Neuroimage 65：280-287, 2013
18) Kakuda W, et al：A multi-center study on low-frequency rTMS combined with intensive occupational therapy for upper limb hemiparesis in post-stroke patients. J Neuroeng Rehabil 9：4, 2012
19) Ridding MC et al：Determinants of the induction of cortical plasticity by non-invasive brain stimulation in healthy subjects. J Physiol 588：2291-2304, 2010
20) Barker AT, et al：Non-invasive magnetic stimulation of human motor cortex. Lancet 1：1106-1107, 1985
21) Lefaucheur JP, et al：Evidence-based guidelines on the therapeutic use of repetitive transcranial magnetic stimulation (rTMS)：An update (2014-2018). Clin Neurophysiol 131：474-528, 2020
22) Lefaucheur JP, et al：Evidence-based guidelines on the therapeutic use of transcranial direct current stimulation (tDCS). Clin Neurophysiol 128：56-92, 2017
23) Nomura T, et al：Anodal transcranial direct stimulation over the supplementary motor area improves anticipatory postural adjustment in older adults. Front Hum Neurosci 12：317, 2018.

24) Antal A, et al : Comparatively weak after-effects of transcranial alternating current stimulation (tACS) on cortical excitability in humans. Brain Stimul 1:97-105, 2008

25) Nakazono H, et al : A specific phase of transcranial alternating current stimulation at the β frequency boosts repetitive paired-pulse TMS-induced plasticity. Sci Rep 11 : 13179, 2021

26) Koganemaru S, et al : Gait-synchronized rhythmic brain stimulation improves poststroke gait disturbance : A pilot study. Stroke 50 : 3205-3212, 2019

27) Nojima I, et al : Gait-combined closed-loop brain stimulation can improve walking dynamics in Parkinsonian gait disturbances : A randomised-control trial. J Neurol Neurosurg Psychiatry 94 : 938-944, 2023

28) Oliviero A, et al : Transcranial static magnetic field stimulation of the human motor cortex. J Physiol 589 : 4949-4958, 2011

29) Rosen AD : Mechanism of action of moderate-intensity static magnetic fields on biological systems. Cell Biochem Biophys 39 : 163-173, 2003

30) Kirimoto H, et al : Effect of transcranial static magnetic field stimulation over the sensorimotor cortex on somatosensory evoked potentials in humans. Brain Stimul 7 : 836-840, 2014

31) Kirimoto H, et al : Non-invasive modulation of somatosensory evoked potentials by the application of transcranial static magnetic field stimulation over the primary and supplemental motor cortices. Sci Rep 6 : 34509, 2016

32) Kirimoto H, et al : Transcranial static magnetic field stimulation over the primary motor cortex induces plastic changes in cortical nociceptive processing. Front Hum Neurosci 12 : 63, 2018

33) Tsuru D, et al : The effects of transcranial static magnetic fields stimulation over the supplementary motor area on anticipatory postural adjustments. Neurosci Lett 723 : 134863, 2020

34) Kirimoto H, et al : Influence of static magnetic field stimulation on the accuracy of tachystoscopically presented line bisection. Brain Sciences 10 : 1006, 2020

35) Chen X, et al : Transient modulation of working memory performance and event-related potentials by transcranial static magnetic field stimulation over the dorsolateral prefrontal cortex. Brain Sci 11:11060739, 2021

36) Watanabae T, et al : Differential effects of transcranial static magnetic stimulation over left and right dorsolateral prefrontal cortex on brain oscillatory responses during a working memory task. Neuroscience 517:50-

60, 2023

37) Shibata S, et al : Triple tSMS system ("SHIN jiba") for non-invasive deep brain stimulation : a validation study in healthy subjects. J Neuroeng Rehabil 19 : 129, 2022

38) Dileone M, et al : Home-based transcranial static magnetic field stimulation of the motor cortex for treating levodopa-induced dyskinesias in Parkinson's disease : A randomized controlled trial. Brain Stimul 15 : 857-860, 2022

39) Di Lazzaro V, et al : Transcranial static magnetic field stimulation can modify disease progression in amyotrophic lateral sclerosis. Brain Stimul 14 : 51-54, 2020

40) Shimomura R, et al : Transcranial static magnetic field stimulation (tSMS) can induce functional recovery in patients with subacute stroke. Brain Stimul 16 : 933-935, 2023

41) Dumoulin M, et al : Transcutaneous auricular VNS applied to experimental pain : A paired behavioral and EEG study using thermo nociceptive CO_2 laser. PLoS One 16 : e0254480, 2021

42) Bauer S, et al : Transcutaneous vagus nerve stimulation (tVNS) for treatment of drug-resistant epilepsy : A randomized, double-blind clinical trial (cMPsE02). Brain Stimul 9 : 356-363, 2016

43) Sacca V, et al : Evaluation of the modulation effects evoked by different transcutaneous auricular vagus verve stimulation frequencies along the central vagus nerve pathway in migraines : A functional magnetic resonance imaging study. Neuromodulation 26: 620-628, 2023

44) Capone F, et al : Transcutaneous vagus nerve stimulation combined with robotic rehabilitation improves upper limb function after stroke. Neural Plast 2917 : 7876507, 2017

45) Austelle CW, et al : A comprehensive review of vagus nerve stimulation for depression. Neuromodulation 25 : 309-315, 2022

46) Badran BW, et al : A pilot randomized controlled trial of supervised, at-home, self-administered transcutaneous auricular vagus nerve stimulation (taVNS) to manage long COVID symptoms. Bioelectron Med 8 : 13, 2022

47) Broncel A, et al : Vagal nerve stimulation as a promising tool in the improvement of cognitive disorders. Brain Res Bull 155 : 37-47, 2020

48) Horinouchi T, et al : Transcutaneous auricular vagus nerve stimulation enhances short-latency afferent inhibition via cholinergic system activation. Sci Rep 14 : 11224, 2024

3 作業と行動心理

A 行動学習の理論

1 人の随意的行動の制御 ──オペラント条件づけ

a 先行刺激と後続刺激

人は，**環境**🔑にあるさまざまな**刺激**🔑を手がかりにして行動し，その結果，環境からさまざまな応答を受け取りながら生活している．このような人と環境との相互作用を「行動」という．たとえば，喫茶店でコーヒーを飲む場面を想像してみる（▶図1a）．

まず，白いカップに黒いコーヒーが入っているのが目に入る．そのカップは木製のテーブルの上に置かれた白い小皿の上にあり，小皿の横には砂糖が入った白い器とクリームが入った銀色の器が

🔑 **Keyword**

環境 environment. ヒトを含めた生物をとりまく外的な世界のこと．生物の種を主体とした場合，その種を取り巻く物理的・化学的な自然条件との関係性や，ほかの種との関係性（食物連鎖など）として環境をとらえられる．一方，その種のなかの一個体を主体とした場合，自然条件やほかの種との関係性に加えて，種内の個体間の関係性としても環境をとらえることができる．

刺激 stimulus. 生体の感覚受容器に作用して反応を引き起こすもの．生体が環境に適応して恒常性を維持したり，適切な行動をおこしたりするためには，環境に存在する多様な刺激をもとにして環境を的確に把握する必要がある．刺激には，感覚として意識されずに反射経路を介して特定の生体反応を引き起こすものと，大脳へ伝えられて固有の感覚を生じるものがある．

置かれている．しばらくすると，コーヒーの香りが漂っていることに気がつく．耳を澄ますと心地よいジャズの音楽が聞こえてくる．

例にあげた白いカップ，黒いコーヒーなどは視覚刺激であり，コーヒーの香りは嗅覚刺激であり，ジャズの音楽は聴覚刺激である．視覚・嗅覚・聴覚刺激のように，行動に先立って提示される環境条件のことを「先行刺激」という．これらの先行刺激によって，カップに手をのばし，カップの柄を持ち，カップを口まで運び，コーヒーを口に含み，コーヒーを飲むという一連の随意的な行動が誘発される．そして，コーヒーを飲むと，ほのかに苦い味（味覚刺激），温かい食感（触覚刺激），コーヒーの香り（嗅覚刺激）を楽しむことができる（▶図1b）．これらの刺激のような，行動をおこした結果，環境から与えられる応答のことを「後続刺激」という．

この場面を整理すると，先行刺激，行動，後続刺激は，図1cのような関係になっていることがわかる．つまり，環境にある先行刺激を手がかりとして行動が引き起こされ，行動によって環境の変化が生じているわけである．このような，先行刺激，行動，後続刺激によって成立している随意的行動を「オペラント行動」という．

b 強化刺激と嫌悪刺激

また，過去にコーヒーを飲んで，ほのかに苦い味，温かい食感，コーヒーの香りなどの後続刺激を楽しんだ経験をした場合，再び同様のコーヒーを目にしたときに人はどのような行動をとるのか想像してみよう．再びカップを持ち上げてコー

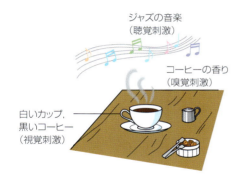
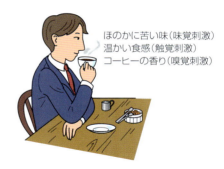

a：行動に先行する刺激　　　　b：行動に随伴する刺激

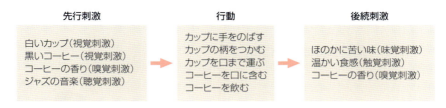

c：先行刺激，行動，後続刺激の関係
▶図1　「コーヒーを飲む」という行動の先行刺激と後続刺激

ヒーを飲む姿を容易に想像できるであろう．つまり，後続刺激を過去に経験した場合，同様のコーヒーを再び目にしたときにコーヒーを飲もうとする**動機づけ**🔑が高まり，コーヒーを飲む行動が増加するのである．このように，後続刺激によってその行動の生起頻度が変化する過程をオペラント条件づけという．特に，後続刺激によって行動が増加する過程を「正の強化」あるいは「強化」といい，行動を強化する後続刺激を「強化刺激」という（▶図2a）．

一方，腐った匂いのするコーヒー（先行刺激）を飲んだ結果，腹痛を生じた（後続刺激）場合には，コーヒーを飲む頻度が減少することが想像できるであろう．このように後続刺激によってその行動の生起頻度が減少する過程を「負の強化」あるいは「弱化」といい，行動を弱化する後続刺激を「嫌悪刺激」という（▶図2b）．

2 人の不随意的行動の制御──レスポンデント条件づけ

a レスポンデント行動

おいしそうな食べ物を見て思わず唾液が口の中に出たり（▶図3a），怖い映画を見て自然と体に力が入ったり（▶図3b），厳しい先生を見てつい緊張したりする（▶図3c）といった経験をしたことがある人は多いと思われる．これらの場面の先行刺激は何だろうか．

行動に先立って提示される「おいしそうな食べ物」「怖い映画」「厳しい先生」が先行刺激である．これらの先行刺激によって，「（思わず）唾液が口の中に出る」「（自然に）体に力が入る」「（つい）緊張

> 🔑 **Keyword**
> **動機づけ**　motivation. 行動を生起し，維持する機能のこと．行動の方向性（どのような行動を生起するか）と行動の程度（行動をどのくらいの頻度・期間で生起するか）の双方に影響を及ぼす．同時に，動機づけは，行動の結果として生じる後続刺激の影響を受ける．たとえば，特定の行動に随伴する強化刺激の頻度が高いと，その行動に対する動機づけが減少する（飽和化）．一方，強化刺激の頻度が低いと，その行動に対する動機づけが高まる（遮断化）．

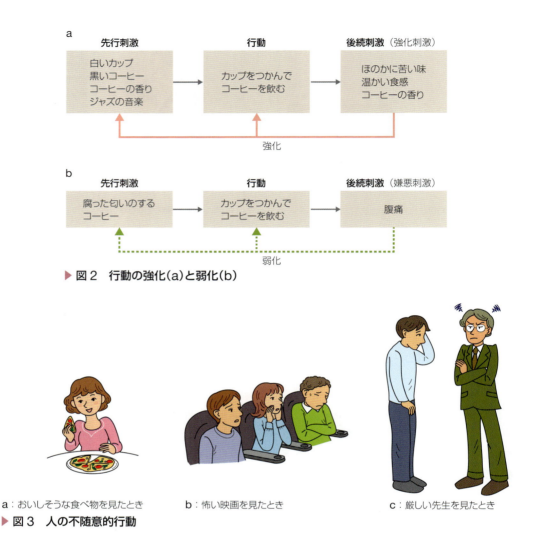

▶図2　行動の強化(a)と弱化(b)

a：おいしそうな食べ物を見たとき　　b：怖い映画を見たとき　　c：厳しい先生を見たとき
▶図3　人の不随意的行動

する」といった行動が誘発されたわけである．

また，これらの行動は，「思わず」「自然に」「つい」といった言葉が表しているように不随意的に生じている．このような，先行刺激によって自動的に誘発される不随意的行動のことを「レスポンデント行動」という．

b レスポンデント条件づけ

たとえば，肉片をイヌに与える場面を想像してみる(▶図4a)．この場合，肉片という先行刺激によって唾液分泌という不随意的行動が誘発されるであろう．肉片などのように学習を伴わずに生得的に不随意的行動を誘発する機能を有した刺激のことを「無条件刺激」という．また，無条件刺激によって誘発される行動を「無条件反応」という．つまり，図4aの例では，肉片（無条件刺激）をイヌに与えることによって，自動的に唾液が分泌される（無条件反応）ということになる．

一方，イヌにベルの音（中性刺激）を聞かせても通常は唾液の分泌はおこらない．しかし，肉片とベルの音を繰り返し同時に提示する（対提示）ことによって，次第にベルの音を聞かせただけでも唾液が分泌されるようになる（図4b）．もともとは中性刺激だったベルの音が，唾液分泌を誘発する

A 行動学習の理論 ● 211

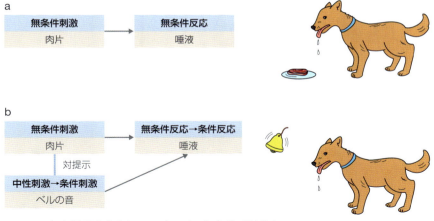

▶ 図4 無条件反応(a)とレスポンデント条件づけ(b)

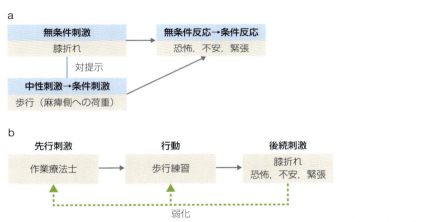

▶ 図5 歩行練習におけるレスポンデント条件づけ(a)とオペラント条件づけ(b)

「条件刺激」へと変化したわけである．また，条件刺激（ベルの音）によって誘発された唾液分泌の反応を「条件反応」と呼ぶ．このように，無条件刺激と中性刺激を対提示することによって中性刺激が条件刺激へと変化する過程を「レスポンデント条件づけ」という．

C 歩行練習の例

脳血管障害によって右片麻痺を有した対象者が，歩行練習を行う場面を想像してみる（▶ 図5a）．立ち上がって歩行をすることによって，本来は強い恐怖，不安，緊張は生じない（中性刺激）．しか

し，歩行の最中に右側の下肢に**膝折れ**🔑を生じ，バランスを崩す経験をした場合はどうであろうか．

この場合，膝折れ（無条件刺激）によって強い恐怖，不安，緊張が誘発される（無条件反応）．このとき，膝折れに歩行が対提示されたことによっ

> 🔑 **Keyword**
> **膝折れ** giving way．歩行の立脚期に膝関節が急激に屈曲すること．通常は，大腿四頭筋が収縮することによって歩行の立脚期に膝関節を伸展位に保ち，体重を支持している．脳血管障害などによって大腿四頭筋の筋力が低下すると，歩行の立脚期に重力に抗して体重を支持することができなくなり，膝関節が急激に屈曲する現象が生じる．

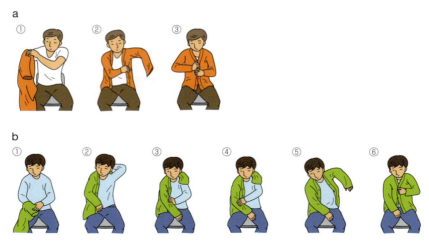

▶図6　健常者(a)と右片麻痺者(b)における着衣
a ①右手を袖に通しながら左手で袖を肘から肩に引き上げる
　②右手で衣服の前身ごろを押さえながら左手を袖に通す
　③ボタンを両手でとめる
b ①非麻痺側片手で麻痺側手を袖に通す
　②衣服を肩にかける
　③麻痺側手を膝にかけて肘をのばす
　④袖を麻痺側肘に通す
　⑤非麻痺側手を片手で袖に通す
　⑥非麻痺側片手でボタンをとめる

て，もともとは中性刺激だった歩行が，恐怖や緊張などを誘発する条件刺激へと変化することが想定される．

その結果，歩行(条件刺激)によって強い恐怖，不安，緊張が誘発される(条件反応)ようになる．また，この場面をオペラント条件づけの観点からみると，歩行に伴う恐怖や緊張などの後続刺激によって，歩行をするという随意的行動が弱化される可能性がある(▶図5b)．

3 作業療法における行動学習

a 行動連鎖

脳血管障害，パーキンソン病，脊髄損傷，末梢神経損傷，骨折，切断などによって運動機能障害を有した対象者の場合，発症以前に行っていた行動様式では日常生活に関する行動を遂行することが困難になるため，発症後には運動機能障害を生じる以前にはなかった行動様式を新たに獲得する必要性が生じる．

たとえば，衣服を着る行動を想像してみると，図6aのように，衣服を着るという1つの行動が，複数の行動要素の複雑な組み合わせによって成立していることがイメージできるだろう．このような，1つの行動を構成している一連の行動要素の組み合わせを行動連鎖という．

次に，脳血管障害によって右片麻痺を有した患者が衣服を着る場面を想像してみよう(▶図6b)．先ほど想像した健常者の衣服を着る行動と見比べてみると，片麻痺者では健常者とは行動連鎖がまったく異なっていることがイメージできるだろう．

衣服を着るという行動に限らず，食事・整容・排泄・入浴などの基本的日常生活および調理・買い物・金銭管理・趣味活動・公共交通機関の利用などの手段的日常生活に関する行動は，いずれも複雑な行動連鎖を有しており，これらの多くは障害を生じる以前に長い年月をかけて学習されたも

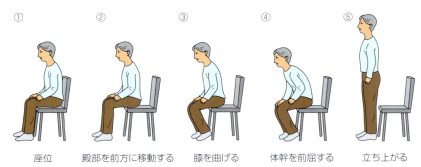

▶図7 下肢筋力が低下した対象者における立ち上がり

のである．したがって，先ほどイメージした脳血管障害を発症した対象者のように，人生の途中で運動機能障害を生じた対象者の場合には，障害を生じる以前にはなかった新しい行動連鎖を獲得しなければならないという課題が生じる．

b 機能障害と行動連鎖

作業療法では，ADL あるいは IADL に関する行動障害の改善に焦点を当てた多くの支援が行われ，運動機能障害を有した対象者がどのように行動を行えばよいのかについてさまざまな検討がなされてきた．たとえば，片麻痺者が衣服を着る際には，図6bのように麻痺側の手から袖に通す必要があるし，下肢筋力が低下した対象者が椅子から立ち上がる際には，図7のように膝を曲げて，身体を前屈してから立ち上がる必要がある．これらの行動の手順はいずれも行動の遂行に際して参考にすべき有用なものであるが，対象者の行動が自立に至るためには行動学習の理論に基づいてどのように練習すればそれを習得できるのかを考えなければならない．

行動に関する問題は，作業療法を必要としている多くの対象者に生じうるため，オペラント条件づけに基づく行動学習の理論の適用範囲は疾病や障害を問わず幅広い．図8は脳血管障害による運動麻痺の回復過程を表したものである．図8①のように運動麻痺が重度で残存する対象者の場合にも，障害を生じる以前にはなかった新しい行動連鎖を行動練習によって学習することができれば，再び行動が可能になることが推測される．一方，図8②のように運動麻痺が軽度の対象者の場合，健常時と同様の行動連鎖を用いた行動が行動練習によって再び可能になることが推測される．

B 行動学習理論の応用

1 行動の評価
a 行動連鎖の分析

1つの行動は，複数のより小さい単位の行動要素が一定の順序で連なり合うことによって成立している．たとえば，食事をするという1つの行動は，腕をのばす，箸で食べ物をつまむ，腕を曲げて食べ物を口に運ぶという小さい単位の一連の行動要素に分割することができる（▶図9）．

また，腕をのばしてから，箸で食べ物をつまむというように，それぞれの行動要素は単独におこっているのではなく，前の行動要素の結果を受けて関連して引き起こされている．行動連鎖を分析することで，作業療法によって改善しやすいポイントを見つけることができる．

右片麻痺を有した患者の衣服を着る行動を想像してみる．対象者の行動連鎖は表1のように行動全体を含むように巨視的にとらえることもでき

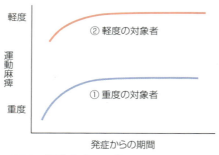

▶図8　運動麻痺の回復

▶表1　着衣の行動連鎖

	内容
巨視的	1. 麻痺側上肢を袖に通す 2. 袖を背中から渡す 3. 非麻痺側上肢を袖に通す 4. ボタンをとめる
微視的	1. 衣服に非麻痺側手をのばす 2. 衣服の襟を非麻痺側手でつかむ 3. 衣服の袖口を左右大腿の間に置く 4. 非麻痺側手で麻痺側の手首をつかむ 5. 麻痺側手を袖口に入れる

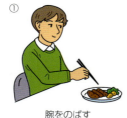
① 腕をのばす

② 箸で食べ物をつまむ

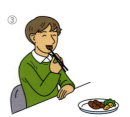
③ 食べ物を口に運ぶ

▶図9　食事の行動連鎖

るし，行動の一部分に着目して**微視的**にとらえることもできる．いずれの行動連鎖の場合も，複数のより小さい単位の行動要素が一定の順序で連なり合って，衣服を着るという1つの大きな行動を形成していることがわかる．

　また，麻痺側の上肢を袖に通してから衣服を背中から非麻痺側に渡す（巨視的），あるいは非麻痺側の手を衣服にのばしてから襟をつかむ（微視的）というように，それぞれの行動要素は単独におこっているのではなく，前の行動の結果を受けて関連して引き起こされていることもわかる．

　大枠の行動パターンに問題がある場合は，行動

を巨視的にとらえて分析する必要がある．また，特定の行動要素に問題がある場合には，行動を微視的にとらえて分析する必要がある．

b 標的行動の決定

　作業療法を進めるにあたっては，適切な行動をいかに増やし，不適切な行動をいかに減らすかという視点が必要になる．このような，作業療法の目標となる行動を標的行動という．標的行動を定める方法には，①将来できるようになりたい行動を対象者から聴取する方法，②対象者に将来できるようになってもらいたい行動を介護者から聴取する方法，③難易度が低い行動を短期的な支援の目標にする方法がある（▶表2）．

　①の方法で対象者が望む行動を支援の目標にした場合，行動の改善や習得に伴う目標への接近状況が強化刺激になりうる．②の方法で介護者が望む行動を支援の目標にした場合，自宅復帰を視野に入れた実際的な支援計画を立案することが可能になる．また，行動の改善に伴う目標への接近状

> **Keyword**
> **巨視的，微視的**　macroscopic, microscopic．複数の要素で構成される体系の全体的な特徴に焦点を当てることを巨視的という．大枠の行動パターンに問題を生じた対象者に対しては，行動を巨視的にとらえて評価することが必要になる．一方，1つの体系を構成する個々の要素の特徴に焦点を当てることを微視的という．行動の一部分に問題が生じた対象者に対しては，行動を微視的にとらえて評価する必要がある．

▶表2 標的行動の設定方法

方法	利点
①将来できるようになりたい行動を対象者から聴取する	・目標への接近状況が強化刺激になりうる
②対象者に将来できるようになってもらいたい行動を介護者から聴取する	・自宅復帰を視野に入れた支援計画を立案できる ・介護者から強化刺激が提示される可能性が高まる
③難易度が低い行動を短期的な支援の目標にする	・強化刺激を短期的に提示できる ・目標への接近状況を対象者に提示できる頻度が高まる

▶表3 先行刺激の機能

機能	方法
対象者が失敗する確率を減らす	プロンプトの提示
対象者の動機づけを高める	目標の提示

▶表4 プロンプト

種類	内容
身体的ガイダンス	身体の直接的な誘導
モデリング	ジェスチャーによる手本
視覚的プロンプト	文字や絵などによる指示や合図
言語プロンプト	音声による指示・合図・説明

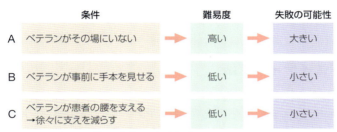

▶図10 新人作業療法士の移乗介助

況を介護者に提示することによって、称賛などの強化刺激が介護者から対象者に提示される可能性が高まる.

③の方法では，支援の過程において行動の習得という強化刺激を短期的に提示できる利点がある．また，行動の改善に伴う目標への接近状況を対象者に提示し，称賛などの強化刺激を提示できる頻度が高まる．ただし，行動の難易度をもとに標的行動を決定する場合には，作業療法士が対象者に十分に内容を説明して，対象者の理解を得ることが重要である．

2 先行刺激の整備
a プロンプト

作業療法の場面では，作業療法士による指示，支援の見通しや目標の説明，機能障害や行動障害に関する経過の説明，トレーニング器具などのさまざまな刺激が先行刺激になる．先行刺激は，対象者が失敗する確率を減らす機能や対象者の動機づけを高める機能を有している(▶表3).

先行刺激のなかでも，対象者の行動が生起する確率を高めるような手がかりのことを「プロンプト」という(▶表4)．たとえば，適切な身体部位や方向をポンポンと軽く叩いて誘導したり，対象者の身体に手を添えて行動を誘導したりする方法（身体的ガイダンス），作業療法士が実際に手本を見せて，対象者にそれを模倣するように促す方法（モデリング），文字・絵などを用いて指示や合図を行う方法（視覚的プロンプト），音声を用いて指示や合図を行う方法（言語プロンプト）など，プロンプトにはさまざまな種類がある．

対象者の能力に応じたプロンプトを提示することによって，対象者が練習中に失敗を経験する確率を減らすことができる．新人の作業療法士が対象者の移乗を介助する場面を想像してみよう(▶図10)．この例の場合，新人の作業療法士にとって移乗介助の難易度が低いのは，A〜Cのうち，

どの条件だろうか.

Aの条件ではプロンプトが提示されていない. この場合, 課題の難易度が高く, 新人作業療法士が失敗する可能性が大きいことが推測される. Bの条件ではモデリングが提示されている. この場合, Aの条件よりも課題の難易度が低く, 新人作業療法士が失敗する可能性が小さいことが推測される. Cの条件では身体的ガイダンスが提示されている. この場合, Bの条件よりもさらに課題の難易度が低く, 新人作業療法士が失敗する可能性が小さいことが推測される. このように, プロンプトには課題の難易度を調整し, 失敗する確率を減らす働きがある.

b 時間遅延法とフェイディング法

また, プロンプトの提示方法を毎回異なるものにしてしまうと, 手がかりの量を統制できず, 結果として失敗する確率が減少しなくなるため, あらかじめプロンプトの提示基準を決めておく必要がある. プロンプトの提示方法には, **時間遅延法**🔑とフェイディング法🔑がある.

時間遅延法は, 開始の合図から一定時間待って適切な行動が出現しないときにプロンプトを提示する方法をいい, 行動開始の合図から行動を開始するまでの時間が遅延する場合などに有効とされている.

一方, フェイディング法は, プロンプトの多い条件から徐々にプロンプトの量を減少させていく方法をいう. フェイディング法には, 練習初期に対象者の身体を十分に支えながら身体的ガイダンスを行い, 対象者が行動を習得するのに伴って誘導する手の力を少しずつゆるめていく方法や, プロンプトの種類を身体的ガイダンスからモデリング, 言語プロンプトへと漸減させる方法がある.

時間遅延法やフェイディング法を用いることによって, 対象者が失敗する確率を低い状態に維持しながら行動練習を行うことが可能になる.

c 目標値の提示

作業療法における機能訓練や行動練習は, 対象者のやる気や努力なしでは成立しない. しかし, 作業療法におけるトレーニングでは, 筋肉痛や疲労感などの嫌悪刺激を生じる可能性がある一方で, 期待される効果はすぐには生じない. そのような, 嫌悪刺激が生じやすいトレーニング場面において対象者の動機づけを高めるためには, 練習に関する短期的および長期的な目標値を示して見通しをもちやすくする必要がある.

たとえば,「できるだけたくさん練習を繰り返してください」と対象者に指示した場合と,「10分間の練習を1日に2回行ってください」と対象者に指示した場合では, どちらが対象者の動機づけが高まるだろうか. この場合, 目標が明確である後者において対象者の動機づけが高まることが容易に想像できる. このように, 先行刺激は, 課題に見通しをもたせ, 動機づけを高める機能も有している.

3 後続刺激の整備

a 強化刺激

私たちが行動をおこすと, 環境からなんらかの後続刺激が与えられる. 後続刺激は, 周りの人から与えられる場合も, 物理的な環境の変化として与えられる場合もある. 行動の生起頻度を増加する後続刺激が強化刺激であるが, それには生得性強化刺激と習得性強化刺激がある.

生得性強化刺激とは, 水や食物などのように他の強化刺激と対提示されなくても強化刺激としての機能を有する刺激である(▶ 図11a). 一方, 習得性強化刺激とは, お金や称賛などのように他の強化刺激と対提示されることによって強化刺激

🔑 **Keyword**

時間遅延法 開始の合図から一定時間待って適切な行動が出現しないときにプロンプトを提示する.

フェイディング法 プロンプトの多い条件から徐々にプロンプトの量を減少させていく.

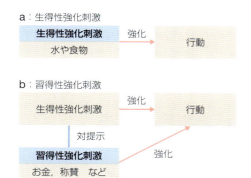

▶図11 生得性強化刺激と習得性強化刺激

▶表5 行動選択のステップ

ステップ	内容
1：報酬価の予測	行動を選択したあとにおこる強化刺激が個体にとってどれほどよいことであるのかを予測する
2：行動の実行	強化刺激を得るために最適な行動を選択し実行する
3：行動の強化	行動の結果得られた強化刺激と予測された強化刺激との差（報酬予測誤差）をもとに，行動選択の確率を更新する

としての機能を有するようになる刺激である（▶図11b）．

人の随意的行動では，生得性および習得性強化刺激の報酬としての価値（報酬価）をもとに，より高い報酬価を得られるような**行動則**が探索的に学習される．複数の行動の候補から1つの行動を選択する場合，表5の3つのステップによって将来に得られる報酬価が最大になるような行動が選択されると考えられている．

報酬価の予測には，行動の結果得られた実際の強化刺激と予測された強化刺激との差（報酬予測誤差）が関与しているとされ，時刻tにおける報酬予測誤差を$\delta(t)$とすると，予測された報酬と実際の報酬の関係は式(1)で表される[1]．

$$\delta(t) = r(t) + \gamma V(t+1) - V(t) \quad \cdots\cdots 式(1)$$

〔$\delta(t)$：報酬予測誤差，$r(t)$：時刻tの強化刺激，$V(t)$：時刻tの予測強化刺激，γ：強化刺激の減衰定数〕

🔑 Keyword

行動則 law of behavior．より高い報酬価を得るという目的を達成するためにさまざまな環境のもとで特定の行動が探索的に選択される．その際，環境と行動の相互的な関係性において多数の行動選択の可能性が存在する．そのなかで，どのような選択をすれば効率よく目的を達成することができるかが一定の法則に従って計算される．

b 報酬予測誤差

学習初期は，行動に対してどのような後続刺激が得られるのかわからない状態のため，強化刺激を予測することができない．そのため，「時刻tの予測強化刺激$V(t)$」と時刻tの少しあとの「予測強化刺激$V(t+1)$」が，「$\delta V(t+1) - V(t) = 0$」になる．それによって，「報酬予測誤差$\delta(t)$」は時刻tの「実際の強化刺激$r(t)$」と等しくなり，「$\delta(t) = r(t)$」となる．つまり，学習初期は，実際の強化刺激と等しい分だけ報酬予測誤差が得られ，行動が強化されるということになる．

学習が進むと，強化刺激を予測することができるようになってくる．実際の強化刺激が予測されたとおりのものだとすると，式(1)を変形した式(2)における実際の強化刺激$r(t)$と予測された強化刺激$V(t) - \gamma V(t+1)$がつり合うことになり，$\delta(t) = 0$になる．この場合，報酬予測誤差が生じず行動は強化されないということになる．

$$\delta(t) = r(t) - (V(t) - \gamma V(t+1)) = 0 \quad \cdots\cdots 式(2)$$

もし予測以上の強化刺激が提示されたとすると，式(3)のように，時刻(t)の強化刺激$r(t)$が予測された強化刺激$V(t) - \gamma V(t+1)$よりも大きくなるため，行動が強化される．

$$\delta(t) = 0 - (V(t) - \gamma V(t+1)) > 0 \quad \cdots\cdots 式(3)$$

一方，もしこのときに強化刺激が提示されないと，時刻(t)の強化刺激 r(t) は 0 になるため，式(4)のように報酬予測誤差 δ(t) は負になり，行動は弱化される．

$$\delta(t) = 0 - (V(t) - \gamma V(t+1)) < 0 \quad \cdots\cdots 式(4)$$

ⓒ 強化力の減衰

また，時刻(t)における予測強化刺激 V(t) は，式(5)のように表される．

$$V(t) = r(t) + r(t+1) + \gamma^2 r(t+2) + \gamma^3 r(t+3) + \cdots$$
$$\cdots\cdots 式(5)$$

式(5)では，さまざまな時刻(t, $t+1$, $t+3$…)における強化刺激 r(t)，r($t+1$)，($t+2$)，($t+3$)…が示されている．減衰定数(γ)は 0〜1 の値をとるが，時刻が将来のものほど γ が指数関数的に減少し，得られる強化刺激の価値が減衰していく．γ の値が大きいほど将来の強化刺激の価値が長く続き，長期的にみて有利な行動が選択されることを示している．

一方，γ の値が小さいほど，将来の強化刺激の価値が減衰し，短期的にみて有利な行動が選択されることを示している．つまり，予測強化刺激をもとに行動を選択する際には，時間経過を加味しながら将来得られる強化刺激の総計を最大にするような行動が学習される．

作業療法においては，練習の初期に常に報酬予測誤差が生じることが想定されるため，強化刺激をできるだけ多く，すべての適切な行動に対して提示するようにして行動を確実に形成することを考慮する．次に，行動が確立されてきたら，作業療法士が提示する強化刺激の量と回数を系統的に減らしていく．その際，報酬予測誤差が得られやすいように，ランダムに強化刺激を提示したり，普段担当している作業療法士以外の人が強化刺激を提示したりするなどの工夫をすると効果的である．行動と後続刺激の関係性を理解することに

よって，「なぜ，そのような行動を行っているのか」「どのように行動を学習するのか」に関するさまざまなことを分析できるようになる．

ⓒ 行動学習の方法

❶ 適切な行動の形成

ⓐ 分化強化

特定の行動のみに強化刺激を提示して，それ以外の行動には強化刺激を提示しない方法を分化強化という．たとえば，脳血管障害による右片麻痺者がベッドから起き上がる行動を想像してみよう．起き上がりの行動連鎖を巨視的に示すと図12 のようになる．図12 に示した行動連鎖の第1段階である「右脚(麻痺側下肢)の下に左脚(非麻痺側下肢)を滑り込ませ，左脚(非麻痺側下肢)で右脚(麻痺側下肢)をすくう」という行動要素を分化強化する方法を考えてみよう．

行動練習の最初の段階では，作業療法士が行動の手順をさまざまなプロンプトを用いて対象者に教示する必要がある(▶図13)．たとえば，「右脚の下に左脚を滑り込ませてください」と指示することや(言語プロンプト)，右脚や左脚をポンポンと軽く叩いて行動の方向を誘導したり，対象者の身体に手を添えて行動を誘導したりすること(身体的ガイダンス)，作業療法士が右脚の下に左脚を滑り込ませる手本を実際に見せて，対象者にそれを模倣するように促すこと(モデリング)などが有効である．これらのプロンプトによって課題の難易度を対象者の能力に合わせて調整し，成功する確率の高い環境を設定することができる．

このような整備された環境設定で行動練習を行い，対象者が右脚の下に左脚を少しでも滑り込ませることができたら，即座に称賛(聴覚刺激)，笑顔(視覚刺激)，肩を軽く叩く(触覚刺激)などの後続刺激を提示する(▶図13)．その際に，即時性，

具体性，関連性，多様性，明示性を念頭において後続刺激を提示するとよい(▶表6)．

たとえば，右脚の下に左脚を滑り込ませる行動では，適切な行動が出現した直後に(即時性)，「左脚が右脚の下に上手に入っていますよ」といった具体的なフィードバックを行うとともに(具体性)，右脚を軽く叩きながら(関連性)，同時に称賛や笑顔を(多様性)対象者にわかりやすい形で明確に(明示性)提示することが効果的である．このように，新しい行動連鎖を学習する際には，まず少しでも可能な行動に焦点を当て，それが少しでもできたら強化刺激を提示してその行動の生起頻度を増やしていく．

b シェイピング

次に，右脚の下に左脚を滑り込ませられるようになってきたら，滑り込ませるだけでは強化刺激を提示せず，左脚で右脚をすくえたときにのみ強化刺激を提示するようにする(▶図14)．このように，強化刺激を提示する基準を徐々に上げていき，特定の行動のみに強化刺激を提示して，それ以外の行動には強化刺激を提示しないこと(分化強化)により目標とした行動に近づけていく．また，分化強化によって徐々に目標となる行動に近づけ，**行動レパートリー**にない行動を習得する方法をシェイピング(shaping)という．

認知症，頭部外傷，精神疾患などを発症した対象者では，しばしば多彩な問題行動が出現し，対

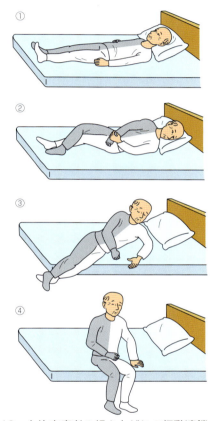

▶ 図12　右片麻痺者の起き上がりの行動連鎖
①臥位(開始肢位)
②左脚(非麻痺側下肢)で右脚(麻痺側下肢)をすくう(第1段階)
③左肘(非麻痺側)をベッドにつき体幹を起こす(第2段階)
④座位になる(第3段階)

▶ 表6　強化刺激提示の留意ポイント

ポイント	内容
即時性	適切な行動の直後に強化刺激を提示する
具体性	適切な行動が何かを対象者に示す
関連性	適切な行動に関連する身体部位を示す
多様性	さまざまな種類の強化刺激を同時に提示する
明示性	強化刺激を明確な形で提示する

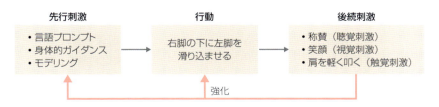

▶ 図13　起き上がり練習における先行刺激，行動，後続刺激

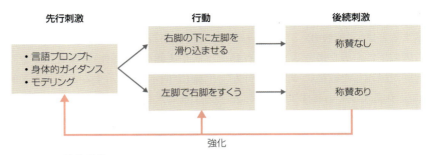

▶図14　分化強化

象者本人および介助者にとって大きな負担になる．問題となる不適切な行動は目立つため，それをなんとか減らしたいと思い，また同時に減らしてほしいという周囲からの要請も強くなる．しかし，不適切な行動を減らそうとして叱責や罰などの嫌悪刺激を用いて対応すると，対象者の反発をまねき，**回避行動**を形成することになる．つまり，適切な行動が増えなければ，別の形で問題行動が出現することになるといえる．

図15 に示すように，不適切な行動が多いときには，同時に適切な行動が少なくなっており，反対に適切な行動が増えると不適切な行動が減るという関係にある．そのため，不適切な行動が多い場合，それに替わる適切な行動を増やすように試みることが，支援効果を長期的に維持するうえで最も有効な方法になる．

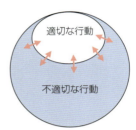

▶図15　適切な行動と不適切な行動

2 ルールによる行動の制御
a ポジティブルールとネガティブルール

「もし～ならば，……」という論理を内包した先行刺激が，作業療法士から対象者への説明に含まれることがある．このような先行刺激を「ルール」という．特に，強化刺激が遅延して提示される場合には，適切なルールを練習前に設定しておくことが行動を形成・定着させるために有効になる．

たとえば，作業療法士が対象者に，「トレーニングをして歩けるようにならないと，退院できませんよ」と説明したとする．このような説明は，「もし～ならば，……できない」というネガティブな関係を含んだルールである（▶図16a）．このようなネガティブな関係を含んだルールでは，退院できないという「強化刺激を除去する」こと，すなわち嫌悪刺激が提示されることを明言しているために，不安，緊張，興奮などのレスポンデント行動が生じることにつながりやすい（▶図16b）．

> **Keyword**
> **行動レパートリー**　behavioral repertoire．対象者がすでに習得している行動の総体．対象者が標的行動をレパートリーとしてもっていない場合，新しい行動レパートリーを学習して「できないこと」をできるようにする必要がある．一方，行動レパートリーとして対象者がもっているにもかかわらず，日常でその行動レパートリーを使用していない場合，「できること」を自発的にできるようにする必要がある．
>
> **回避行動**　avoiding behavior．嫌悪刺激から逃れるための行動のこと．特定の行動に対提示された嫌悪刺激が行動を回避することによって除去された場合，回避行動のあとに嫌悪刺激が除去されるという随伴性によって回避行動が強化される．この現象を嫌悪刺激の除去による強化といい，回避行動を形成する基礎となっている．

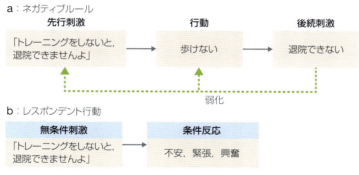
▶図16　ネガティブルールに伴うレスポンデント行動

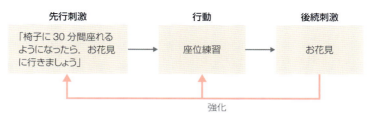
▶図17　ポジティブルール

　また，このようなネガティブルールには，どのような行動をすれば強化刺激を得られるかが含まれていないため，対象者としてはどのように行動すればよいかがわからない．したがって，ルールは，「もし～ならば，……できる」というポジティブルールである必要がある．たとえば，「椅子に30分間座れるようになったら，お花見に行きましょう」というポジティブルールを使用した場合，強化刺激を得られる条件（お花見に行く）が明示されており，ネガティブルールに比べて動機づけを高めることができる（▶図17）．

b ルールの共有

　ただし，ポジティブルールを用いた場合にも，「（もし）レジスタンストレーニングをすれば，歩けるようになります」というような指導の場合，どの程度のトレーニング量をどの程度の期間行えば効果が出るのか明示されていない．このようにルールが具体的でない場合や強化刺激が得られるまでの間隔が長い場合には，ルールが行動を制御する機能が小さくなる．そのため，ルールは可能なかぎり，具体的に，そして近い目標を掲げる必要がある．

　たとえば，「歩くためには，最低でも体重の25％程度の筋力が必要ですが，現在の筋力は体重の10％です」というようにレジスタンストレーニングの必要性を示したり，「最大筋力の65％程度の負荷強度で，3か月程度トレーニングすると，3割くらい筋力が増加したという報告があります」というようにレジスタンストレーニングのメリットを示すことによって，対象者が具体的な見通しをもちやすくなる．

　たとえば，自分が手術を受ける場面を想像してみよう（▶図18）．手術と聞くと，「嫌だな」「できることなら避けたいな」と感じる人が多いのではないだろうか．ではなぜ，多くの人がそのようなできることなら避けたい手術を受けるのだろうか．それは，手術を受けなかった場合と受けた場合の**生存率**🔑，手術に伴うリスクなどの情報が医師から丁寧に説明されるからである．「（もし）手術

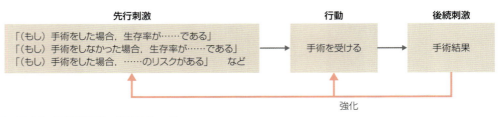

▶図18 手術場面におけるルール

をした(しなかった)場合，生存率が……である」「(もし)手術をした場合，……のリスクがある」といった，手術に先立つさまざまな情報があるからこそ，私たちは本来なら避けたい手術を受けるという行動を選択するわけである．

十分な情報がない場合，対象者が「できることなら避けたいこと」を選択することは通常はあり得ない．そのため，十分な説明を行い，対象者がそれに同意して練習に取り組む環境を設定することが重要である．説明と同意(インフォームドコンセント)は，対象者と作業療法士がルールを共有するための大切な手続きであるといえる．

3 強化スケジュール

a 連続強化と間欠強化

強化スケジュールとは，強化刺激を提示する頻度を系統的に決めていく方法のことをいう．適切な行動が生起したときに毎回強化刺激を提示する方法を「連続強化スケジュール」といい(▶図19a)，適切な行動が生起したときに毎回ではなく何回かに1回のみ強化刺激を提示する方法を「間欠強化スケジュール」という．

Keyword
生存率 survival rate．特定の疾患を診断し，一定期間後に生存している対象者の確率のことで，実測生存率と相対生存率に分類される．実測生存率は，特定の疾患を診断されてから，死因にかかわらず一定期間後に生存している対象者の確率をいう．相対生存率は，生存率を計算する対象者と同じ特性(性別・年齢・地域など)を有する一般集団の期待生存率で実測生存率を除することによって，実測生存率を補正した確率をいう．

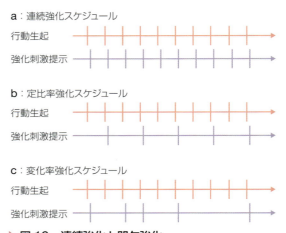

▶図19 連続強化と間欠強化
横線は時間の経過，縦線は行動生起と強化刺激提示のタイミングを示している．
a：毎回強化刺激が提示されている．
b：50％の確率で等間隔に強化刺激が提示されている．
c：50％の確率でランダムに強化刺激が提示されている．

連続強化スケジュールは，行動を形成するうえで有効であるとされている．一方，間欠強化スケジュールは，獲得された行動を維持するうえで連続強化スケジュールよりも効果があるとされている．間欠強化スケジュールには，適切な行動の生起と強化刺激提示の比率を一定にした「定比率強化スケジュール(▶図19b)」と，一定にしない「変化率強化スケジュール(▶図19c)」がある．学習内容の維持という観点から，定比率強化スケジュールよりも変化率強化スケジュールのほうが優れていることが知られている．

b 強化スケジュールの調整

行動練習の初期には，適切な行動を確実に形成

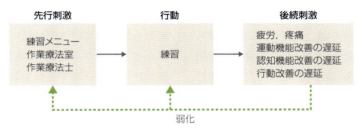
▶図20　練習に取り組む行動の弱化

するために，連続強化スケジュールを用いて強化刺激をできるだけ多く，すべての適切な行動に対して提示するとよい．適切な行動が確立されてきた段階では，連続強化スケジュールを使用しなくても行動が維持できるようになる．この段階では，定比率強化スケジュールおよび変化率強化スケジュールを用いて作業療法士が提示する強化刺激の量と回数を系統的に減らしていき，学習内容の定着を図っていく．

たとえば，脳血管障害によって失語症を有した対象者が自宅で書字練習を行う場面を想像してみよう．練習の初期には，連続強化スケジュールを用いて外来通院時に自宅で行った書字を毎回チェックして称賛し，自宅で行う書字練習の定着を図る．その後，徐々に称賛などの強化刺激を提示する回数を減らしていき，間欠強化スケジュールに移行する．

定比率強化スケジュールを用いた場合，たとえば週に3回書字をチェックし称賛していたものを徐々に週に2回，1回と減らし，その後さらに2週に1回に減らすというように回数を定期的に漸減させていく．変化率強化スケジュールを用いた場合には，たとえば1か月に3回不定期に書字をチェックし称賛していたものを，1か月に2回不定期に称賛し，その後さらに2か月に1回不定期に称賛するというように回数を漸減させていく．

C 強化スケジュールの留意点

このように，連続強化スケジュールから間欠強化スケジュールへと移行するなかで，対象者自身が失語症の検査で書字の得点が向上したり，日常における書字で多くの漢字が使用できるようになってきたりすると，それ自体が**内在的強化刺激**🗝として機能するようになり，作業療法士による付加的な称賛をさらに減少させても自宅での書字練習が維持できるようになる．

ただし，作業療法における練習では，疲労や疼痛などの嫌悪刺激が練習に対提示されることに加え，関節可動域や筋力といった運動機能の改善，記憶力や注意力といった認知機能の改善，行動の改善などの強化刺激はすぐには得られない．そのため，機能や行動の改善に関する記録や説明などの作業療法士からの付加的な強化刺激がまったく提示されなかった場合に，対象者の練習に取り組む行動が次第に弱化していくことが少なくない（▶図20）．特に臨床現場では，練習を開始したばかりの対象者に作業療法士は多くの時間を費やすことになりがちで，自主的に練習を実施できるようになった対象者へのかかわりが少なくなる傾向にある．

対象者の立場からみれば，自主的に練習に取り組んだにもかかわらず，作業療法士からなんの強

> **Keyword**
> **内在的強化刺激**　built-in reinforcer．他者がかかわらずに行動に随伴して提示される強化刺激のこと．他者から提示される強化刺激によって適切な行動が増加すると，その行動に内在的強化刺激が随伴する機会が多くなり，行動が維持される可能性が高まることが知られている．また，他者から提示される強化刺激の量や種類を減少させていく手続きを強化刺激のリダクションという．

化刺激も提示されず，また運動機能や認知機能の改善，行動の改善などの強化刺激がすぐには得られないという状況に陥りやすい．作業療法の効果を得るためには，対象者が長期間にわたり練習に取り組む必要がある．そのため，強化刺激の量と回数を減らしていく際には，行動**生起頻度**🔑の推移を確認しながら対象者の状況に応じて計画的に強化スケジュールを調整する必要がある．

Keyword

生起頻度　frequency．時間あたりの行動の生起回数をいう．たとえば，1分間でとめられたボタンの数，30秒間で発音できた単語の数，30分間歩行した際の歩数などがこれに相当する．自発的な行動を促すことが作業療法の目標になっている場合，行動頻度は有用な指標になる．

●引用文献

1）中原裕之：基底核と高次機能．大脳基底核の計算モデル─報酬の予測と獲得のための強化学習．分子精神医 8：307-313, 2008

4 コミュニケーションスキル

A 対象者の心理を知る

作業療法の対象となる人たちは心身に障害があり，そのことに直面したときに心理的葛藤が生じることがある．精神科医のキューブラー・ロス🔑が説いた「死の受容プロセス」[1]を参考にすると，正常発達してきた人が重大な障害を被ったときの心理として，①障害を起因とした「混乱と否認」から始まり，②障害された機能と生活に気分を損なって「怒りと悲哀」を覚え，時に抑うつを生じ，③好転しない状況を認識するとついに「あきらめと居直り」の状態になる．死の受容には人々にとってそれが自然なことだと悟り，平穏な心理に落ち着くことが説かれているが，障害のある状況で生を全うする心理は生命観や人生観を思い直していく過程が含まれて，④「障害の受容」に至ることがある．

対象者が発達過程の子ども，生命予後の短い高齢者，または精神障害や認知症の対象者なら，同じような障害であったとしても，障害の受容にはそれぞれに違いがあるだろう．疾病と障害による心身の作用はもとより，心理に影響する脳の病態や発達障害によって人の気持ちは異なる．対象者と生活を共にする家族とその支援者の心理に思いを寄せてみることは対象者の理解につながるかもしれない．対象者の支援を始める前に，対象者の心理がどのような状態にあるか理解を深めよう．

B 対象者が処理する障害心理

他人の心理を察することは困難である．その人の主観を他覚するには，言語や非言語の表現で心理を情報に変換して受け取り，それを推量する必要があるためである．困難なことではあるが，人間が障害を認識してから心理発現する過程をたどってみたい（▶図1）．

自分の身体になんらかの病態があるとき，それに注意を向けると，身体の不調や痛みなどを認識するだろう．身体の状態が脳に伝達されて主観的な情動経験（emotional experience）を成立させることから，「悲しいから泣く」のではなく「泣くから悲しくなる」といえる．このような過程は「情動の末梢起源説（peripheral theory of emotion）」と呼ばれ，心理学者のジェームズ🔑とランゲ🔑によるジェームズ-ランゲ説として広く知られる．

しかし，情動反応を引き起こす身体刺激が同じ種類と強度であっても，生じる情動が異なること

🔑 Keyword

エリザベス・キューブラー・ロス Elisabeth Kübler-Ross（1926〜2004 年）．「死」に関する科学を切り開いた精神科医．スイスのチューリッヒに生まれ，チューリッヒ大学医学部で学位を取得後，渡米してニューヨークのマンハッタン州立病院，コロラド大学病院などで勤務．シカゴ大学ビリングズ病院で「死とその過程」に関するセミナーを始めた．医学が及ばない領域とされてきた「死」について言及し，死への過程を 5 つの段階で科学的に解説した．

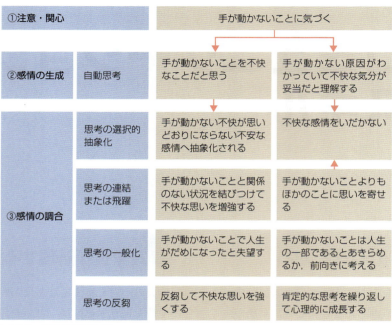

▶図1　障害心理の例

がある．また，刺激による身体の生理的反応が同様であっても，異なる情動が生じることがある．さらに，身体刺激を阻害してもなお情動が誘発されることから，情動の主観的体験は脳にもたらされる身体情報から生じるだけでなく，脳における感情的刺激の評価の結果でも生じる．これは「情動の中枢起源説（central theory of emotion）」と呼ばれ，生理学者のキャノン🔑が提唱し，バード🔑が実証したことからキャノン-バード説とも呼ばれる[2]．

これらの説を参考にすると，身体の諸臓器からの信号が脳とクロストーク（シグナル伝達経路が

Keyword

ウィリアム・ジェームズ　William James（1842～1910年）．米国の心理学者，哲学者，医師．「心が変われば行動が変わる，行動が変われば習慣が変わる，習慣が変われば人格が変わる，人格が変われば運命が変わる，運命が変われば人生が変わる」と述べ，「情動の末梢起源説」を唱えた．また，実験心理学の礎をつくった．

カール・ランゲ　Carl Georg Lange（1834～1900年）．情緒の原因として身体的変化を重視したデンマークの心理学者．感情形成過程の理解は，外部刺激→感情体験（感情反応）→生理学的変化（涙を流す→血圧の上昇→呼吸数の増加→筋肉の緊張や弛緩→表情の変化）のように，時間的生起の順序から理解されていたが，カール・ランゲとウィリアム・ジェームズは「外部刺激→生理学的変化・行動の形成→感情体験（感情の自己知覚）」の時間的順序で情動の形成過程をとらえ直した．

ウォルター・キャノン　Walter Bradford Cannon（1871～1945年）．米国の生理学者．生体が生命を維持するために自律系や内分泌系の働きを介して体内平衡状態を維持するというホメオスタシスの考えを提唱した．キャノンは，緊張状態にあるネコの血中に交感神経系の神経伝達物質であるアドレナリンが多く存在することを発見した．このような身体の反応は「闘争－逃走反応」と「緊急反応」と呼ばれる．キャノンはストレス状態の身体を実験により生理学に記し，「生活体の体内平衡維持説」「空腹の末梢起源説」を説いた．

フィリップ・バード　Philip Bird（1898～1977年）．米国の生理学者．情動は①知覚→②視床の興奮→③情動反応（末梢）と情動体験（皮質）の順におこることを実験により証明した．キャノンとともに，刺激による身体の反応が脳にもたらされて情動が生じるのではなく，脳における情動刺激の評価の結果，情動が生じるものであるとする「情動の中枢起源説」を唱えた．

ほかの伝達経路と影響しあう）して情動が発現し，情動は脳によって調合（ブレンド）されると考えられる．すなわち，身体に不具合のある状況から感情が生成されて嫌悪な心理になるか，その状況をある程度理解して自らの感情の妥当性を思案して平静を保てるかによって，心理は2つに分かれる．手が思うように動かないとき，不快な感情と別の肯定的な事象と連結して選択的に抽象化が生じる．抽象化された感情は思い返されては記憶され，やがて肯定的な思考になる．感情にブレンドする事象によっては障害のある自分の状況に怒りや憎しみを覚え，人生の価値を失ったような思いになる「思考の（極端な）一般化」が行われる．

C 心的外傷と外傷後成長

生まれた感情は主体となる人間の経験や性格特性によって，または周囲の環境から修飾されるのだろう．一方は疾病と障害による不安や抑うつ，心的外傷後ストレス障害（post-traumatic stress disorder；PTSD）などの心理状態になりやすく，もう一方は疾病と障害を乗り越え，前向きになって心理的成長を遂げる心的外傷後成長（post-traumatic growth；PTG）がもたらされる[3]．

PTGはテデスキ（Tedeschi）とカルホーン（Calhoun）が，心的外傷後の心理的肯定要素とそれらの行動変容について提唱した[3]．これを参考にすると，障害者の心理が肯定的に変容する要素には，①自己の強さ，②他者との関係性，③新たな可能性，④精神的変容，⑤生命および人生に対する感謝がある（▶表1）[3]．

障害によって悲哀の感情を抱き続けるのではなく，くよくよせず前向きに受け止めて生活しようとする心理は，回復可能性（レジリエンス🔑）を高める[4]．しかし，対処能力（コーピングスキル🔑）が高く回復力がある人はトラウマによるダメージが少なく，陰性情動を跳ね返していくが，肯定的な行動変容があまりみられない[5]．人間の心理に

▶ 表1　障害心理の肯定的変容

肯定的要素	行動の変化
自己の強さ	強い自分を認識して自信を保つ
他者との関係性	人に親近感をもち，困っている人に援助の手を差しのべることを惜しまなくなる
新たな可能性	新しいことに関心を向け，可能性を感じて道を切り拓く
精神的変容	精神世界や神秘的な事象，宗教的信念への理解が深まる
生命および人生に対する感謝	命の大切さを認識し，日々の生活を大切にするようになる

〔Lawrence GC, Tedeschi GR：The foundations of post-traumatic growth：An expanded framework. Lawrence GC, Tedeschi GR（eds）：Handbook of Posttraumatic Growth；Research and Practice. p400, Routledge, 2006 より〕

は時間的経過があり，疾病や障害を認識してからすぐにPTGに焦点を絞って介入しても効果がない[6,7]．人間は誰もが疾病と障害を克服する強靱な心理をすぐに発現できるわけではない．不安に悩み，時に眠れないほどの辛苦を抱き，その心理から抜け出せないでいることもある．そのような心理状態にある期間もまた人の心の成長に必要な時間といえる．

D 心理的支援

作業療法士は，対象者の心理状態と思考の習慣に配慮して支援することが必要である．疾病と障

> 🔑 **Keyword**
>
> **レジリエンス**　resilience．社会や自己にとって不利な状況において，自分の行動を適応させる個人の能力．ストレスとともに物理学の用語．ストレスは「外力による歪み」を意味し，レジリエンスは「外力による歪みを跳ね返す力」を意味する．
>
> **コーピングスキル**　coping skill．ストレスに直面したときに積極的に対処し，克服しようとする個人の適応力．ストレスの原因そのものを取り除くことやストレスを軽減させることに焦点を当てた問題焦点型コーピング（problem focused coping）と，ストレスを取り除くのではなく問題から発生した感情を楽にすることを目的とした情動焦点型コーピング（emotion focused coping）がある．

害により前向きな心理状態にない対象者には，その心理的支援として作業療法士は作業を活用する．作業には対象者に適用する目的と手段があり，介入の際には作業療法士はこれらを対象者に説明する必要がある．

対象者の心理状態に合わせて作業を選択する例として，下肢に運動障害のある対象者への心理的支援を考えてみよう．下肢に障害がある対象者が人生に失望するほど思い悩んでいるときは，対象者が好む作業をしてもらおうとしても対象者がその気にならないことがある．

対象者が辛苦に感じるまでの期間には複数の心理的機序がある．たとえば足が動かないことに対して対象者が注意を払うことが多く，自動思考として不快な感情が惹起しやすい．また，下肢の障害をそれとは直接関係のない不遇な状況と結びつけて思案し，自己を否定し他者を拒絶するような心理を強めてしまうこともある．障害は個人，家庭，社会と多面に影響し，時に心理的重圧を対象者に与える．

そのような心理状態にある人に「前向きになりましょう」「好きなことから始めましょう」などといったところでまったく意に介してもらえないことは想像に難くない．作業を行う前には，①作業療法士は対象者が苦しんでいる心理を理解していることを伝える，②障害の構造をわかりやすく説明する，③誰でも不快な気分が引き起こされることを説示することが作業療法士の役割の1つといえる（▶図2）．

E 対象者の感情を探索して共感するスキル

対象者に作業を適用するときは，対象者との面接から始める[8]．適用する作業を選択するには対象者が必要とする課題を作業療法士が理解している必要がある[9]．

まず，作業療法士は対象者が自分の気持ちや取り組みたい作業について話しやすい環境を整える．空間的に開放された場所とするか，密かに話すことがよい個室にするか，面接をする場所を選ぶ．対象者と作業療法士が対峙する位置は，絵画や窓など相手の視線に逃げ場を用意して心理的な緊張を対象者に与えないように工夫する．さらに，身だしなみを整えておくことで，誠実に対応する用意があることを暗に対象者に伝えることもできる．作業療法士の表情や姿勢，態度などは対象者に伝達される視覚情報であり，会話の声の抑揚やテンポなどの聴覚情報にも配慮する（▶表2）．

次に，対象者が望む作業が何かを聴き出す技術を用いる．対象者から効果的に話を聴くには，①相手の言うことに共感し，②相手の考えを承認し，③その発言の背景を探索する，という順序で進めるとよい[9]．話を聴く準備として，相手の目や顔を見て注意を向けていることを表す．また，ときどき相づちを打って，作業療法士が対象者の発言を「理解している」「確認している」ことを伝える．たとえば，対象者が「作業なんてやりたくない」と拒否の意を作業療法士に伝えてきたなら，「あなたがそう思っていることは理解しました」と返答しても対象者に共感していることを十分に伝えられない．「作業はしたくないと思っているのですね」と相手の言葉を復唱することで，相手の気持ちを聴いていることが伝わる．これは共感の意を伝える最初の言葉である．

また，「あなたの感じている気持ちはとても自然で理解できるものです．ほかの人も同じような思いを抱いているでしょう」といって，対象者の感情が妥当だという保証を与えることもできる．そのうえで，対象者がなぜ作業を行いたくないのかという心理の背景を探索する．対象者は障害のことが心配なのか，いつからそのような気持ちでいるのか，作業についてどのようなイメージをもっているのかなど，相手の考えをうかがう．

面接場面で対象者に伝わるのは，言語情報よりも非言語の要素が多いことが知られている．同じ言葉を発しても，そのときの態度によって受け取

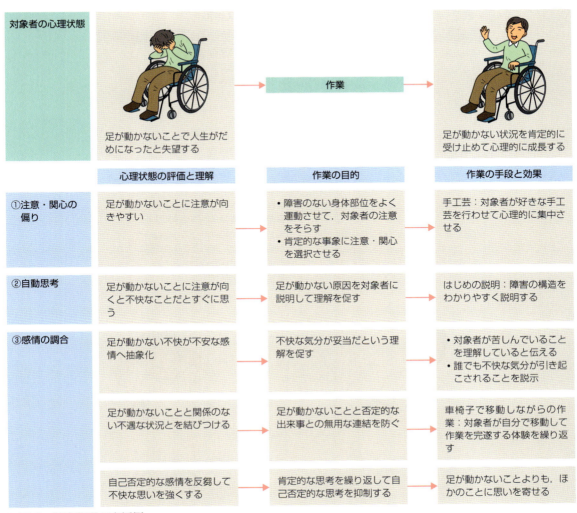

▶ 図2　障害心理の支援例

られる意味は大きく異なることがある（▶図3）．対象者に共感していることを伝えるときは言語的メッセージと非言語的態度とが矛盾しないように気をつける．

F　作業療法の方針を話し合うスキル

　対象者の行う作業の目的と種目を決めるときには，生活にその作業が必要であるという点や対象者の興味と関心に拠る．話し合いの進め方として，対象者の興味や関心のあることをあげ，日常生活で行うべき活動や社会生活に必要な動作と実現可能な事柄とをまとめ，優先すべきことを決める．対象者が気にかけていることに配慮しながら，日常生活と社会生活，余暇活動などの多様な作業の目的と目標を定め，対応する期間を確認しながら手段を選択する．対象者との面接でのコミュニケーションスキルを高めるにはロール・プレイが有用である（➡62ページ）．

▶表2　作業を始めるためのコミュニケーションスキル

スキル	目的	内容
環境設定	話しやすい環境づくり	・静かで快適な部屋を設定する ・座る位置に配慮する ・身だしなみを整える ・時間を守る
話を聴く	相手の話を効果的に聴く	・対象者の目や顔を見る ・適宜相づちをうつ ・対象者が話し出すまで待つ
質問する	背景にある心理を探索する	・今の気持ちを尋ねる ・気がかりなことを尋ねる ・いつから今のような気分になったかを尋ねる ・いつも今のような気分かを尋ねる
共感する	背景にある心理に共感する	・対象者の言葉を自分の言葉で繰り返す ・対象者の気持ちの正当性を承認する
応答する	作業の方針を話し合う	・対象者の生活の様子について話し合う ・困っていることに対応できる点を話し合う
まとめる	話をまとめて終了する	・話し合った事柄を数点にまとめる ・対象者の希望を維持する

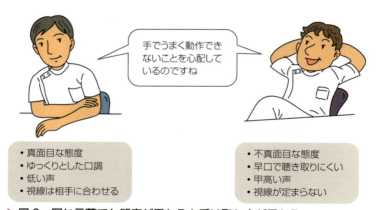

▶図3　同じ言葉でも態度が異なると受け取り方が異なる

●引用文献

1) エリザベス・キューブラー・ロス（著），川口正吉（訳）：死ぬ瞬間—死にゆく人々との対話. p315, 読売新聞社, 1971
2) Walter CB：The James-Lange theory of emotions；A critical examination and an alternative theory. Am J Psychol 100：567-586, 1987
3) Lawrence GC, Tedeschi GR：The foundations of posttraumatic growth；An expanded framework. Lawrence GC, Tedeschi GR（eds）：Handbook of Posttraumatic Growth；Research and Practice. p400, Routledge, 2006
4) Cryder CH, Kilmer RP, Tedeschi RG, et al：An exploratory study of posttraumatic growth in children following a natural disaster. Am J Orthopsychiatry 76：65-69, 2006
5) Neimeyer RA, Baldwin SA, Gillies J：Continuing bonds and reconstructing meaning；Mitigating complications in bereavement. Death Stud 30：715-738, 2006
6) Mahwah NJ：The foundations of posttraumatic growth；An expanded framework. Calhoun LG, Tedeschi RG（eds）：Handbook of Posttraumatic Growth；Research and Practice. pp1-23, Erlbaum, 2006
7) Maercker A, Zöllner T, Menning H, et al：Dresden PTSD treatment study；Randomized controlled trial of motor vehicle accident survivors. BMC Psychiatry

6：6-29, 2006

8）日野原重明，福井次矢（監訳）：臨床面接技法—患者との出会いの技. 医学書院，2001

9）内富庸介，藤森麻衣子（編）：がん医療におけるコミュニケーション・スキル—悪い知らせをどう伝えるか. pp11-22, 医学書院，2007

索引

＊用語は，片仮名，平仮名，漢字（第1字目の読み）の順の電話帳方式で配列した．
＊数字で始まる用語は「数字・欧文索引」に掲載した．
＊🔑はキーワードのページを示す．

和文

あ

アイデンティティ　22
アクチンフィラメント　180
アセチルコリン　181

い

閾値　49
インフォームドコンセント　14🔑, 222

う・え

ヴィゴツキー　32
ウィルコック　41
運動イメージ　200
運動単位　191
運動麻痺の回復過程　213
運動連鎖　186
エリクソン　29🔑

お

横行小管　181
横紋筋　180
応用的動作能力　11🔑
オペラント行動　208
オペラント条件づけ　59, 208

か

改訂長谷川式簡易知能評価スケール
　（HDS-R）　131🔑
回避行動　220🔑
開放運動連鎖　186
カウンターアクティビティ　187
カウンターウエイト　187
カウンタームーブメント　188
学童期　31
加速度　175🔑
可塑性
　——，中枢神経の　196
　——，脳の　195
活動電位　181

カナダ作業遂行測定（COPM）　39

カナダ作業遂行測定（COPM）　39
カナダ作業遂行モデル（CMOP）　37
カナダ実践プロセス枠組み（CPPF）　39
カハールのドグマ　195
カルシウムイオン（Ca²⁺）　181
ガレノス　4
皮　79🔑
革　79🔑
革細工　79
　——，骨折した高齢者への　131
　——，統合失調症者への　160
　——に用いる道具　81
　——の運動学　128
　——の心理学　155
　——の体験　80
　——を用いた作業療法の治療要素　155
環境　208🔑
間欠強化スケジュール　222
願望作業　20

き

キールホフナー　35
記憶障害　51🔑
菊練り　65, 148
木取り　73
機能訓練　50
基本的動作能力　14
義務願望作業　20
義務作業　20
キャノン　226
キャノン-バード説　226
求心性インパルス　182🔑
キューブラー・ロス　225🔑
強化刺激　209
強化スケジュール　222
共助　32
鏡像操作　135
協働　48
協同筋　178🔑
巨視的　214🔑
記録，作業療法の　16

き（筋）

筋萎縮性側索硬化症（ALS）　180🔑
筋原線維　180
筋小胞体　181
筋節　180
筋線維　180
筋長　178🔑
筋電図（EMG）　191
筋力の測定　176

く

釘打ち　75
くす玉　90
くす玉の材料・道具　91
クリエイティブ・コモンズ（CC）　96
グループダイナミクス　32🔑
グルタミン酸作動性　8🔑
クロスブリッジの形成　181

け

経頭蓋磁気刺激（TMS）　197🔑
経頭蓋静磁場刺激（tSMS）　204
経頭蓋直流電流刺激（tDCS）　203
経頭蓋反復磁気刺激（rTMS）　203
経皮的耳介迷走神経刺激（taVNS）　205
嫌悪刺激　209
幻覚　60🔑
顕在化されたカリキュラム　32

こ

効果的な行動練習　57
抗重力活動　186
公助　32
後続刺激　208
　——の整備　52, 61, 216
行動　208
行動則　217🔑
行動比率　49
行動頻度　48
行動要素数　49
行動レパートリー　220🔑
行動連鎖　51, 212
　——の分析　213

233

索引

幸福な老いモデル　31
コーピングスキル　227
国際生活機能分類(ICF)　6
孤束核　206
骨格筋　180
コネクチン　184
コミュニケーションスキル　225
　——,作業を始めるための　230
コルチゾール　8
根拠ある医療(EBM)　19
コンピュータ支援製造(CAM)　94
コンピュータ支援設計(CAD)　94

さ

サーキットトレーニング　168
再現性　5
サイズの原理　192
最大随意収縮(MVC)　193
作業　4
　——と道具　27
　——の意味　21, 41
　——の階層構造　22
　——の形　41
　——の可能化　37
　——の機能　22, 41
　——の形態　21
　——の測定　48
　——の治療適用　10
　——の定義　20
　——のトランザクショナルモデル　39
　——の分類　20
　——を始めるためのコミュニケーションスキル　230
作業科学　41
作業技能　36
作業参加　36
作業周縁化　41
作業遂行　22, 36
　——と結びつきのカナダモデル(CMOP-E)　37
作業選択　10
作業疎外　41
作業適応　37
作業的権利　41
作業的公正　41
作業的存在　41
作業的不公正　41
作業的要素　39
作業剝奪　41

作業バランス　20
作業不均衡　41
作業分析　11
作業療法　4
　——の記録　16
　——の効果判定　16
　——の順序　15
　——の品質　14
　——の要件　14
作業療法介入プロセスモデル(OTIPM)　39
作業療法学　34
作業療法学的レンズ　42
作業療法士　4
作業療法実践枠組み(OTPF)　45
作業療法理論　34
　——の種類　35
サクセスフル・エイジング　31
サルコメア　180
三角関数　178
三平方の定理　178

し

シェイピング　219
ジェームズ　226
ジェームズ-ランゲ説　225
シェリントンの反射制御説　196
支援効果の判定　61
時間遅延法　216
刺激　208
思考の一般化　227
自己強化　53
自己教示　53
自己記録　54
自己評価　54
支持基底面　185
視床下部-下垂体-副腎皮質(HPA)軸　8
自助具　28
姿勢戦略　187
姿勢の制御　185
姿勢の保持　185
自然力　4
失行症　51
失語症　51
実践理論　35
失認症　51
失念　51
質量　175
至適長　182

シナプス　195
シナプス電位　181
死の受容プロセス　225
社会交流技能評価(ESI)　40
社会支援の5つの段階　9
社会的学習理論　32
社会的構成主義理論　32
社会的相互作用　32
社会的適応能力　4, 11
重心　185
集団
　——の開放度　164
　——の種類　164
　——の治療的因子　149
集団凝集性　163
習得性強化刺激　216
重力　175
重力加速度　193
ジュール(J)　179
手段的日常生活活動(IADL)　20
受動性張力　182
障害心理　225
障害の受容　225
条件性嫌悪刺激　57
条件反応　211
情動　7
　——の中枢起源説　226
　——の末梢起源説　225
情動経験　225
ジョハリの窓　164
所要時間　48
事例報告　19
神経新生　195
神経伝達物質　8
神経ネットワークの再編　195
神経発生　195
シン磁場(SHIN jiba)　204
伸張(遠心)性収縮　182, 184, 193
心的イメージ　200
心的外傷後ストレス障害(PTSD) 　227
心的外傷後成長　227
心的シミュレーション　200
心的リハーサル　200
診療記録　15

す

遂行機能障害　51
スタンピング　83
ステレオリソグラフィー　97

スピリチュアリティ　38
素焼き　68, 148

せ

生活行為　42
生活行為向上マネジメント
　（MTDLP）　42
　―― の7段階　43
正規化　193
生起頻度　224🔑
精神緩慢　51🔑
成人期　31
製造物責任法（PL法）　95
生存率　222🔑
生得性強化刺激　216
青年期　31
正の強化　209
青斑核　206
整流　192
脊髄前角細胞群　181🔑
説明と同意　222
セミクローズドグループ　152🔑
施釉　66, 148
セルフマネジメント行動　53
先行刺激　208
　―― の整備　60, 215
潜在的なカリキュラム　32
潜時　48
選択的レーザー焼結　97
セントラルドグマ　7🔑
全発揮張力　182

そ

操作交代デザイン　54
側性化　137🔑
速度　179🔑

た

体節　186🔑
体節構造　185
大理論　35
タウンゼント　41
多層ベースラインデザイン　54
たたらづくり　68
立ち上がり動作　189
玉づくり　68
短下肢装具　126🔑
短縮（求心）性収縮　181, 184, 193
弾性　195

ち

チェックランド　34🔑
力の合成　177
力の分解　177
治験（臨床試験）　15
知的財産権（IP）　96
注意障害　51🔑
中央分割法　55
中性刺激　210
中範囲理論　35

つ

対提示　210
土練り　121

て

定比率強化スケジュール　222
てこの原理　175
デジタルファブリケーション　94
手びねり　69
電子顕微鏡　180🔑
テンタクル活動　187

と

動員　192
動機づけ　209🔑
道具　27
　―― の意義　29
陶芸　65
　――, うつ病者への　152
　――, 運動障害のある対象者の
　　　　　　　　　　　　　　125
　―― と環境因子　151
　―― と個人因子　151
　―― の運動学　121
　―― の身体負荷　121
　―― の成形における手指の運動
　　　　　　　　　　　　　　123
　―― の精神・心理学　147
　―― の道具　66
　―― を通じた社会参加支援　150
統合失調症　59🔑
等尺性収縮　184
徒手筋力検査法（MMT）　194
塗装　76
トップダウンアプローチ　39, 43
ドパミン　8

な

内在的強化刺激　223🔑
ナトリウムイオン（Na⁺）　181

に

二項検定　55🔑
日常生活活動（ADL）　20🔑
乳児期　30
ニュートン（N）　175
ニューロリハビリテーション　198
人間作業モデル（MOHO）　35
認知症　51🔑

ね

ネオジム（NdFeB）永久磁石　204🔑
ネガティブルール　220
熱溶解積層方式　97

の

脳血管障害　51🔑
脳卒中治療ガイドライン　198
能動義手　140🔑
能動性張力　182
脳波（EEG）　201🔑
鋸引き　74

は

パーキンソン病　51🔑
バード　226🔑
発火頻度　192🔑
発達課題　29
バルテス　31🔑
半球間抑制　136🔑, 202
バンデューラ　32

ひ

ピアジェの理論　165
光造形積層方式　97
非鏡像操作　135
膝折れ　211🔑
皮質脊髄路　136🔑
微視的　214🔑
非侵襲的ニューロモデュレーション
　療法　205
非侵襲的脳刺激（NIBS）　202
非線形　49🔑
左上平結び　86
人－環境－作業モデル　23
ヒドゥン・カリキュラム　32

微分　179
ひもづくり　69, 71
標的行動　60, 214
　── の明確化　60
表面筋電図（表面 EMG）　191
平結び　85, 143
品質保証　15
ピンチ力　134

ふ

フィッシャー　39
フェイディング法　216
副腎皮質刺激ホルモン（ACTH）　8
副腎皮質刺激ホルモン放出ホルモン
　（CRH）　8
負の強化　209
プランニング（製図）　73
ブリッジ活動　187
フロイト　29
フロー体験　147
プロセスモデル　39
プロンプト　51, 215
分化強化　218

へ

平滑筋　180
閉鎖運動連鎖　186
ベック抑うつ質問票第 2 版（BDI-Ⅱ）
　154
ヘモグロビン A1c（HbA1c）　9
変化率強化スケジュール　222

ほ

包括的作業分析　23
報酬価　217
報酬予測誤差　217
ポータブルスプリングバランサー
　139
ポジティブルール　220

本焼き　68, 148

ま

マクラメ　83
　──, 上肢切断者への　140
　── の運動神経生理学　134
　── の材料・道具　87

み

ミオシンフィラメント　180
右上平結び　86

む

無意味作業　20
無誤学習　59
無条件刺激　210
無条件反応　210

め・も

メタ理論　35
妄想　60
モーメント　176
目標値　216
木工　72
木工の道具　74

や

ヤークサ　41, 44
やすりがけ　76

ゆ・よ

遊戯期　30
釉薬　66
ユニバーサルデザイン　28
幼児期　30

ら

ライフステージ　29
ライリー　45

ランゲ　226
ランダム化比較試験（RCT）　151

り

リーチ動作　190
利己的遺伝子学説　8
離床　50
リスク　26
離断　140
リバーサルデザイン　54
リハビリテーション総合実施計画書
　16
両側性筋収縮　136
両手の協調運動　135
臨床試験（治験）　15

る・れ

ルールの共有　221
レクリエーション　162
　──, 自閉スペクトラム症児への
　168
　── の心理作用　162
　── の治療的意義　163
レジリエンス　227
レスポンデント行動　209
レスポンデント条件づけ　58, 210
連続強化スケジュール　222

ろ

老年期　31
ロール・プレイ　62
ロボット　200

わ

ワット（W）　179

数字・欧文

3D プリンタ　97

A

A 帯　180
AB デザイン　54
activities of daily living（ADL）　20

adrenocorticotrophic hormone
　（ACTH）　8
amyotrophic lateral sclerosis
　（ALS）　180

Assessment of Motor and Process Skills(AMPS) 39

B

Baltes 31
Bandura 32
BDI-Ⅱ 154
becoming 41
being 41
belonging 41
Bird 226
brain-computer interface(BCI) 199, 200, 201

C

Ca^{2+} 181
Canadian Model of Occupational Performance and Engagement (CMOP-E) 35, 37
Canadian Occupational Performance Measure (COPM) 35, 39
Canadian Practice Process Framework(CPPF) 39
Cannon 226
chart 15
Checkland 34
computer aided design(CAD) 94
computer aided manufacturing (CAM) 94
constraint-induced movement therapy(CI 療法) 35, 199
corticotropin releasing hormone (CRH) 8
creative commons(CC) 96

D・E

doing 41
electroencephalogram(EEG) 201
electromyography(EMG) 191
Erikson 29
Evaluation of Social Interaction (ESI) 40
evidence-based medicine(EBM) 19

F

feasibility 201
Fisher 39
Freud 29
Functional Independence Masure (FIM) 131

G

GABA 作動性 8
Galenus 4

H

Hasegawa dementia scale-revised (HDS-R) 131
HPA 軸 8

I

I 帯 180
instrumental activities of daily living(IADL) 20
intellectual property(IP) 96
International Classification of Functioning, Disability and Health(ICF) 6

J

James 226
Japan Coma Scale(JCS) 131

K・L

Kielhofner 35
Kübler-Ross 225
Lange 226

M

Management Tool of Daily Life Performance(MTDLP) 35, 42
――の 7 段階 43
maximal voluntary contraction (MVC) 193
METs 138
Model of Human Occupation (MOHO) 35
motor activity log(MAL) 200

N

Na^+ 181

neurogenesis 195
non-invasive brain stimulation (NIBS) 202

O

occupation 4
occupational therapy 4
Occupational Therapy Intervention Process Model(OTIPM) 35, 39
Occupational Therapy Practice Framework(OTPF) 45

P

PDCA サイクル 15
post-traumatic stress disorder (PTSD) 227
product liability law(PL 法) 95

R・S

randomized control trial(RCT) 151
Reilly 45
repetitive transcranial magnetic stimulation(rTMS) 203
sarcomere 180
shaping 219

T

Townsend 41
Transactional Model of Occupation 39
transcranial direct current stimulation(tDCS) 203
transcranial static magnetic stimulation(tSMS) 204
transcutaneous auricular vagus nerve stimulation(taVNS) 205
transfer package 199

V・W

Vygotsky 32
Well elderly study 42
well-being 42
Wilcock 41

Y・Z

Yerxa 41, 44
Z 線 180